Ich atme, also bin ich

Für meine Tochter Sara.
Ich atme, weil Du bist.

Dr. Maria Wolke

Ich atme also bin ich

Wie Atmung unser Denken, Fühlen und Verhalten in Einklang bringt

MEYER & MEYER VERLAG

Coverfoto: © palau83 – adobestock.com, © Katsiaryna Hatsak – adobestock.com
Bilder im Innenteil: © Katsiaryna Hatsak – adobestock.com (Blumen/Aufmacher)
S. 35: © Axel Kock – adobestock.com; S. 37: © magicmine – adobestock.com; S. 38: © Dee-sign– adobestock.com; S. 41: © nagamushi studio – adobestock.com; S. 54: © Oleksandr Pokusai – adobestock.com; S. 59: © Anshuman Rath – adobestock.com; S. 83: © ldarin – adobestock.com; S. 85: © pikovit – adobestock.com; S. 152: © Alila Medical Media – adobestock.com; S. 189: © Oksana – adobestock.com; S. 190: © Bulgakova Kristina – adobestock.com; S. 192: © Draw Man – adobestock.com; S. 201: © Oli – adobestock.com
Covergestaltung: Sannah Inderelst
Umschlaggestaltung: Isabella Frangenberg
Innenlayout: Andreas Mann
Satz: Isabella Frangenberg
Projektleitung: Martin Meyer
Co-Lektorat: Karin Meyer

Ich atme, also bin ich
Bibliografische Information der Deutschen Nationalbibliothek
Die Deutsche Nationalbibliothek verzeichnet diese Publikation in der Deutschen Nationalbibliografie; detaillierte bibliografische Details sind im Internet über <www.dnb.de> abrufbar.

Meyer & Meyer Fachverlag & Buchhandel GmbH
Von-Coels-Straße 390, 52080 Aachen
www.dersportverlag.de

Member of the World Sport Publishers' Association (WSPA)

Gesamtherstellung (Druck): CPI - Clausen & Bosse, Leck, www.cpi-print.de

FSC www.fsc.org MIX Papier | Fördert gute Waldnutzung FSC® C083411

ISBN: 978-3-8403-7977-2
Bei Fragen zur Sicherheit unserer Produkte wenden Sie sich bitte an: kontakt@m-m-sports.com

Warum dieser Titel? ... 11
Ein kleiner Leitfaden als Lesehilfe ... 13

1 Kurzer Einblick in die Geschichte der Atempraxis ... 14
1.1 Ägypten – Vorderer Orient – Europa ... 14
1.2 Asien ... 17
1.3 Atmung in der Moderne ... 20

2 Resilient(er) durch Atmung? Atmung als Chance ... 26
2.1 Was bedeutet Resilienz? ... 26
2.2 Was hat Atmung mit Resilienz zu tun? ... 28
2.3 Wie atme ich? ... 28

3 Ohne Luft kein Leben! ... 30
3.1 Jede Zelle atmet ... 31
3.2 Ein kleiner Ausflug in die Grundlagen der Atmung ... 33
3.3 Die Atem-Triade: Lunge – Herz – Gehirn ... 33
3.3.1 Die Lunge ... 34
3.3.2 Das Zwerchfell ... 36
3.3.3 Das Herz ... 38

4 Die Bedeutung der Atmung für das Herz ... 40
4.1 Wie die Atmung den Herzschlag beeinflusst ... 41
4.1.1 Atem und Herz im Dialog: die respiratorische Sinusarrhythmie ... 42
4.1.2 Ein resilientes Herz: die Herzratenvariabilität ... 43
4.1.3 Eine resiliente Lunge: die Atemratenvariabilität ... 46
4.2 Neurokardiale Interaktion: die Verbindung zwischen Herz und Gehirn ... 47
4.3 Das Gedächtnis des Herzens: wie das Herz Erfahrungen speichert ... 49

5 Das Gehirn im Atemprozess: neuronale Grundlagen der Atmung ... 50
5.1 Die Gehirnhemisphären ... 51
5.2 Die drei Schichten des Gehirns ... 54
5.2.1 Hirnstamm: das ursprüngliche Gehirn ... 55
5.2.2 Der limbische Lappen: das limbische System ... 57
5.2.3 Kortex cerebri (die Großhirnrinde) ... 67
5.3 Bedeutung der Atmung für neuronale Schaltkreise (Netzwerke) ... 69
5.3.1 Default-Mode-Netzwerk ... 69

5.3.2 Zentrales Exekutives Netzwerk ... 71
5.3.3 Salienz-Netzwerk ... 72
5.4 Bedeutung der Atmung für die Kommunikation im Gehirn ... 73
5.4.1 Neurotransmitter ... 74
5.4.2 Hormone ... 75
5.5 Bedeutung der Atmung für die neuronale Plastizität ... 79

6 Das Nervensystem - Der Atemkoordinator ... 82
6.1 Die Nervenzelle: Fundament und Pulsgeber des Nervensystems ... 82
6.2 Atmung und neuronale Verstärkung ... 84
6.3 Die Bereiche des Nervensystems ... 84
6.3.1 Das zentrale Nervensystem ... 85
6.3.2 Das autonome Nervensystem ... 88
6.4 Bedeutung bewusster Atemkontrolle für das Nervensystem ... 94

7 Nervus vagus: Grundlage für Resilienz und Leistung ... 96
7.1 Nervus vagus und die Atmung ... 97
7.2 Top-down- und Bottom-up-Verarbeitung zwischen Gehirn, Herz und Körper .. 99
7.2.1 Die Macht des Geistes: Top-down-Verarbeitung ... 100
7.2.2 Die Macht des Körpers: Bottom-up-Verarbeitung ... 100
7.2.3 Atmung als Schnittstelle zwischen Bewusstsein und Körperprozessen ... 101
7.3 Atmung als Schlüssel zur autonomen Regulation: die Polyvagal-Theorie ... 102
7.3.1 Die neuronalen Plattformen des Nervensystems ... 102
7.3.2 Atmung als Weg zu mehr Homöostase ... 106

8 Vagus-Gesundheit: die sechs Säulen der Atempraxis ... 108
8.1 **Säule 1:** Die Entscheidung zur Übung – die Intention innerhalb der Atempraxis ... 109
8.2 **Säule 2:** Fokussiert sein – die Aufmerksamkeit innerhalb der Atempraxis ... 110
8.2.1 Verknüpfung von Atmung und Aufmerksamkeit: Locus coeruleus ... 111
8.3 **Säule 3:** Spüren und Wahrnehmen lernen – die Interozeption in der Atempraxis ... 114
8.3.1 Die Wissenschaft des Verbundenseins von Körper und Geist ... 116
8.3.2 Interozeption in der Atempraxis ... 120
8.4 **Säule 4:** Das Hier und Jetzt – die Achtsamkeit in der Atempraxis ... 121
8.4.1 Die Grundlagen der Atemachtsamkeit ... 121
8.4.2 Achtsamkeit und die allgemeine psychische Gesundheit ... 122
8.4.3 Die Bedeutung der Stille: die Meditation in der Atempraxis ... 126
8.4.4 Die Praxis der Atemmeditation ... 133
8.4.5 Hindernisse und Etappen der Praxis ... 136

8.5 **Säule 5:** Richtig atmen – die Technik in der Atempraxis ... 138
8.6 **Säule 6:** Das Wissen um die Atmung – die Psychoedukation in der Atempraxis ... 141

9 Atmung, Gesundheitsförderung und Prävention ... 143
9.1 Flache und dysfunktionale Atmung ... 146
9.2 Die Phasen der Atmung ... 147
9.3 Die Bedeutung der Einatmung (Inspiration) im Atemprozess ... 150
9.3.1 Die Brust- und die Bauch- oder Zwerchfellatmung ... 152
9.3.2 Atemräume ... 153
9.3.3 Aktivierung der SARs-Rezeptoren durch verlängerte Einatmung ... 155
9.3.4 Gesundheitsfördernde Effekte tiefer Einatmung ... 157
9.4 Die Bedeutung der Ausatmung (Exspiration) im Atemprozess ... 160
9.4.1 Seufzer und sprachliche/parasprachliche Äußerungen ... 161
9.4.2 Ausatmung und Gewichtsabnahme ... 162
9.4.3 Gesundheitsfördernde Effekte tiefer Ausatmung ... 163
9.5 Resonanzatmung ... 165
9.5.1 Resonanzatmung als Chance bei Sucht ... 166
9.6 Das tiefe Atmen: der Schlüssel zur umfassenden Gesundheit? ... 168
9.6.1 Tiefes Atmen fördert die körperliche Gesundheit ... 168
9.6.2 Tiefes Atmen unterstützt das Nervensystem ... 172
9.6.3 Tiefes Atmen verbessert die neuronale Verstärkung ... 172
9.6.4 Tiefes Atmen beruhigt aufgebrachte Emotionen ... 173
9.7 Wann darf nicht zu tief geatmet werden? ... 175

10 Atemwege: Mund versus Nase ... 178
10.1 Ein kurzer Ausflug in die Evolution der Atmung ... 178
10.2 Die globale Luftverschmutzung und Intelligenz ... 180

11 Atmung durch den Mund ... 182
11.1 Mundatmung bei Kindern ... 183
11.2 Auswirkungen der Mundatmung auf das Gehirn ... 185

12 Atmung durch die Nase ... 188
12.1 Das Riechen ... 192
12.2 Die Nasenlöcher ... 196
12.3 Die Atmung durch ein Nasenloch ... 199
12.3.1 Atmung durch das rechte Nasenloch ... 200
12.3.2 Nebenwirkungen der Atmung durch das rechte Nasenloch ... 204

12.3.3 Atmung durch das linke Nasenloch 205
12.3.4 Wechselatmung 208
12.4 Nasenatmung im (Leistungs-)Sport 212
12.4.1 Atempraxis mildert oxidativen Stress im Ausdauersport 214
12.4.2 Herzratenvariabilität im (Leistungs-)Sport 215
12.4.3 Ein resilienter und leistungsstarker Athlet dank Atempraxis 216

13 Atempausen – Apnoe 218
13.1 Die zwei Phasen des willentlichen Luftanhaltens 219
13.2 Die Arbeit mit dem Atemreflex 219
13.2.1 CO_2-Toleranz 220
13.2.2 Oxidativer Stress 221
13.2.3 Stickstoffmonoxid 223
13.2.4 Luftanhalten und die Gehirndurchblutung 225
13.2.5 Luftanhalten und die Gehirnfunktionen 226
13.2.6 Luftanhalten und das autonome Nervensystem 227
13.3 Luftanhalten nach dem Einatmen 228
13.4 Luftanhalten nach dem Ausatmen 231
13.5 Atempausen und Trauma 233
13.6 Wann dürfen Atempausen nicht geübt werden? 236

14 Hyperventilation 238
14.1 Hyperventilation als Atempraxis 240
14.1.1 Stoßatmung/Schnellatmung 241
14.2 Hyperventilation und Trauma 247
14.3 Gegenanzeigen: hyperventilatorische Atemtechniken 248

15 Sing- und Summvarianten 252

16 Reflexion: „Ich atme, also bin ich?“ 256

Zum Abschluss 261
Tabellenverzeichnis 261
Abbildungsverzeichnis 261
Praxisverzeichnis 262
Abkürzungsverzeichnis 263
Literaturverzeichnis 264

atmen
so sein dürfen
wie ich bin
mich annehmen
im atem
der Ich bin
Sein
im atem
der ich Bin
Atem –

Bischof, S., Obrecht Parisi, B. & Rieder, A. (2012).
Atem, der ich bin: Atem- und Psychotherapie bei frühen Störungen.

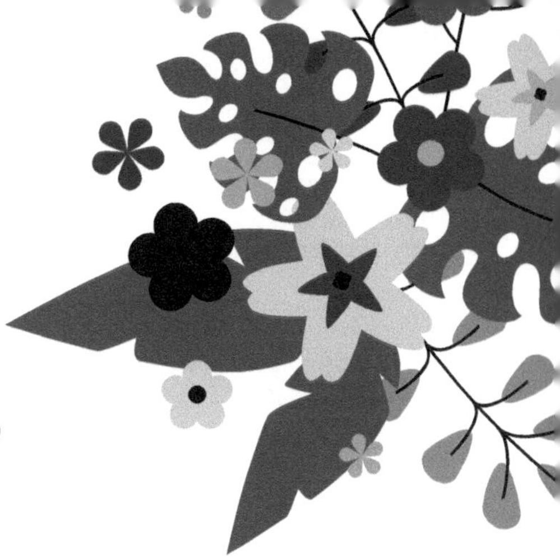

WARUM DIESER TITEL?

Ich möchte einen der populärsten philosophischen Glaubenssätze der neueren Zeit dazu nutzen, dieses Buch über Atmung zu beginnen: René Descartes' berühmtes *„cogito ergo sum"*,

„Ich denke, also bin ich."

Seitdem ich täglich eine spezifische Art der Atmung praktiziere, habe ich viel über diesen Satz nachgedacht. Ich erinnere mich an ein Buch, das ich vor einigen Jahren sehr angeregt las: „Descartes' Irrtum – Fühlen, Denken und das menschliche Gehirn" von dem bekannten Neurowissenschaftler und Hirnforscher Antonio Damasio[1]. Schon vor 20 Jahren beschrieb Damasio, warum der erste Grundsatz des französischen Philosophen René Descartes – *„ich denke, also bin ich"* – nicht der vollen Wahrheit entsprechen kann: Das „Ich" kann auch „sein", ohne zu denken. Das Ich kann „sein" durch „Spüren", durch „Wahrnehmen", durch das wache Bewusstsein[1]. Das Buch von Damasio gab mir die Idee für den Buchtitel:

„Ich atme, also bin ich."

Es ist sogar nachweislich gesünder, weniger zu denken und mehr zu sein. Jeder unserer Gedanken, negativ oder positiv, verursacht eine Reaktion im gesamten Körper, die der Mensch deutlich als Emotion wahrnimmt: Wir schwitzen vor Stress, zittern vor Angst, beben vor Entrüstung oder bekommen keine Luft vor Wut. Auch positive Emotionen spüren wir im Körper: Wir schweben vor Glück, verspüren vor Aufregung oder vor Liebe Kribbeln im Bauch und könnten vor Freude Berge versetzen. Und nicht nur bei Wut kriegen wir keine Luft, sondern auch bei einem Lachanfall. Jede dieser im Körper wahrnehmbaren Emotionen führt reziprok wieder zu einem entsprechenden Gedanken. Wenn wir weniger unangenehme Gedanken pflegen, reagiert unser Körper seltener mit unangenehmen Emotionen und dem begleitenden angespannten Körpergefühl. Ja, Descartes hatte Unrecht! Der Mensch ist ein fühlendes und ein denkendes Wesen[1].

„Ich fühle, ich denke, also bin ich."

Aber weder das Fühlen noch das Denken erhalten uns am Leben. Es ist der Körper. Mithilfe seines Körpers ist der Mensch vor allem ein *atmendes* Wesen. Denn die Kommunikation zwischen der Wahrnehmung, dem Bewusstsein, der Emotion, der Reaktion im Körper und das daraus resultierende Denken gäbe es gar nicht, wenn kein Sauerstoff durch das Einatmen in die Lungen eindränge und wenn kein Kohlenstoffdioxid mit dem Ausatmen aus dem Körper ausgestoßen würde. Atmen und Fühlen – und nicht das Denken – sind die ersten Dinge, die alle Neugeborenen tun. Wir leben, wir *sind* – weil wir atmen! Der erste Atemzug, der erste mithilfe von Luft erzeugte Laut gehen dem ersten Denken weit voraus. Mit dem ersten Atemzug beginnt unser Leben und mit dem letzten Atemzug erlischt es. Es ist die Atmung, die bleibt, wenn die Fähigkeit des Gehirns nachlässt, klare Gedanken zu formulieren. Sollte es nicht eigentlich heißen

„Ich atme, ich fühle, ich denke, also bin ich"
(Spiro, sentio, cogito ergo sum)?

Der erste Atemzug und die vielen, die folgen, beeinflussen, wie sich der Körper, das Gehirn und die Zellen im Organismus ab der Geburt entwickeln. Alle Entwicklungsprozesse sind unmittelbar an den Atemvorgang geknüpft. Wird die Atmung unterbrochen, erlischt schon nach 20 Sekunden die elektrische Gehirnaktivität. Nach zwei Minuten ohne Sauerstoff verlieren wir das Bewusstsein. Nach nur zwei bis drei Minuten werden die ersten Zellen der Hirnrinde und des Hirnstamms geschädigt. Nach fünf Minuten ohne Sauerstoff sind die Schäden im Gehirn irreparabel. Nach nur zehn Minuten erlischt die Fähigkeit des Gehirns, eigenständig zu atmen, und der klinische Tod (Hirntod) tritt ein. Atmung versorgt jede Zelle unseres Körpers. Durch die Schwingungen (Oszillationen), die die mechanische Atembewegung im Gehirn und im Körper erzeugt, beeinflusst sie nicht nur alle Körperprozesse, sondern auch das Wahrnehmen, das Fühlen, das Denken und das Verhalten. Das Wissen über die psycho-kognitive Wirkung der Atmung wird seit jeher mündlich und schriftlich überliefert. Überall auf der Welt nutzen Menschen unterschiedliche Atempraktiken, um Denken und Fühlen zu beruhigen und um Verhalten langfristig zu verändern.

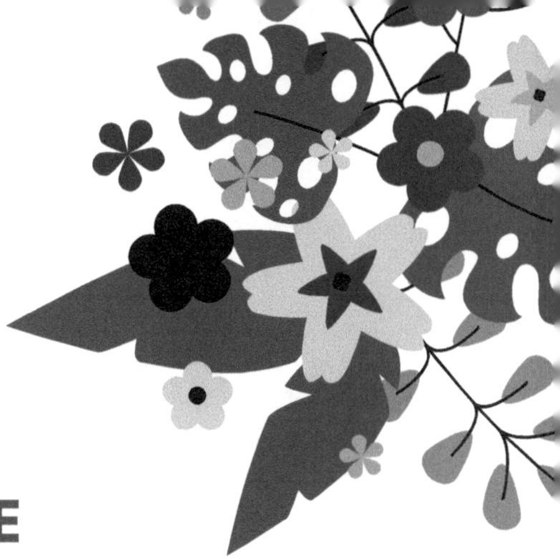

EIN KLEINER LEITFADEN ALS LESEHILFE

Es ging mir beim Schreiben dieses Buches über die Bedeutung der Atmung für unser Leben sowohl darum aufzuzeigen, wie Atmung unser Denken, Fühlen und Verhalten in Einklang bringen kann, als auch darum, dem interessierten Laien die wissenschaftlichen Hintergründe dieser Zusammenhänge nahezubringen. Wer das Buch linear liest, wird sich in den Kapiteln drei bis sieben mit der Physiologie der Atmung vertraut machen und sich das nötige Wissen für die Lektüre der folgenden Kapitel aneignen. Wer lieber über die Praxis unterschiedlicher Atemtechniken in die Materie einsteigt, wird in den darauffolgenden Kapiteln zahlreiche Verweise auf die Hintergrund-Kapitel finden, die die Navigation durch das Buch erleichtern sollen.

Obwohl dieses Buch auf fundierter Literaturrecherche zu den Themen Atmung, Wahrnehmung, Emotion, Denken und Verhalten basiert, ist es kein rein wissenschaftliches Fachbuch über die Anatomie und Physiologie der Atmung. Diese Bereiche werden innerhalb der modernen Medizin gut vermittelt und die entsprechenden Informationen sind überall nachzulesen. Ich möchte darlegen, dass Atmung viel tiefer greifen kann, als wir ahnen. Dieses Buch soll das Verborgene hinter der Atmung beleuchten, die feinen Effekte, die schon seit Tausenden von Jahren genutzt werden, um Gesundheit und Resilienz aufrechtzuerhalten, zu verbessern oder wiederherzustellen.

1

KURZER EINBLICK IN DIE GESCHICHTE DER ATEMPRAXIS

In unterschiedlichen Regionen der Erde wird seit Tausenden von Jahren Atmung als Geheimlehre in unterschiedlichen Kontexten verwendet[2]. Der vorsätzliche Eingriff in den phylogenetisch ältesten Reflex, den der Mensch eigenständig beeinflussen kann, den Atemreflex, hat weitreichende biophysiologische Folgen[3]. Ganz ohne Medikamente verändern spezifische Atemformen die Spiegel von stimmungs-, stress- und schlafkoordinierenden Hormonen und Neurotransmittern wie Noradrenalin, Cortisol, Gamma(γ)-Aminobuttersäure (GABA), Serotonin und Melatonin (Tabelle 2, siehe S. 76,) und beeinflussen deutlich und auf ganz unterschiedliche Art und Weise das Nervensystem, das Bewusstsein, das Gehirn und den ganzen Körper. Magier und Eremiten wussten um diese Wirkung. Auch im Schamanismus ist die Manipulation der Atmung, um das Bewusstsein zu verändern, bekannt. Seit jeher nutzen Menschen ihren Atem, um in Trance zu geraten. Atmung wurde also herangezogen, um Bewusstsein zu verändern, aber auch um zu heilen[4,5].

1.1 Ägypten – Vorderer Orient – Europa

Ägypten

Die Atemluft war im antiken Ägypten das fundamentale Prinzip des Lebens. Sogar einen Gott des Atems gab es: Shu, der Gott des Atems und des Lichtes, der den Himmel von der Erde trennte. Der alten Lehre nach verdanken die Menschen ihm den Luftraum (die Atmosphäre), in dem sie leben und der als Leere oder Erhebung bezeichnet wird. Auch das Ankh (☥ – Nilkreuz) zum Beispiel, welches Leben, Fruchtbarkeit und Unsterblichkeit symbolisiert, steht mit dem Atem in Verbindung. Bei vielen Pharaonenstatuen befindet es sich direkt unterhalb der Nase und soll dem Pharao so den Lebensatem spenden. Die Nasenatmung spielte im alten Ägypten eine entscheidende Rolle und war ein Teil der damaligen Medizin: Ein altes Medizinpapyrus, entstanden 1500 Jahre v. u. Z. beschreibt, dass von der Nase aus jeweils zwei Gefäße abgehen, die von dort aus Blut und Plasma transportieren. Von den Nasenlöchern aus gelange die Luft zum Herzen und in die Lunge sowie in den Bauch. Die Ägypter haben schon vor 3500 Jahren die Bedeutung der Nasenatmung erkannt. Dieses Papyrus enthält auch eine der ersten antiken Darstellungen des Körpers als ein System, welches aus diversen Subsystemen besteht, die im Herzen zusammenkommen. Selbst die Verbindung der Atmung mit den Ohren wird bereits in diesem Papyrus erwähnt[6]. Eine altägyptische Überzeugung, die in unterschiedlichen unabhängigen antiken Quellen vorzufinden ist, sieht den Atem als das Instrument des Lebens und des Sterbens (atmen, um zu leben – atmen, um zu sterben).

Bibel

In der Bibel findet sich der Verweis auf Luft als Lebenselement und als der *Heilige Geist* im Alten und im Neuen Testament. Das hebräische Wort für Geist ist *ruach* und bedeutet ursprünglich „Wind" oder „Hauch". Das Element Luft und der Atem werden in der Bibel mit dem Leben und der Seele assoziiert. So heißt es in der Genesis: „Da formte Gott, der Herr, einen Menschen aus dem Staub der Erde und hauchte ihm den Atem des Lebens in die Nase, und der Mensch wurde ein lebendiges Wesen" (Genesis 2:7 in Gandevia, 1970, S. 6)[6]. Hier wird ebenfalls die Nase betont, und es heißt nicht etwa: „… und er hauchte ihm den Atem des Lebens in den Mund". Das folgende Beispiel aus dem neuen Testament stellt eine Verbindung zwischen dem Atem und dem Heiligen Geist als Manifestation des Göttlichen dar: „Und da er (Jesus) das sagte, blies er sie an und sprach zu ihnen: Nehmet hin den Heiligen Geist!" (Johannes 20:22). Bereits in der Bibel findet sich auch die Beobachtung, dass ein flacher, schwacher Atem den Tod ankündigt: „Mein Odem ist schwach, und meine Tage sind abgekürzt, das Grab ist da" (Hiob 17:1). Atmung ist tief in der christlichen Tradition verankert. In den Klöstern wurde, und wird bis heute, der Atem als Element der

Kontemplation praktiziert. Die Kontemplation gehört der christlichen Mystik an. Sie ist eine besondere Form der Meditation. Auch das Beten kann als (Atem-)Meditation betrachtet werden, die zudem das gesundheitsfördernde Prinzip der verlängerten Ausatmung einbezieht. Das Rezitieren des Rosenkranzes zum Beispiel wird von einem Atemrhythmus von vier Sekunden einatmen – „Gegrüßet seist du, Maria, voll der Gnade" – gefolgt von sechs Sekunden ausatmen – „Du bist gebenedeit unter den Frauen und gebenedeit ist die Frucht deines Leibes, Jesus" – begleitet. Längere Ausatmung fördert die Regeneration und die Entspannung (siehe S. 163).

Mittelalter

Im Mittelalter beschäftigte sich die Nonne, Naturheilkundige und Universitätsgelehrte Hildegard von Bingen (1098–1179) mit dem Atem als einer Naturheilmethode. Atem war „ihr Gebet". Sie schrieb, dass der Atem die Seele und die Seele den Atem steuert: „Der Atem ist der lebendige Hauch der Seele, weil sie ihn trägt und sein Schwingvermögen ist, und zwar jedes Mal, wenn der Mensch den Atem in sich einziehen und wieder ausströmen lässt, um so leben zu können"[7]. Tatsächlich verursacht jeder Atemzug diverse atembedingte Schwingungen im Körper und im Gehirn. Korrekt ausgeführt sorgt die Ein- und Ausatmung dafür, dass alle Körperfunktionen und Prozesse im Einklang miteinander und funktionsgemäß ablaufen.

Auch Paracelsus (1493–1541), der Vater der modernen Naturheilkunde und der biochemischen Medizin in Europa, betonte vor ca. 500 Jahren: „Heilung entsteht in der Pause zwischen Aus- und Einatmung". Die besondere Bedeutung der Ausatmung und der kurzen Atempausen im Atemprozess war Paracelsus bekannt (siehe S. 160). Und tatsächlich folgt jedem gesunden Aus- und Einatmen eine Atempause, die dem Körper hilft, das Kohlendioxid auszuscheiden und neuen Sauerstoff aufzunehmen.

Atempausen (siehe S. 218) oder Atemstille werden in unterschiedlichen antiken Quellen auch mit Gedankenstille in Verbindung gebracht. So besagt eine alte Weisheit aus Indien: „Wenn der Atem still ist, ist der Geist es auch, und der Yogi lebt lange. Deshalb sollte man den Atem beherrschen" (Hata-Yoga Pradipika 2–2).

1.2 Asien

Seit Tausenden von Jahren ist Atmung ein wesentlicher Bestandteil unterschiedlicher spiritueller Richtungen wie dem indischen Yoga, dem tibetischen Tummo, dem japanischen Zen und der chinesischen traditionellen Medizin. Sowohl im spirituellen frühen Yoga als auch im Buddhismus und Hinduismus gilt der Atem als direkt an die Seele geknüpft. Atmung wird hier als Ritual und zu religiösen Zwecken praktiziert, um zum Beispiel die Veränderung von Bewusstseinszuständen auszulösen.

Indien

Die ersten schriftlichen Belege für die Atempraxis in Indien finden sich in einer Sammlung altindischer Texte, den Veden (ab ca. 1.500 v. u. Z.). Atmung – Pranayama – wird erstmalig ca. 1.000 v. u. Z. in der Atharva Veda erwähnt. Die Praxis dieser Atmung ist ausschließlich spirituell orientiert und soll zu mystischen Erfahrungen führen. Die Jaiminiya Upanishad, die zu den spätvedischen Texten gezählt werden kann (ca. 700–900 v. u. Z.), erwähnt das Luftanhalten während der Rezitation von Mantras[2]. Im Vordergrund dieser Praxis steht die Kontrolle der Bewegungen des Geistes. Die gesundheitsfördernden Aspekte der Praxis wurden dabei ebenfalls entdeckt. „Solange der Atem im Leibe wohnt, ist Leben da. Schwindet der Atem, so schwindet das Leben. Daher lenke Deinen Atem." (Hatha Yoga Pradipika, II, 3). Atmung – Pranayama ist in Indien engstens mit dem Yoga verknüpft. Sie ist eine körperliche, äußere Praxis und die vierte Stufe im Ashtanga Marga, dem achtgliedrigen Pfad nach Patanjali, dem Verfasser des Yogaśāstra (325–425 n. u. Z.)[2]. Atmung, wie auch die Körperhaltungen (Asanas), gilt als Vorbereitung für die spätere Meditationspraxis. Pranayama war die ursprüngliche, körperliche Praxis des Yoga, bis Asanas (Haltungen) hinzukamen. Übersetzt aus dem Sanskrit bedeutet Pranayama „Kontrolle über die Lebensenergie" oder „Verlängerung und Zähmung des Atems". *Prana* kann dabei als Hauch, Atem, Leben, Energie oder Stärke übersetzt werden, *Ayama* mit Strecken, Dehnen, Ausweiten oder Kontrolle[8]. Prana als Lebensatem findet sich seit den Anfängen in der indischen Mythologie. Durch Pranayama sollte der Geist beeinflusst und der Körper von Krankheiten befreit werden. Man wusste durch Erfahrung aus der Praxis, dass die Anwendung spezifischer Atemtechniken den Gedankenstillstand und das Zurückziehen der Sinne (Pratayāhāra) fördern kann: „Ist die Atmung still, ist der Geist still." (Hatha Yoga Pradipika).

Tibet

Auch die Wurzeln der heute bekannten Wim-Hof-Methode (gezielte Hyperventilation, siehe S. 241, mit Luftanhalten, siehe S. 245), die Tummo-Atmung, lassen sich in Indien und später in Tibet finden. Da die Praxis aus dem tibetischen Buddhismus kommt und sich in Tibet verbreitet hat, gilt sie als eine aus Tibet stammende Praxis. Bis zum zehnten Jahrhundert wurde Tummo lediglich mündlich überliefert und war vor allem religiös orientiert. Durch den tibetischen Meister Nāropa gelang es um das Jahr 1000 n. u. Z. nach Tibet. In den „Sechs Yogas von Nāropa" dokumentierte der Mönch als erster die Praxis der mystischen Hitze. Das Ziel der Übung war es, schädliche Energie von innen nach außen zu kehren. Negative Emotionen und Gedanken sollten so „verbrannt" und ausgeschieden werden. Die starke Zunahme der Körpertemperatur ist dabei ein Nebeneffekt der Übung, der auch die Forschung interessierte. Eine 1981 in Dharamsala durchgeführte Untersuchung an buddhistischen Mönchen während der Tummo-Atmung konnte in den Zehen und Fingerkuppen eine Zunahme der Körpertemperatur um 8,3 °C erfassen[9].

Japan

Spätestens mit der Verbreitung des Zen-Buddhismus in Japan wurden auch dort Atemtechniken bekannt. Bis heute ist die Atempraxis ein wesentlicher Bestandteil der japanischen Tradition. So wird beispielsweise im Zen das Zen Kokyū praktiziert. Diese achtsamkeitsbasierte Atempraxis wurde im 18. Jahrhundert durch den Zen-Meister Hakuin Ekaku entwickelt und gelehrt. Das Hauptziel dieser Praxis ist es, das Atembewusstsein zu fördern und eine allumfassende Gesundheit aufrechtzuerhalten oder wiederherzustellen.

China

„T'u-ku Na-hsin" =
„Atme das Alte aus – atme das Neue ein"[4]

Unabhängig von Pranayama und Tummo entwickelte sich in China eine taoistisch inspirierte Atempraxis. Zunächst standen hier die Heilaspekte der Atmung im Vordergrund. Die Verbreitung des Buddhismus führte dazu, dass die spirituellen, im Einfluss des frühen Yoga stehenden Inhalte miteinbezogen wurden[4]. Die Praxis bekam dadurch auch spirituell eine Bedeutung. Im Vordergrund stand aber die Gesundheit. Bereits 600 v. u. Z. wurde in China Atmung zu Heilzwecken praktiziert. Den archäologischen Beleg dafür liefern zwölf auf Jadesteinen überlieferte Inschriften: „Beim Atmen muss man so vorgehen: man behält (den Atem) und er sammelt sich. Wenn er sich gesammelt hat, dehnt er sich aus, wenn er sich ausdehnt, geht er nach unten. Wenn er nach unten geht, wird er ruhig. Wenn er ruhig geworden ist, wird er fest. Wenn er fest geworden ist, beginnt er zu keimen. Wenn er ausgekeimt ist, wächst er. Wenn er gewachsen ist, muss man ihn wieder zurückdrücken. Wenn er zurückgedrückt ist, erreicht er den Scheitel. Oben drückt er dann gegen den Scheitel. Unten drückt er abwärts. Wer dieses befolgt, lebt, wer das Gegenteil davon tut, stirbt“ (Chou Inschrift, 600 v. u. Z.)[4].

Auch das ärztliche Werk „Die innere Heilkraft des gelben Kaisers“, eine 300 v. u. Z. entstandene Sammlung von Schriften, beschreibt die Nutzung von Atemübungen zu Heilzwecken. Krankheit wird als Dysbalance im Chi betrachtet. Die ursprüngliche Bedeutung des Wortes „Chi“ ist „Luft“. Später schloß Chi die Ein- und Ausatmung, die Funktionen des Nervensystems und die menschlichen Emotionen mit ein[4]. Atemübungen sollten über das „Chi“ (Energie des autonomen Nervensystems) die inneren Organe, die sich nicht willkürlich beeinflussen lassen, anregen und auf diese Weise Krankheiten heilen. Die chinesische Medizin empfiehlt, dabei alle autonomen Prozesse bestmöglich einzubinden. In den sechziger Jahren des 19. Jahrhunderts entstanden in China die ersten Sanatorien, die die Atmung nutzten, um die Selbstheilungskräfte zu aktivieren und die Genesung zu beschleunigen. Eine Atempraxis von 20 bis 30 Minuten stand dort 5-mal täglich zur gleichen Zeit auf dem Therapieplan. Diese Regelmäßigkeit und Dauer der Praxis wurde als notwendig erachtet, um eine Routine aufzubauen und um die gewünschten gesundheitlichen Erfolge zu erreichen. Nur in Atmung geschulte Ärzte durften Atemvariationen an Menschen weitergeben. Zu Praxisbeginn wurde der Patient durch den Arzt dazu aufgefordert, eine offene Haltung einzunehmen, nichts zu erwarten und den Prozess nicht beschleunigen zu wollen, da beides unerwünschte Effekte bewirken könne[4]. Die dokumentierten Therapieerfolge waren umfassend, und im Gegensatz zu Therapien mit Medikamenten waren hier Rückfälle selten. Symptome wie Blut im Stuhl und Magen-Darm-Erkrankungen vom Zwölffingerdarmgeschwür bis zur Magensenkung wurden mittels Atempraxis in Sanatorien behandelt, und dies mit Erfolg[4] (Tabelle 4, siehe S. 170). Depressionen und nervöse Erschöpfung konnten mit einer hundertprozentigen Erfolgsquote geheilt werden[4] (Tabelle 5, siehe S. 171). Akute, lebensbedrohliche Zustände wie Vergiftungen, ansteckende Krankheiten und schwere Geistesstörungen wurden in China nicht mit Atmung behandelt.

Russland folgte China mit der Eröffnung eines Sanatoriums nach chinesischem Vorbild auf der Krim im Jahre 1957. 25 Jahre später wurde Atmung als Therapie vom russischen Gesundheitsministerium anerkannt, 1988 wurde das erste Atemsanatorium in Moskau eröffnet.

1.3 Atmung in der Moderne

Sebastian Kneipp: Atmung als Lungengymnastik

In Deutschland war die Bedeutung der Atmung bekannt, stand aber nicht im Vordergrund. So erwähnt beispielsweise der berühmte Pfarrer und Hydrotherapeut Sebastian Kneipp (1821–1897) zwar die Atmung, sein Hauptinteresse galt aber anderen Praktiken: „Die Lungengymnastik kann mit dem Spaziergange leicht verbunden werden. Man bleibe unterwegs einige Minuten stehen und ziehe ganz langsam, tief Athem holend, die frische Luft ein, halte sie ein wenig in den Lungen zurück und athme sie dann ebenso langsam wieder aus. Am günstigsten geschieht Dieses in einem Walde, besonders in einem Fichtenwalde. Anfangs mache man diese Lungenübung nur einige Male hintereinander und strenge sich vor Allem nicht zu sehr dabei an; später kann man es öfters thun“[10]. Kneipp war sich der heilenden Macht der Atmung durchaus bewusst. Er beschreibt hier, wie man richtig atmet, und betont sogar die kleine Pause zwischen dem Ein- und Ausatmen, die es im anatomisch richtigen Atemprozess gibt und die den Gasaustausch fördert.

Katharina Schroth: Atemführung zur Behandlung von Skoliose

Atmung kann sogar Gewebestrukturen verändern, nicht nur die der inneren Organe, sondern auch die der Knochen. Um ihre eigene Skoliose, eine seitliche Rückgratverkrümmung, zu überwinden, begann Katharina Schroth (1894–1985) mit 16 Jahren, mithilfe von Atmung und diversen Ausrichtungen des Körpers, zum Beispiel Drehungen, an sich selbst zu arbeiten. Ihre selbst entwickelte Methode erzielte sichtbare Erfolge, sodass sie Vorträge darüber hielt und auch Gesunde in

Atmung unterrichtete. Im Mai 1921 eröffnete sie das erste Sanatorium, das sich auf die Skoliose-Behandlung mittels Atmung und gerichteter Bewegung spezialisierte. Aufgrund ihrer wachsenden Popularität reisten bereits Ende der zwanziger Jahre Skoliose-Patienten aus dem In- und Ausland zu Katharina Schroth, um sich nach der von ihr entwickelten Methode behandeln zu lassen. Ihre Tochter Christa Lehnert-Schroth führte ab 1961 die Tradition der Mutter fort und gründete ein stationäres krankengymnastisches Zentrum in Bad Sobernheim. 1997 wurde die Katharina-Schroth-Klinik von den bekannten Asklepios-Kliniken übernommen. Dort werden bis heute Menschen mit Wirbelsäulenverkrümmungen behandelt, auch mittels Atmung.

Volkmar Glaser: Atmung und die körperlichen Anspannungsphänomene

Heute ist bekannt, dass Atmung in einem direkten Zusammenhang mit den autonomen Prozessen im Körper steht. Darauf wies bereits in den vierziger Jahren der Arzt und Atemlehrer Volkmar Glaser (1912–1997) hin. Er untersuchte das menschliche Wohlbefinden im Kontext des Atemverhaltens und der neurophysiologischen Anspannungsphänomene im Körper und stellte fest, dass es zum Beispiel zwischen der Art, wie wir atmen, und der Anspannung der Nerven, Muskeln und Gefäße eine Verbindung gibt[11]. Daraus schlussfolgerte er, dass Atmung mit der psychischen Verfassung und den neurophysiologischen Parametern in Verbindung steht und diese beeinflusst. Diese grundlegende Erkenntnis wird durch die moderne Medizin bis heute nicht ausreichend beachtet, obwohl zahlreiche Erkrankungen ihren Ursprung im autonomen Nervensystem haben, das mittels Atmung reguliert werden kann. Auch innerhalb der psychosomatischen Medizin spielt dieser Faktor bis zum heutigen Tag nur eine untergeordnete Rolle. Das Wissen über den Zusammenhang von Atmung und Angst zum Beispiel ist vorhanden, aber die Behandlung der Angst mittels therapeutischer Atmung als Leitlinie fehlt.

Carl Stough „Dr. Breath": die Atemkoordination

Carl Stough (1926–2000), einem Pionier der Atemarbeit, gelang es vor über 50 Jahren, durch die Praxis der Atemkoordination wahre Wunder zu bewirken. So verhalf Stough Sportlern zu Höchstleistungen bei den Olympischen Spielen im Jahr 1968 und schwer an Lungenemphysem erkrankten Patienten zum eigenständigen Atmen[12]. Als Hexendoktor wurde Stough bezeichnet, da er mittels koordinierter, auf die individuellen Ansprüche des Einzelnen angepasster Atmung Ziele erreichte, die anders nicht erreicht werden konnten. Stough hatte erkannt, dass der Atem sowohl die Stimme und die zuständigen Gewebe (Kehlkopf, Rachen, Stimmbänder, Innenohr) als auch das Zwerchfell stimuliert und aktiviert. Die Beobachtung des Zwerchfells und der Stimme nutzte er in seiner Arbeit, um später die individuell richtige Vorgehensweise bei der Atmung zu bestimmen. Am und mit dem Übenden identifizierte er durch die Beobachtung der Stimme, der Atmung und des Körpers anatomische Dysbalancen. Er arbeitete „am Patienten", indem er mit den Händen auf bestimmte Körperstellen Druck ausübte und den Patienten aufforderte, in seine Hände zu atmen[12]. Einen wichtigen Aspekt der Atempraxis von Carl Stough bildet die Arbeit mit der Stimme. Viele Erkrankungen des Atemapparats gehen mit einer Einschränkung einher, entspannt Töne, zum Beispiel beim Sprechen, zu erzeugen. Das Luftholen beim Sprechen gibt Auskunft darüber, wie effizient die Atmung ist. Durch die Praxis der Atmung und des Tonerzeugens kann sowohl Sprechen als auch Atmen trainiert werden. Auch singend. Die längere Ausatmung beim Singen hält den Kreislauf von Aus- und Einatmung aufrecht, verbessert das Atemmuster und langfristig die allgemeine Kapazität, Töne zu erzeugen[12]. Das Ziel der Atemkoordination ist es, mit dem geringsten mechanischen Aufwand die größte Atemeffizienz zu erreichen. Als Schülerin von Stough führt Lynn Martin seine Tradition in der Atemkoordination weiter und unterrichtet bis heute Schülerinnen und Schüler auf der ganzen Welt.

Konstantin Buteyko: die Buteyko-Methode

Auch der Arzt und Wissenschaftler Konstantin Buteyko (1923–2003) gehört zu den Atempionieren der neuen Zeit. Seit den fünfziger Jahren widmete er sein Leben dem Zusammenhang von Atmung und Gesundheit. Seine Methode gründet auf der Annahme, dass Hyperventilation (siehe S. 238), also übermäßiges Atmen, Asthma, Allergien und Blutdruckbeschwerden verursachen kann. Zu dieser Schlussfolgerung kam Buteyko durch eigene Erfahrungen, da er persönlich unter Bluthochdruck litt. Während seines Studiums beobachtete der angehende Arzt schwerkranke Menschen, die kurz vor ihrem Tod standen. Er stellte fest, dass sich die Atemfrequenz und der Krankheitszustand gegenseitig beeinflussen. Die Patienten atmeten umso mehr, je kranker sie wurden. Durch seine Arbeit mit Patienten erkannte Buteyko den Zusammenhang zwischen kurzer, flacher Atmung und dem Gesundheitszustand.

Buteyko zufolge führt schnelle Atmung zu einem Abfall von CO_2 und zu einem Anstieg des pH-Wertes im Blut. Die Sauerstoffkonzentration bleibt konstant, der Mangel an CO_2 begünstigt nach Buteyko Krämpfe aller Art und ist insbesondere für Atemwegserkrankungen mitverantwortlich. Der niedrige CO_2-Gehalt im Blut wirkt sich negativ auf den Gesamtstoffwechsel im Körper aus und kann durch spezifische Atmung normalisiert werden, da diese sofort auf den Blut-pH-Wert Einfluss nimmt.

Die ersten Minuten innerhalb der Buteyko-Atmung dienen dazu, im „Hier und Jetzt" anzukommen und den Körper bewusst zu entspannen. Anspannung verhindert ein normales Atemmuster. Die Buteyko-Methode ist eine reine Nasenatmung. Einen wesentlichen Bestandteil der Technik bildet die Reduktion der Atmung und das Atmen mit Atemhunger, also dem Gefühl nicht ausreichend Luft zu bekommen. Buteyko möchte mithilfe von Atemhunger und unterschiedlichen Übungen, u. a. Atempausen, weniger atmen. Das oberste Ziel der Atmung nach Buteyko ist es, die Sensibilität der CO_2-Rezeptoren im Atemzentrum zu senken, sodass sie weniger intensiv und somit später auf hohe CO_2-Werte reagieren. Eine kompensatorische Hyperventilation als Folge dieser Sensibilität soll so langfristig vermieden werden. Auch das Atmen durch nur ein Nasenloch, die Arbeit mit Tönen (Summen und Singen, siehe S. 252) oder Atmung in Bewegung sind Bestandteil der Buteyko-Methode. Im Jahr 1985 wurde die Buteyko-Methode als Heilmethode offiziell von der sowjetischen Regierung anerkannt. Bis heute existieren in Russland Sanatorien, die nach der Buteyko-Methode arbeiten. Das erste entstand 1988 in Moskau und wird heute von Buteykos Stiefsohn weitergeführt. Weltweit stieß diese Art der Atmung auf Interesse, insbesondere im englischsprachigen Raum, wodurch die Methode wissenschaftlich zunehmend untersucht wird. Seit 1999 können auch in Deutschland Kurse in Buteyko-Atmung belegt werden.

Die Buteyko-Methode wird bei Allergien, Asthma und Chronisch obstruktiver Lungenerkrankung (COPD) empfohlen, sowie bei allen Erkrankungen, wo tiefes Atmen kontraindiziert ist, da es Hyperventilation auslösen kann.

Stanislav Grof: das holotrope Atmen

Atmung wurde in der Moderne nicht nur zur Gesundheitserhaltung, sondern auch zur Bewusstseinsveränderung eingesetzt. In den siebziger Jahren des 20. Jahrhunderts entstand als Folge von Experimenten mit LSD, das auf seine Wirksamkeit als Heilmittel getestet wurde, das holotrope Atmen. Die Idee dahinter war, eine nicht-pharmakologische Technik mit bewusstseinsverändernder Wirkung zu entwickeln. Das holotrope Atmen hat seine Wurzeln in der klinischen Psychologie. Diese auf der Hyperventilation basierende Technik wurde durch den in der Tschechoslowakei geborenen Psychiater Stanislav Grof (geb. 1931) und seine Frau Christa (1941–2014) entwickelt, um sowohl das Bewusstsein zu verändern als auch spontane psychische Heilungsprozesse zu fördern. Grof hat neben Medizin Philosophie studiert und unterstützte die philosophische Annahme, dass der Mensch in der heutigen Kultur keineswegs seine vollen Fähigkeiten ausnutzt. Holotropes Atmen soll helfen unser volles Potenzial zu entfalten. Die Praxis wird in Gruppen- oder Einzelsitzungen angeboten. Einem Vorgespräch folgt ein Ankommen im „Hier und Jetzt". Anschließend ertönt Musik mit dem Ziel, emotionale Prozesse anzuregen. In der Praxis soll 15 bis 20 Minuten lang tiefer und effektiver geatmet werden, bis die Erfahrung der Bewusstseinserweiterung beginnt. Bis heute liegen kaum Studien vor, die die Wirkung der Methode aus wissenschaftlicher Sicht untersuchen[5]. Aufgrund der Kontraindikationen (siehe auch S. 248) dürfen in Deutschland nur ausgebildete Heilpraktiker holotropes Atmen anbieten.

Leonard Orr: das Rebirthing

Das Gleiche gilt für die Praxis des Rebirthing (Wiedergeboren werden, sich neugeboren fühlen). Das Rebirthing, eine ebenfalls auf Hyperventilation basierende Praxis, wurde durch Leonard Orr (1937–2019) in den sechziger Jahren entwickelt, nachdem sich dieser einer „New Thought"-Bewegung angeschlossen hatte. Orr erfand das Rebirthing einst in der Badewanne, um den Geburtsvorgang nachzuahmen. Später wurde die Methode auch im Trockenen praktiziert. Das Rebirthing besteht aus einer zweistündigen Einzelsitzung, in der das kreisförmige und intuitive Atmen (Hyperventilation) praktiziert wird. Die Teilnehmenden sollen ohne Pause kreisförmig (rhythmisch und gleichmäßig) ein- und ausatmen. Das soll den Praktizierenden dazu verhelfen, das mit ihrer Geburt in Verbindung stehende Trauma noch einmal zu durchleben und es zu heilen. Nachdem in den 1980er-Jahren eine an Asthma erkrankte Patientin durch Rebirthing gestorben war, wurde die Methode immer mehr kritisiert. Die verantwortliche Lehrerin wurde zu neun Monaten Haft auf Bewährung verurteilt. Die Qualifikationen der Lehrer wurden und werden seitdem in Frage gestellt. In Colorado wurde Rebirthing sogar verboten, als im Jahr 2000 nach der Praxis ein zehnjähriger Junge ins Koma fiel[5].

Wim Hof: die Wim-Hof-Methode

Innerhalb der vergangenen Jahre machte Wim Hof, ein niederländischer Leichtathlet und Extremsportler, immer wieder Schlagzeilen. Der im Jahre 1959 geborene Athlet brach dank der von ihm angewandten Praxis 26 Weltrekorde und mehrmals den eigenen Rekord für das Eisbaden, letztmalig mit einer Stunde und 52 Minuten. Die Essenz der Wim-Hof-Methode findet sich in der aus Tibet stammenden Tummo-Atmung. Dabei wird 30- bis 40-mal tief ein- und ausgeatmet. Nach der Hyperventilation soll die Luft so lange wie möglich angehalten werden. Diese Atemtechnik kombiniert Wim Hof mit Eisbaden. In Präsenzkursen und online vermittelt er die Inhalte seiner Praxis. Ein Literatur-Review, welches sich der Wirkung hinter der Wim-Hof-Methode widmete, stellte fest, dass die Praxis Entzündungen bei gesunden und bei kranken Probanden senkt und den Adrenalinspiegel hebt. Die Effekte der Wim-Hof-Methode auf die Ausführung von kognitiven und motorischen Aufgaben und auf unterschiedliche Parameter der Lungenfunktion waren gemischt und nicht eindeutig[13]. Die Wim-Hof-Methode als Hyperventilation gilt immer mehr als gefährlich und ist zunehmend umstritten. Zeitungen berichten über mehrere Todesfälle, bei denen das Ertrinken auf die Anwendung der Wim-Hof-Atmung vor dem Schwimmen zurückgeführt wird. Im Jahre 2023 wurde Wim Hof u. a. von einem Rechtsanwalt verklagt, dessen Tochter nach der Praxis der Wim-Hof-Atmung im Swimmingpool ertrank[14]. Nach dem Stand vom März 2024 werden 32 Todesfälle mit der Praxis der Wim-Hof-Methode in Verbindung gebracht[15]. Bis zum heutigen Tag konnte Wim Hof nicht für die Todesfälle belangt werden.

2 RESILIENT(ER) DURCH ATMUNG? ATMUNG ALS CHANCE

Wie wir sehen, ist die Atmung weit mehr als nur O_2-Zufuhr. Je nachdem wie wir atmen, fördern oder gefährden wir die körperliche Gesundheit und die Resilienz. Übertreiben wir (siehe Wim-Hof, S. 25, holotropes Atmen, S. 24 und Rebirthing, S. 24), kann sogar der Tod die Folge sein. Jede kleinste Umstellung in Atemfrequenz und Tiefe verändert den sensiblen pH-Wert im arteriellen Blut und beeinflusst darüber hinaus jeden einzelnen Prozess im Körper und das Äquivalent im Geist. Es ist wichtig, sich dessen bewusst zu sein und immer verantwortungvoll, innerhalb seiner eigenen Grenzen zu praktizieren. Eine verantwortungsbewusste Atempraxis, in der die eigene Konstitution und die eigenen körperlichen und mentalen Möglichkeiten berücksichtigt werden, kann Krankheiten vorbeugen, das Altern verlangsamen und helfen, die allumfassende Gesundheit und Resilienz aufrechtzuerhalten.

2.1 Was bedeutet Resilienz?

„Du hast Macht über deinen Geist – nicht über äußere Ereignisse. Realisiere dies und du wirst Stärke finden.“ (Mark Aurel, 170–180 n. u. Z.)[16]

Der römische Kaiser und Stoiker Mark Aurel (121–180) beschreibt hier das, was wir heute als Resilienz bezeichnen. Resilient ist ein Mensch, wenn er sich trotz einschneidender Lebensereignisse und ungünstiger Lebensphasen weiterhin gut im Leben zurechtfinden und erfolgreich weiterentwickeln kann[17]. Nicht die äußeren Ereignisse bestimmen sein Leben, sondern seine geistige Haltung, das Element, das er im Gegensatz zu den „Stürmen des Lebens“ beeinflussen kann. Damit beschreibt das Zitat auch zutreffend, was Atmung kann. Sie trainiert unseren Körper und unsere psychische Widerstandsfähigkeit, die psychische Resilienz. Sind wir psychisch und körperlich resilienter, können „die Stürme des Lebens" uns weniger anhaben. Der Körper findet immer wieder schnell in den Zustand der optimalen Aktivierung zurück (siehe Abb. 1). Die zeitnahe Wiederherstellung des inneren Gleichgewichts (Homöostase, siehe S. 114) zeugt von Resilienz. Ein resilienter Mensch ist außerdem in der Lage, Krisensituationen zu durchleben, ohne in Überaktivierung und Panik (Hyperarousal) oder in Erstarrung oder Immobilisiation (Hypoarousal) zu verfallen. Er behält eher die Kontrolle über sich selbst, die eigenen Impulse und das eigene Leben.

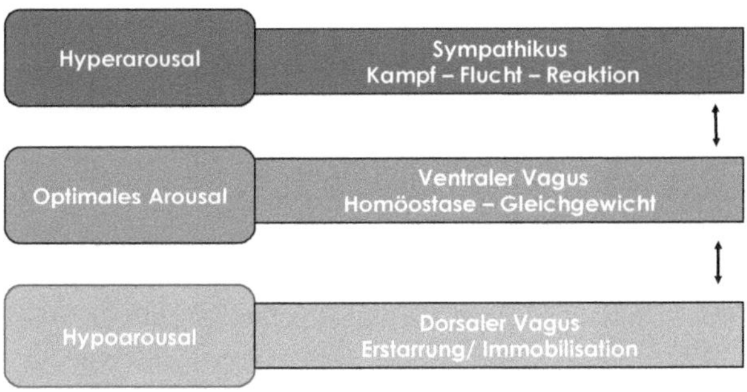

Abbildung 1: Resilienzfenster nach Mitzinger (2018)[18]

Resilienz umfasst neben psychischen Variablen die Widerstands- und Anpassungsfähigkeit aller Körpersysteme an Belastungen. Ohne dass wir uns dessen bewusst sind, analysiert unser Körper mithilfe der Sinnesorgane Sekunde für Sekunde seine Umgebung und passt seine inneren Vorgänge (Atmung, Herzschlag etc.) den äußeren Umständen an. Das Problem ist, dass die Antennen unseres Körpers, also unsere Sinne, heutzutage durch die Omnipräsenz der Medien und den Dauerstress, den viele von uns täglich erleben, bewusst und unbewusst zu viele Signale empfangen. Das Nervensystem ist durch die Informationsüberflutung überfordert, wittert eine unterschwellige Dauergefahr und bleibt daueraktiv (sympathikoton, S. 92). Über einen längeren Zeitraum sorgen solche Bedingungen für ständige Anspannung und verändern Herzschlag, Atmung, Verdauung, Blut-pH-Wert, wodurch psychisch und physisch noch mehr Dysbalance entsteht. Auf neue Belastungen reagiert der Körper dann von einem bereits erhöhten Aktivierungsniveau (Hyperarousal) aus. Er reagiert immer schneller und heftiger. Wir überreagieren wortwörtlich. Langfristig kann diese unterschwellige Daueranspannung unterschiedliche Erkrankungen des Nerven- und Herz-Kreislaufsystems nach sich ziehen und die allgemeine Resilienz schwächen. Atempraxis kann helfen, innere Anspannungen zu lösen und diversen Erkrankungen vorzubeugen.

2.2 Was hat Atmung mit Resilienz zu tun?

Eine gut funktionierende Atmung ist Voraussetzung für die psychische und körperliche Gesundheit und Resilienz[3]. Sie ist der Prozess, der über das Bewusstsein (Atemkontrolle) autonome Prozesse (Blutdruck, Neurotransmitter und Hormone etc.) beeinflussen und die allgemeine Widerstandsfähigkeit fördern kann, da sie den Körper und die Psyche verbindet. Auf neuronaler Ebene hilft eine regelmäßige Atempraxis dem Nervensystem, sich gegenüber Reizen abzugrenzen und trotz Reizüberflutung gelassen zu bleiben und nicht überzureagieren. Eine regelmäßige Atempraxis ist sogar in der Lage, die inneren Organe positiv zu beeinflussen. Deshalb ist Atemtraining immer ein Training des Körpers und des Gehirns. Wir setzen an den Strukturen im Körper an, die die innere Resilienz direkt, mechanisch (Körper) und neuronal (Gehirn und Nervensystem), beeinflussen[3]. Auf diese Weise ist es möglich, eigenständig und langfristig mittels regelmäßiger Atempraxis die eigene Widerstandsfähigkeit rein physiologisch zu erhöhen. Das Bewusstsein über die eigene Atmung und die Beobachtung, Identifizierung und Korrektur eigener defizitärer Atemformen ist folglich gesundheitsweisend.

Atempraxis fördert die körperliche und psychische Resilienz.

2.3 Wie atme ich?

Jede Zelle – im Gehirn und in der Körperperipherie – verbrennt O_2, erzeugt CO_2 und ist somit direkt von einem physiologisch korrekt ablaufenden Atemprozess abhängig. Unsere Atemfrequenz und -tiefe stehen in einem direkten Zusammenhang mit unserer Regenerationsfähigkeit, unserer Leistungsfähigkeit und unserer allgemeinen Resilienz. Leider bemerken die meisten von uns es nicht, wenn wir durch falsche Atmung tagsüber oder nachts unseren Körper gefährden. Grundlegend ist deshalb die Identifizierung der eigenen (ggf. defizitären) Atemmuster durch Atembeobachtung und die Auseinandersetzung mit den folgenden Fragen:

- Sind die oberen Atemwege (Nasengänge, Rachen, Gaumen) frei?
- Wird vorwiegend durch die Nase (intranasale Atmung) oder durch den Mund (intraorale Atmung) geatmet?
- Wie ist die Stellung der Zunge? (Die Zunge sollte entspannt am Gaumen anliegen.)
- Wird mit offenem oder geschlossenem Mund geschlafen?
- Welches Nasenloch ist auf Dauer aktiver? (Die Nasenlöcher wechseln sich in ihrer Durchlässigkeit ab.)
- Ist die Atmung angestrengt oder entspannt?
- Wird die Luft heftig beim Einatmen eingesogen? (Luftziehen)
- Ist die Atmung leise oder geräuschvoll? (Den Atem sollte man nicht hören.)
- Wie oft kommt es zu Seufzern oder zum Gähnen?
- Wie variabel ist der Atemrhythmus? (Kommt die Atmung der Belastung hinterher? Stockt die Atmung? Gibt es Atempausen?)
- Wie ist die Anspannung im Rumpf und im Brustkorb? (Starke Anspannung erhöht den Widerstand und behindert die Beweglichkeit der Wirbelsäule und die freie Atmung.)
- Ist die Atmung flach (Schlüsselbeinatmung) oder tief (Unterbauch-/Beckenatmung)?
- Sind die Schultern entspannt und bewegungslos oder bewegen sie sich auf und ab? (Die Atembewegung eines gesunden Menschen ist für Außenstehende unsichtbar.)
- Fällt es leicht oder schwer, in den Bauch zu atmen? Wie dehnbar erscheint das Atemgewebe?
- Wie ist das Gefühl im Bauch beim Ein- und Ausatmen?

Wenn Sie innerhalb Ihrer Atmung Atemmuster identifizieren, die der eigenen Gesundheit schaden, ist es wichtig diese durch regelmäßige Praxis und ggf. mit Hilfe von Atemtherapie nach und nach zu verändern.

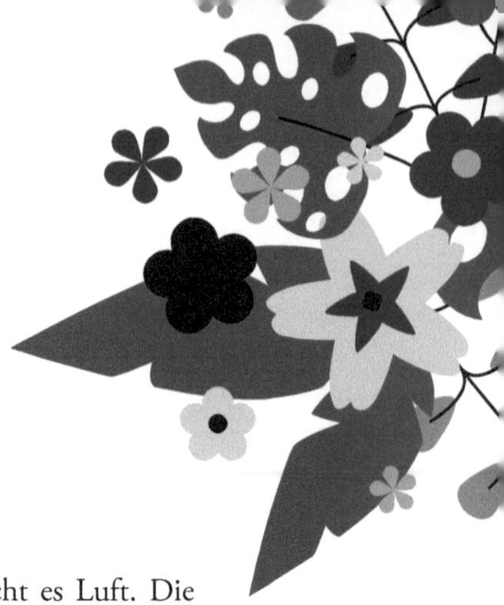

3

OHNE LUFT KEIN LEBEN!

Damit ein Lebewesen atmen kann, braucht es Luft. Die Luft füllt die gesamte Erdatmosphäre, die gasförmige Hülle, die die Erde umgibt. Sie gilt als Voraussetzung für das Leben auf diesem Planeten. Luft ist auch das Medium, das uns mit der Außenwelt verbindet, und das Element, das wir im Atemprozess durch das Ein- und Ausatmen bewegen. Tagaus, tagein strömt sie, ohne dass wir es bemerken, in unseren Körper ein und wieder aus ihm heraus. Als Element wird die Luft uns selten bewusst. Erst wenn uns Luft fehlt, wenn sie riecht oder wenn sie uns als Wind entgegenweht, dringt dieses durchsichtige, alles umgebende Element in unser Bewusstsein. Die Partikel, aus denen sich Luft zusammensetzt, sind weitestgehend unsichtbar. Wir atmen rund 78 Prozent Stickstoff (N_2) und 21 Prozent Sauerstoff (O_2) ein. Auch 0,03 Prozent Kohlendioxid (CO_2), 1 Prozent Edelgase und Wasserdampf sind in der Luft enthalten. Diese sensible Zusammensetzung und auch die Qualität der Luft, die wir täglich atmen, haben einen großen Einfluss auf unser Wohlbefinden und ermöglichen es uns überhaupt, Sauerstoff aufzunehmen. Das Gleichgewicht zwischen den Luftgasen ist für alle Körperprozesse wichtig. Pro Atemzug nehmen wir mit ca. 500 Millilitern Luft ca. 21 Prozent O_2 in uns auf. Beim Ausatmen gehen ca. 16 Prozent O_2 in die Atmosphäre zurück. An einem Tag atmen wir ca. 12.000 Liter Luft ein und aus und verbrauchen umgerechnet 2500 Liter an Sauerstoff. Das entspricht ungefähr der Menge eines Heißluftballons. Die Luft, die wir atmen, dringt tief in uns ein. Das gilt auch für verunreinigte Luft. Luftverschmutzung verschiebt das sensible Gleichgewicht zwischen den Gasen. Das Problem ist, dass sowohl jede einzelne Pflanze in der Umwelt als auch der Körper von einem konstanten Gleichgewicht zwischen den Luftgasen abhängt. Laut der Weltgesundheitsorganisation (WHO) atmet heutzutage rund 90 Prozent der

Weltbevölkerung über den Grenzwert hinaus belastete Luft ein (siehe S. 180). Neben den Gasen gelangen, ohne dass wir es merken, zahlreiche weitere Substanzen wie Krankheitserreger (Viren, Bakterien und Pilze), die Ausscheidungen der Hausstaubmilben, Pollen und Hautschuppen in unsere Lungen[19]. Atmen wir durch die Nase, können sie durch das feine Epithel, welches die Nase auskleidet (siehe S. 191), zum großen Teil abgefangen werden[20]. Atmen wir durch den Mund, erreicht die Luft ungefiltert und direkt unsere Lungen und kann diese und unseren Körper ungehindert schädigen.

Der Raum sollte vor der Atempraxis gelüftet werden.

3.1 Jede Zelle atmet

Jede einzelne Zelle in unserem Körper ist auf Sauerstoff angewiesen. Das Gas Sauerstoff wurde im 18. Jahrhundert von unterschiedlichen Chemikern unabhängig voneinander aus der Luft isoliert[21]. Um das Jahr 1774 bis 1777 erkannte Antoine Lavoisier (1743–1794), der Vater der modernen Chemie, als erster die wahre Natur von O_2 und seine Bedeutung für die menschliche Atmung und für die Zellverbrennung. Lavosier beschrieb die Atmung als einen aus zwei Stufen bestehenden Mechanismus: die Aufnahme von O_2 und die Abgabe von CO_2. Ihm haben wir das Wissen zu verdanken, dass der Mensch und das Tier Sauerstoff zum Überleben brauchen. Der Chemiker erkannte, dass bestimmte Stoffe bei der Verbrennung mit Sauerstoff reagieren und sich mit dem brennenden Material verbinden (Oxidation). Er erkannte auch, dass im Körper nichts verloren geht, nichts neu kreiert wird, sondern alles lediglich transformiert wird, also die Form verändert[22]. Das wird später im Zusammenhang mit der Gewichtskontrolle und Atmung (siehe S. 162) von Bedeutung sein. Jede einzelne Zelle atmet, da sie O_2 für die Verbrennung von Stoffen benötigt und CO_2 abgibt. Sie ist ein kleines Kraftwerk und die kleinste lebende Einheit im Organismus.

Im menschlichen Körper gibt es 200 unterschiedliche Zellarten, die ganz unterschiedliche Aufgaben erfüllen und unterschiedliches Gewebe ausbilden. Jede dieser Zellen ist auf Atmung angewiesen, um eine optimale Aufnahme und Abgabe von unterschiedlichen Substanzen zu gewährleisten. Die Atmung der Zelle wird als innere Atmung oder Gewebeatmung bezeichnet. Dieser Prozess findet in den Mitochondrien der Zellen statt. Mitochondrien sind die eigentlichen Kraftwerke im Körper. Sie koordinieren die Energieversorgung und sind gleichzeitig Träger der genetischen Information mütterlicherseits. Je nachdem, wo sie sich befinden und wie stark sie beansprucht werden, nehmen sie ein unterschiedliches Volumen an. Die hochbeanspruchten Herzzellen zum Beispiel haben ein Mitochondrienvolumen von 36 Prozent, da sie besonders schnell und effizient Energie umsetzen müssen. Zu den Zellen, die ebenfalls besonders viel Energie benötigen, zählen Muskelzellen, Sinneszellen, Eizellen und Nervenzellen.

Suzana Herculano-Houzel[23], Professorin für Neurowissenschaften an der Vanderbilt Universität in Tennessee, USA, und ihr Team haben berechnet, dass ca. eine Milliarde Nervenzellen ca. sechs Kilokalorien pro Tag brauchen. Das bedeutet, dass das Gehirn mit seinen 86 Milliarden Nervenzellen am Tag zum Denken ca. 516 Kilokalorien benötigt. Bei starker Denkleistung kann sich der Kalorienverbrauch noch erhöhen[23]. Die kleinen Kraftwerke im Gehirn arbeiten ununterbrochen. Eine gut funktionierende Denkleistung und alle anderen Gehirnfunktionen sind folglich auf korrekte Atmung funktionell angewiesen. Die Atmung sorgt dafür, dass jede einzelne Zelle in unserem Organismus optimal funktioniert. Erst dann erfüllt sie ihre Aufgabe im Zusammenspiel mit anderen Zellen.

Atempraxis fördert die Effizienz der Mitochondrien und verbessert die Zellatmung.

3.2 Ein kleiner Ausflug in die Grundlagen der Atmung

Damit der Körper als System bestmöglich versorgt ist und jede Zelle atmen kann, muss die Luft mit der Einatmung die oberen Atemwege passieren: die Nase, den Rachen (Pharynx) und den Kehlkopf (Larynx), an den die Luftröhre (Trachea) angrenzt (siehe Abb. 3., S. 35). Auf ihrem Weg in die Lungen wird die Luft erwärmt, angefeuchtet und weitestgehend von Schadstoffen gereinigt (siehe S. 191). Die Luftröhre gibt der Luft weitere Wärme, sodass sie mit ungefähr 37 °C die Lungen erreicht. Über die zwei Abzweigungen der Trachea, die Hauptbronchien, wird die Atemluft gleichmäßig an die Bronchien, an die Bronchiolen und schließlich an die 300 Millionen Lungenbläschen (Alveolen) weitergeleitet (siehe Abb. 3). In den Lungenbläschen, tief in der Lunge, findet der Gasaustausch zwischen innen (Körper) und außen (Umwelt) statt. Dort bindet der aufgenommene Sauerstoff an den Blutfarbstoff Hämoglobin, der sich in den roten Blutkörperchen (Erythrozyten) befindet. Das mit Sauerstoff angereicherte Blut fließt zum linken Vorhof und wird durch die linke Herzkammer in den Körperkreislauf gepumpt, um alle Organe und Gewebe optimal zu versorgen. Gleichzeitig wird das mit CO_2 als Abfallprodukt des Stoffwechsels angereicherte Blut über den rechten Vorhof und die rechte Herzkammer in die Lungen gepumpt und das CO_2 über die Ausatmung ausgeschieden.

3.3 Die Atem-Triade: Lunge – Herz – Gehirn

Im Atemprozess arbeiten die Lunge, das Herz und das Gehirn als eine Triade fest zusammen und senden sich unaufhörlich Informationen über den Zustand des Organismus und seine Bedürfnisse zu. Das Gehirn wird Sekunde für Sekunde neu darüber informiert, wie viel O_2 das Blut gerade bindet. Beschleunigt sich zum Beispiel unser Gang, veranlasst das Gehirn, dass gleichzeitig sowohl der Atem- als auch der Herzschlag zunehmen, da mehr O_2 benötigt wird. Afferente Fasern des Vagusnervs verbinden das Gehirn mit dem Herzen, mit der Lunge und mit dem ganzen Körper, sodass diese sich in ihrer Funktion und Interaktion miteinander gegenseitig beeinflussen[24 25]. Als afferent oder auch sensorisch werden die Fasern bezeichnet, die die Informationen sensorischer Rezeptoren der Sinnesorgane (Nase, Augen, Ohren, Haut, Geschmack und Gleichgewicht) an das zentrale Nervensystem weiterleiten, sodass wir im Verhalten entsprechend darauf reagieren können.

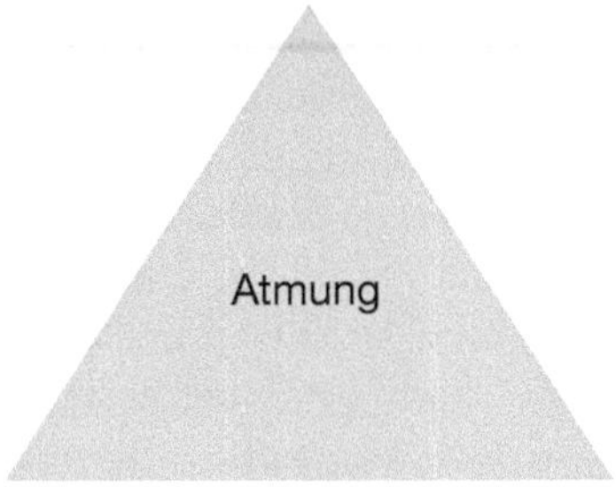

Abbildung 2: Die Atemtriade

3.3.1 Die Lunge

Die Lunge ist das wichtigste Atemorgan (siehe Abb. 3). Sie füllt den Brustkorb fast völlig aus und wird durch das Rippenfell (Pleura) begrenzt. Das Rippenfell ist mit der Thoraxwand (Brustwand) verwachsen. Zwischen der Lunge und der Thoraxwand befindet sich eine kleine Höhle, die Pleurahöhle. Sie ist ein eigenständiger, abgeschlossener Bereich, der dünn mit einer serösen Flüssigkeit gefüllt ist. Die Flüssigkeit (5 bis 15 ml) ist arm an Körperzellen und Eiweißen. Sie dient als Gleitmittel und sorgt dafür, dass die beiden Pleurablätter aneinander haften bleiben, wenn die Lunge sich beim Atmen im Brustkorb ausdehnt und zusammenzieht. In der Pleurahöhle herrscht Unterdruck, durch den die Lunge an der Thoraxwand bleibt und nicht kollabiert. Es ist so, als würde man zwei Glasscheiben leicht nass machen und aufeinanderlegen. Wer es jemals gemacht hat, weiß, dass das Auseinanderziehen nicht möglich ist. Nur eine seitliche Schiebebewegung wird zugelassen. Genauso bewegt sich unsere Lunge. Die Pleurahöhle umhüllt den linken und den rechten Lungenflügel und sorgt dafür, dass sich die Lunge im Atemzyklus den Bewegungen des Brustkorbs gleitend anpassen kann, ohne festzustecken oder kleben zu bleiben[26]. Der rechte Lungenflügel ist mit drei Lungenlappen größer als der linke mit nur zwei Lungenlappen. So kann die Lunge rechts 1500 Milliliter Luft aufnehmen im Vergleich zu 1400 Millilitern links. Der linke Lungenflügel ist kleiner, da sich das Herz in der linken Hälfte des Brustkorbs (Thorax) befindet. Damit sich die Lunge optimal zusammen- und auseinanderziehen kann, besteht sie aus besonders elastischen Faserstrukturen. Die Variabilität der Bewegung der Lunge ist für den Atemvorgang wichtig. Sie macht es möglich, dass sich die Lunge in Form und Größe den Atemanforderungen anpasst. Die Unregelmäßigkeit der Atmung steht in einem direkten Zusammenhang zu den flexiblen Bewegungen des Herzens, da beide Organe in Abhängigkeit voneinander durch das zentrale und autonome Nervensystem gesteuert werden.

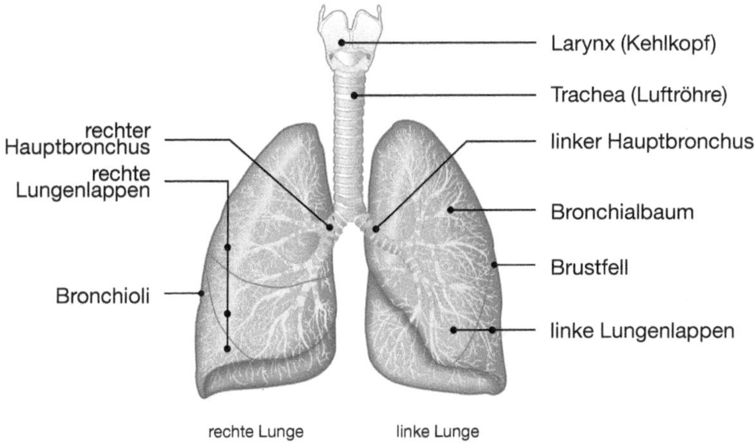

Abbildung 3: Lunge (© Axel Kock - adobestock.com)

Atempraxis fördert die elastische Faserstruktur und die Anpassungsfähigkeit der Lunge.

Die Mechanik der Atembewegung

Die Atmung ist ein komplexer Bewegungsablauf, der durch unterschiedliches Gewebe koordiniert wird. Damit der mechanische Atemvorgang richtig funktioniert, arbeiten unterschiedliche Strukturen des Brustkorbs eng zusammen: Brustkorb (Brustbein, Rippen und Wirbelsäule) und Weichstrukturen (Rippenknorpel, Zwischenrippenmuskulatur und Zwerchfell) schützen die Lunge und tragen zur Atemmechanik bei. Aus sich selbst heraus kann die Lunge keine Bewegung ausführen. Die Anspannung und Entspannung der Zwischenrippenmuskulatur (Interkostalmuskulatur) und des Zwerchfells führen die Atembewegung aus. Die Interkostalmuskulatur sorgt im Atemprozess dafür, dass sich die Position der Rippen variabel verändert. Das Zwerchfell dehnt die Lunge aus. Das Volumen des Brustkorbs, also die Menge an Luft, die der Thorax aufnehmen kann, wird dabei durch die Stellung der Rippen und durch die Position des Zwerchfells bestimmt[27]. Das Zwerchfell bewerkstelligt zwei Drittel der Atemarbeit. Bei Anstrengung oder forcierter Atmung verwendet der Körper zusätzlich unterschiedliche Atemmuskeln wie den Kopfnicker, den großen und den kleinen Brustmuskel – und beim forcierten Ausatmen auch die gesamte Bauchmuskulatur. Das Zwerchfell steht über die Zwerchfellschenkel und die Faszien (Bindegewebshüllen) mit dem großen Lendenmuskel Psoas in direkter anatomischer Verbindung. Verspannungen und Schmerzen in diesem Bereich beeinflussen die Kontraktion des Zwerchfells nachteilig und verändern die Effizienz der Atmung.

3.3.2 Das Zwerchfell

Das Zwerchfell (Diaphragma, siehe Abb. 4) ist eine flache, schirmförmige Muskelplatte, die sich zwischen dem Brust- und dem Bauchraum befindet und diese beiden Regionen voneinander trennt. Es ist zwei bis fünf Millimeter dick und der wichtigste Atemmuskel im Körper. Das Zwerchfell ist fest mit dem Rippenfell der Lunge verwachsen und spielt sowohl bei der Bauchatmung (diaphragmale Atmung, siehe S. 152) als auch bei Brustatmung (thorakale Atmung, siehe S. 146) eine wichtige Rolle. Durch die Kontraktion des Zwerchfells bei der Einatmung wird Unterdruck erzeugt. Der Unterdruck dehnt die Lunge aus und bewirkt durch dieses Auseinanderziehen, dass die Luft in die Lunge und in die Alveolen, wo der Gasaustausch stattfindet, gelangen kann. Von der Lunge aus fliesst das mit Sauerstoff angereicherte Blut zum Herzen und wird durch die linke Herzseite in den Körper gepumpt. Die Ausatmung entspannt das Zwerchfell und erzeugt Überdruck in den Atemwegen, wodurch die Luft aus den Alveolen nach Außen gepresst wird.

Die Bewegung des Zwerchfells aktiviert die inneren Organe, fördert die Darmbewegung und beeinflusst die Verdauung. Die Ausdehnung des Brustraums beim Einatmen und das „Einengen" (Vasokonstriktion) der inneren Organe durch die Größenänderung des Zwerchfells regen Blut und Lymphflüssigkeit automatisch zum Weiterfließen an. Sowohl die Aorta als auch die Hohlvene und das wichtigste Gefäß der Lymphe verlaufen durch das Zwerchfell. Verändert sich die Anspannung im Zwerchfell, verändert sich auch die Anspannung dieser Gefäße sowie der Druck, mit dem Blut oder Lymphflüssigkeit durch den Körper zirkulieren. Auf diese Weise unterstützt das Zwerchfell maßgeblich die Pumpleistung des Herzens und entlastet das venöse System. Die Bewegungen des Zwerchfells helfen das Blut und andere Körperflüssigkeiten vom und zum Herzen zu bewegen. Beide Organe stehen in einer sehr engen Beziehung zueinander. Schon in der griechischen Antike war diese Interaktion bekannt: Ab der Zeit von Hippocrates (ca. 460–370 v. u. Z.) nutzten die Ärzte das Wort Diaphragma synonym mit Verstand und Geist. Man glaubte sogar, dass nicht das Herz der Sitz der Seele sei, sondern das Zwerchfell. Ihrem Verständnis nach befanden sich die Intelligenz und Passionen im Diaphragma[28]. Vielleicht weil sich Emotionen im Bauch beispielsweise als Kribbeln spüren lassen?

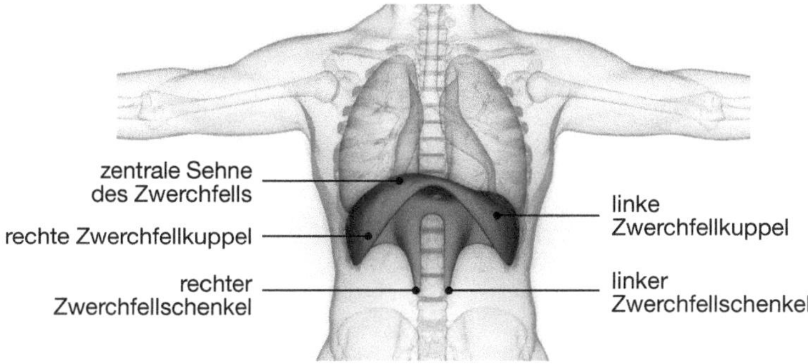

Abbildung 4: Diaphragma (© magicmine - adobestock.com)

Atempraxis verbessert die Zwerchfellmuskulatur und seine herzunterstützende Funktion.

3.3.3 *Das Herz*

Das Herz ist wohl der wichtigste Muskel innerhalb des lebenden Organismus der Säugetiere, zu denen der Mensch zählt. Als Blutpumpe befördert es rhythmisch das neue, mit Sauerstoff angereicherte Blut aus der Lunge in das Körperinnere und sorgt dafür, dass das mit CO_2 angereicherte Blut venös in die Lunge gepumpt wird, von wo aus das CO_2 über Mund oder Nase ausgestoßen werden kann. Größe und Gewicht des Herzens hängen direkt mit Geschlecht, Konstitution und Aktivitätszustand zusammen. Das erwachsene Herz wiegt zwischen 250 und 300 Gramm. Das Gewicht eines an aerobe Belastung (Ausdauerbelastung) angepassten Sportlerherzens kann bis zu 500 Gramm betragen[26].

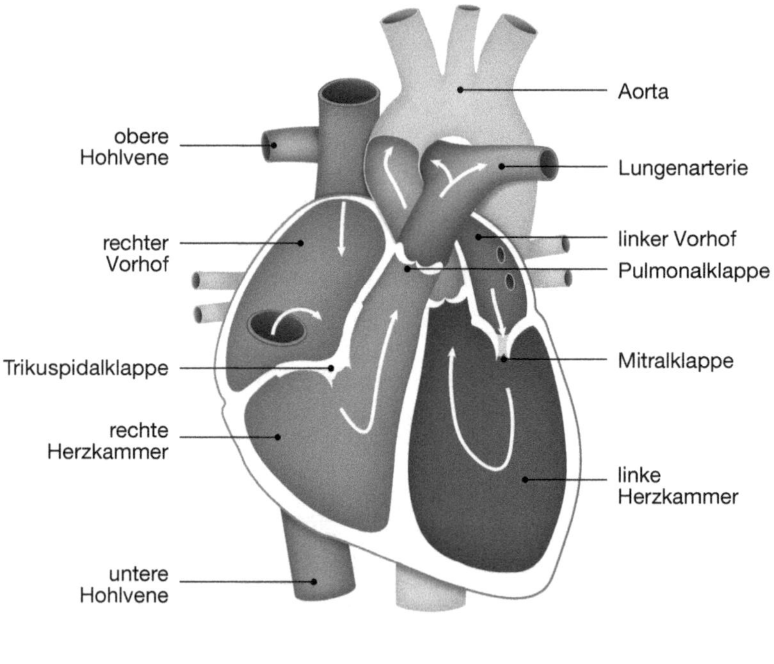

Abbildung 5: Das Herz *(© Dee-sign - adobestock.com)*

Das Herz sitzt mitten in unserem Brustkorb, was wir in der Regel nicht bemerken. Der Herzschlag wird uns erst dann bewusst, wenn wir mit einer körperlichen Erfahrung wie Laufen oder mit einer emotionalen Reaktion wie Angst konfrontiert sind. In fast allen Kulturen galt das

Herz als der Sitz der Seele. Tatsächlich reagiert das Herz auf Emotionen aller Art sowie auf Neurotransmitter und Hormone und ist so mehr oder weniger spürbar.

Das Herz ist ein Hohlmuskel. Seine Struktur unterscheidet sich von der anderer Muskelgewebearten. Die Fasern des Herzens sind kürzer und verzweigter, wodurch die elektrischen Impulse, die die Informationen vom Körper übertragen, schneller weitergeleitet werden können. So ist das gesunde Herz in der Lage, sich sehr schnell und immer der Atmung konform unterschiedlichen Anforderungen von innen und von außen anzupassen. Als Hohlmuskel besteht das Herz aus einem rechten und einem linken Bereich, die sich jeweils aus einer Kammer (Ventrikel) und einem Vorhof (Atrium) zusammensetzen (siehe Abb. 5). Ventrikel und Atrium werden durch Herzklappen getrennt. Die Herzklappen zwischen den Herzkammern und den abgehenden Gefäßen helfen, den Blutfluss zu regulieren[29]. Die linke Herzkammer ist größer als die rechte, da sie das mit Sauerstoff angereicherte Blut aus der Lunge in die Körperperipherie pumpt und somit eine größere Pumpleistung aufbringen muss.

4

DIE BEDEUTUNG DER ATMUNG FÜR DAS HERZ

Das Herz wird wie die Lunge durch das autonome Nervensystem (siehe S. 88) und durch das kardiovaskuläre Zentrum (Herz-Kreislauf-Zentrum) in der Medulla Oblongata, dem verlängerten Mark des Hirnstamms, reguliert. Unentwegt misst das Herz-Kreislauf-Zentrum über diverse Rezeptoren den Zustand des Körpers und analysiert die empfangenen sensorischen Informationen aus der Körperperipherie. Durch Propriozeption nimmt es zum Beispiel die Position und Lage des Körpers im Raum wahr.

Über Chemorezeptoren erfasst es die chemische Zusammensetzung des Blutes und über verschiedene Barorezeptoren (Pressrezeptoren) den Zustand und die Aktivität des Herzens. Sowohl die venösen als auch die arteriellen Barorezeproren reagieren auf Veränderung der Atemfrequenz und -tiefe. Venöse Barorezeptoren befinden sich in den großen Körpervenen und im rechten Vorhof des Herzens. Sie werden als Dehnungsrezeptoren bezeichnet und dienen in erster Linie der Regulierung des Blutvolumens. Die arteriellen Barorezeptoren haben im Aortenbogen und im Sinus Caroticus ihren Sitz. Der Sinus Caroticus, eine Ausbuchtung an der Schlagader im Halsbereich, gehört dem Barorezeptorenreflex an. Dieser Schutzmechanismus ist grundlegend an der Blutdruckregulation beteiligt und soll gewährleisten, dass das Herz und das Gehirn immer konstant mit Blut versorgt werden. Die Barorezeptoren reagieren auf Druckveränderungen in der Hauptschlagader, wie sie zum Beispiel bei akutem Stress auftreten, und auf Veränderungen in der Atemfrequenz und -tiefe. Die Informationen aus den Barorezeptoren gelangen über den Nervus vagus und den Nervus glossopharyngeus (Zungen-Rachen-Nerv) zum Hirnstamm, wo sie im Hirnnervkern (Nucleus tractus solitarii) ausgewertet werden und die entsprechende körperliche Reaktion verursachen. Je nachdem, ob wir liegen, sitzen, stehen, gehen oder laufen, verändern sich die inneren Parameter, wie zum Beispiel der O_2/CO_2-Gehalt des Blutes, und damit auch der Herzschlag. Ein gesundes Herz, das gleichmäßig durch den Sympathikus (Stress) und durch den Parasympathikus (Entspannung) gesteuert wird, schlägt ca. 75-mal pro Minute. Es ist in der Lage, diese Frequenz flexibel an unterschiedliche Faktoren und Situationen anzupassen. Diese Anpassungsfähigkeit an Belastung sagt aus, wie resilient das Herz ist. Die Resilienz des Herzens wiederum sagt aus, wie resilient der Körper ist[25].

Bewusste Atmung verbessert die Anpassungsfähigkeit des Herzens an Belastung.

4.1 Wie die Atmung den Herzschlag beeinflusst

Die Atmung und der Herzschlag hängen direkt zusammen: Wir atmen frische Luft ein, die dann durch den Herzschlag in den Körper gepumpt wird.

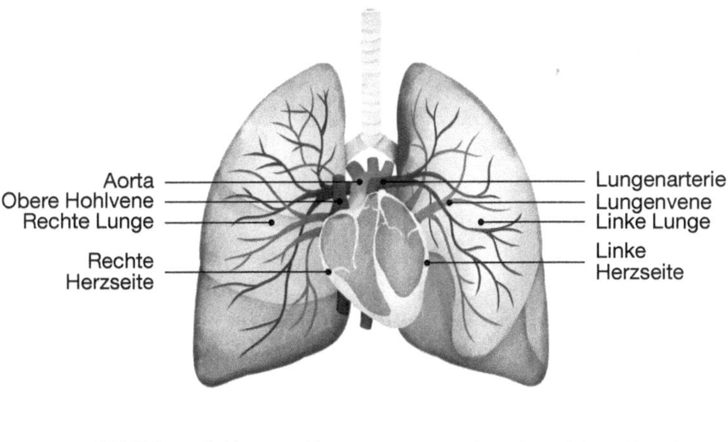

Abbildung 6: Herz und Lunge *(© nagamushi studio - adobestock.com)*

Wir atmen verbrauchte Luft aus, die dann durch das Herz wieder zurück in die Lungen gelangt und in die Atmosphäre ausgestoßen wird. Die Schwingungen, die das Herz durch den Herzschlag erzeugt, hängen unmittelbar mit spezifischen Atemfrequenzen zusammen. Je nach Atmung verändert unser Herz seine Art zu schlagen. Je nach Herzschlag verändern wir unsere Art zu atmen. Dass beide Prozesse, sowohl Atmung als auch Herzschlag, synchron arbeiten und sich gegenseitig abstimmen, hat erstmalig Rev. Steven Hales (1733) beobachtet[30]. Im Jahre 1927 haben Forscher herausgefunden, dass die Herzfrequenz beim Einatmen steigt und beim Ausatmen wieder sinkt[31]. Seitdem ist die Synchronisierung von Atmung und Herz unter dem Namen respiratorische Sinusarrhythmie (RSA) bekannt. Ähnlich der Herzratenvariabilität gibt sie Auskunft über den Zustand des Körpers und ist Bestandteil zahlreicher Untersuchungen an gesunden und kranken Menschen.

Der Atemrhythmus bestimmt den Herzschlag.
Der Herzschlag verändert den Atemrhythmus.

4.1.1 Atem und Herz im Dialog: die respiratorische Sinusarrhythmie

Die rhythmische Verlangsamung oder Beschleunigung des Herzschlages (RSA) hängt direkt mit dem Atemrhythmus zusammen. Sie ist das Abbild der atemabhängigen Interaktion von Sympathikus, Parasympathikus und mechanischen Faktoren[32]. Mit jeder Ausatmung hemmt der Nervus vagus den Herzschlag. Mit der motorisch aktiven Einatmung nimmt der parasympathische Einfluss ab und der Herzschlag beschleunigt sich[33]. Das geschieht im Atemzyklus mit jedem Ein- und Ausatmen. Die respiratorische Sinusarrhythmie spiegelt die Effizienz des Nervus vagus am Sinusknoten wider. Der Sinusknoten ist der Schrittmacher des Herzens, der die elektrischen Impulse des Herzschlags erzeugt. Er befindet sich im rechten Vorhof und ist direkt mit dem ventralen Bereich des Vagusnervs (siehe S. 104) verbunden. Zusammen mit dem Atrioventrikularknoten (AV-Knoten), der elektrischen Schaltzentrale und dem Notfallschrittmacher des Herzens, sorgt der Sinusknoten dafür, dass elektrische Signale am Herzen korrekt weitergeleitet werden. Im Ruhezustand dominiert der Vagusnerv die Schrittmacher-

aktivität des Herzens. Im Zustand der Aktivität übernimmt der Sympathikus die Kontrolle. Würde der Sympathikus nicht durch den Nervus vagus gehemmt werden, würde sein Einfluss auf den Sinusknoten ca. 107 Schläge pro Minute bei 20-Jährigen betragen. Der sympathische Einfluss auf das Herz nimmt mit dem Alter ab. Bei 50-Jährigen beträgt der Sinusrhythmus nur noch ca. 90 Schläge pro Minute.
Durch die Kontrolle des Vagus kann der Einfluss des Sinusknotens gehemmt werden, sodass der Herzschlag um ca. 20 bis 30 Schläge abnimmt. Im medizinischen Extremfall kann das Herz sogar ganz aufhören zu schlagen (Herzstillstand), wenn beide Vagus Fortsätze (siehe S. 102) gleichzeitig sehr stark erregt werden und so den Atrioventrikularknoten blockieren[34]. In einem solchen Fall kann der AV-Knoten , der über spezielle Zellen verfügt, die notfalls elektrische Signale erzeugen können um die Frequenz des Herzens aufrechtzuerhalten, seine Notfallschrittmacher Funktion nicht mehr erfüllen. Das Herz bleibt kurzzeitig stehen.

Im Normalfall schützt der Vagusnerv das Herz. Gleichzeitig ist er sehr empfindlich gegenüber psychischen Stressoren. Bereits negative Gedanken und Gefühle (Sorgen, Angst, Wut etc.) schwächen den hemmenden Vagus-Einfluss und beeinflussen direkt die respiratorische Sinusarrhythmie negativ: Die Atem- und die Herzrate nehmen zu[35]. Dagegen können fokussierte Aufmerksamkeit, einhergehend mit verlängerter Nasenatmung, die RSA positiv beeinflussen und die Herzratenvariabilität normalisieren[36].

Bewusste Atmung verbessert die Übertragung der elektrischen Erregung am Herzen und verstärkt den Vagus-Einfluss am Sinusknoten.

4.1.2 Ein resilientes Herz: die Herzratenvariabilität

Das Wissen über die Bedeutung des Herzschlags ist nicht neu. Die früheste schriftliche Darstellung der Herzratenvariabilität (HRV) kommt aus der griechischen Antike. Der griechische Arzt und Wissenschaftler Herophilos aus Alexandria (325–255 v. u. Z.) publizierte mindestens neun Schriften mit seinen Erkenntnissen über den Puls. Die Messungen zur Pulsbestimmung führte er mithilfe einer Wasseruhr durch[30]. Auch innerhalb der chinesischen Medizin ist seit langem bekannt, dass der Puls als die spürbare Wirkung des Herzschlags im Körper Auskunft darüber gibt, wie es dem Körper gesundheitlich geht. Im 3. Jahrhundert nach unserer Zeitrechnung analysierte der chinesische Arzt Wang Shu-He den Puls und fasste in seinen Schriften „Mai Ching" zusammen: „Wenn der Herzschlag so regelmäßig wie das Klopfen des Spechts oder das Tröpfeln des Regens auf dem Dach wird, wird der Patient innerhalb von vier Tagen sterben." Die Lehre über den Puls hat seit der Antike über die Renaissance und das Mittelalter bis ins 21. Jahrhundert nicht an Bedeutung verloren. Im Jahr 1963 beschrieben die Wissenschaftler E. H. Hon und S. T. Lee die klinische Bedeutung der variablen Intervalle zwischen den Herzschlägen. Sie stellten fest, dass sich vorgeburtlicher, fetaler Stress in den Intervallen zwischen den Herzschlägen ablesen lässt, bevor Veränderungen in der Herzfrequenz auftreten[37]. Vorgeburtlicher Stress und sein Einfluss auf das Herz können zum Kindstod führen. Seit dieser Erkenntnis ist die Erfassung des Herzschlages bei Ungeborenen ein klinischer Standard[30].

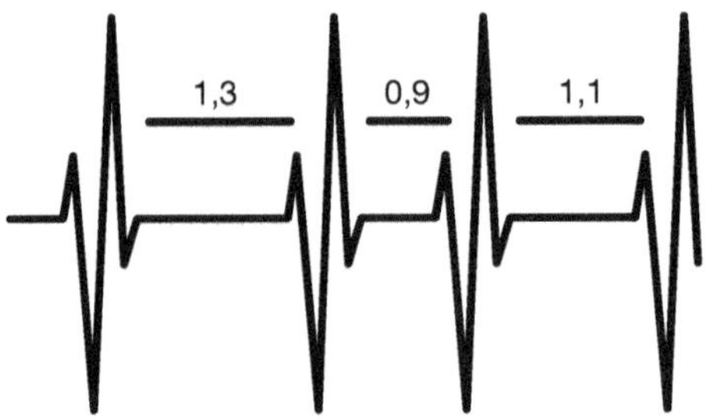

Abbildung 7: Herzschlag eines gesunden Herzens

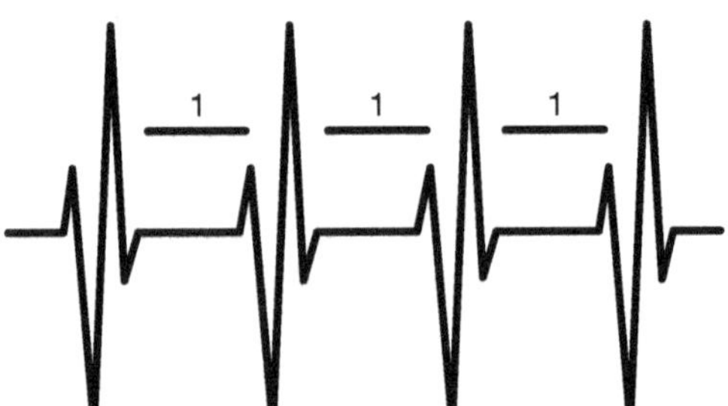

Abbildung 8: Herzschlag eines ungesunden Herzens

Die Herzratenvariabilität gibt Auskunft über die Fähigkeit unseres Herzens, auf unterschiedliche unvorhersehbare Situationen und Reize (Stress) durch Variabilität im Herzschlag zu reagieren. Es gilt dabei: je flexibler der Herzschlag, umso gesünder ist der Organismus[32]. Stellen wir uns einen Baum im Sturm vor. Starker Wind wirft ihn hin und her. Nur ein Baum, der flexibel reagieren kann, keinen Widerstand leistet, sondern sich den höheren Kräften beugt, kann bestehen. Die anderen brechen oder werden entwurzelt. Ist der Sturm vorbei, steht der Baum wieder gerade da. Er hat sich der Windbelastung ausgesetzt, angepasst und diese überstanden. Genauso ist es mit dem Herzen. Der Herzschlag eines gesunden Menschen variiert. Das bedeutet, dass die Herzschläge nicht in einem konstanten Abstand aufeinander folgen, sondern in unterschiedlichen Intervallen. Es gilt: je höher die Varianz dieser Intervalle (je unterschiedlicher die Dauer), umso höher ist die Herzratenvariabilität (HRV) und umso gesünder der Mensch. Die HRV betrifft auch die Zeit, die das Herz braucht, um sich nach Stress wieder zu erholen und in seinen Normalzustand zu gelangen. Ein gesundes Herz kommt wie ein biegsamer Baum schnell wieder zur Ruhe, da es variabel agieren und reagieren kann. Die Abbildung 8 zeigt ein Herz, das nicht variabel reagiert. Der Herzschlag ist starr und gleichmäßig. Hier liegt eine geringe HRV, also eine geringe Anpassungsfähigkeit des Herzens vor. Die Abbildung 7 zeigt den Herzschlag eines gesunden Menschen. Die Zeit zwischen den einzelnen Herzschlägen verändert sich ständig. Das gilt auch, wenn der Puls relativ regelmäßig ist. Die Variabilität zwischen den Herzschlägen lässt auf die Interaktion zwischen dem Herzen, dem Gehirn und den Dynamiken des autonomen Nervensystems schließen und weist ggf. auf Erkrankungen hin[38]. Sie spiegelt wider, wie gut das Nervensystem das Herz in Abhängigkeit von der Umwelt steuern kann. Sie gibt aber auch Auskunft über die Fähigkeit des Herzens, sich selbst zu regulieren (autonome kardiale Regulationsfähigkeit), und rückwirkend über den Zustand des autonomen Nervensystems.

❧

Die HRV ist kein starres Konstrukt. Sie ist das Resultat der Interaktion aller Regulierungssysteme im Körper (Atmung, Verdauung, Sinneswahrnehmung etc.) und ihrer Anpassung an Herausforderungen[34 38]. Eine hohe HRV repräsentiert eine gute Anpassung (siehe Abb. 7) und steht für Herzgesundheit und Resilienz. Eine niedrige HRV bedeutet eine schlechtere Anpassung und gilt als Begleiter zahlreicher physischer, neurologischer und psychischer Erkrankungen[32] (siehe Abb. 8). Ist die HRV niedrig, bedeutet es auch, dass der Vagusnerv, der für die Hemmung des Herzschlags zuständig ist, die inneren Prozesse nicht mehr ausreichend kontrollieren kann[25]. Auch negative Gedanken und die damit einhergehenden Emotionen reduzieren die HRV[35]. Über die Macht der Gedanken und die Frage, wie man mithilfe der Atmung lernen kann, sie besser wahrzunehmen und zu kontrollieren, werden wir im Verlauf des Buches in unterschiedlichen Kontexten sprechen. Eine erniedrigte HRV, einhergehend mit schneller flacher Atmung im Alltag, gilt als Indiz für körperliche und psychische Störungen und posttraumatische Belastungsstörungen[39]. Es ist mittlerweile gut untersucht, dass eine bewusste Veränderung der Atmung das Gehirn beruhigt und die HRV positiv beeinflusst[24]. Je nachdem, wie wir atmen, können wir unserem Herzen und so unserem ganzen Körper helfen, resilienter zu werden oder resilient zu bleiben.

Bewusste Atmung fördert die Herzratenvariabilität.

4.1.3 Eine resiliente Lunge: die Atemratenvariabilität

Nicht nur der Herzschlag hat in unserem Körper Aussagekraft. Weniger populär, aber nicht weniger aussagekräftig sind die variablen Bewegungen unserer Atmung. Entsprechend der HRV beschreibt die Atemratenvariabilität (ARV) die Fähigkeit der Atmung, in Abstimmung mit dem Herzen flexibel auf unvorhersehbare Situationen zu reagieren[40]. Der Verlauf der Atmung zeigt eine ähnliche Anpassung an Belastungen wie das Herz. Beide Systeme haben ein „Steady state", in dem die Herzfrequenz und die Sauerstoffaufnahme auch unter Belastung stabil bleiben. Im Sport ist es der Punkt der optimalen Wirkung der Atmung (POW), der über den Blut-pH-Wert die Anpassung des Körpers an Belastung widerspiegelt[41,42]. Wie die HRV gibt auch die ARV Auskunft über den Zustand des autonomen Nervensystems[41 43]. Die Analyse der ARV kann dazu beitragen, gesundheitsschädigende Atemmuster aufzudecken und aktiv durch Atempraxis zu verändern. Eine langfristige positive Veränderung in der ARV fördert direkt den O_2/CO_2-Stoffwechsel und alle grundlegenden Funktionen des Organismus[44].

In neuerer Zeit wurde beobachtet, dass sich die Herz- und die Atembewegungen bidirektional beeinflussen: die Herzratenvariabilität nimmt zu, wenn die Atemrate (AR) abnimmt[45]. Das bedeutet, dass sich das Herz bei langsamer, tiefer Atmung besser und variabler an Anforderungen anpassen kann. Die beste Atemfrequenz für unser Herz und die höchste HRV sind bei ca. vier Atemzügen pro Minute messbar (siehe S. 153). Daran sieht man schon, dass wir alle im Alltag mit 12 bis 18 Atemzügen pro Minute viel zu schnell atmen. Die HRV nimmt ab, wenn die Atem-Rate zunimmt. Das heißt: je schneller wir atmen, desto niedriger ist auf Dauer die HRV und damit die Anpassungsfähigkeit unseres Herzens[46, 47]. Das Herz kann bei langsamer Atmung viel effizienter arbeiten. Eine schnelle und flache Atmung korreliert direkt mit Sympathikus-Aktivierung (Stressreaktion, siehe S. 92), einer Erhöhung der Herzrate und einer unregelmäßigen Atmung[48]. Eine gute Synchronisierung von Atmung und Herz steht für ein gut funktionierendes autonomes Nervensystem und Parasympathikus-Dominanz: Der Körper und der Geist befinden sich „in Ruhe“[46]. Die kardio-respiratorische Synchronisierung beeinflusst auch unsere Emotionen positiv, da sie die Amygdala, die die Stressreaktionen einleitet, unsensibler macht. Ihre Überaktivierung steht mit psychischen Störungen und emotionaler Instabilität in Verbindung[33].

Je niedriger die Atemrate,
umso höher die Herzratenvariabilität.

4.2 Neurokardiale Interaktion: die Verbindung zwischen Herz und Gehirn

Das Herz ist enger an das Gehirn geknüpft als ursprünglich gedacht. Je nach Herzschlag empfängt das Gehirn unterschiedliche Signale, die stimulierend und fördernd oder hemmend und einschränkend auf unser Wahrnehmen, Denken, Fühlen und Verhalten wirken können. Die direkte Verbindung von Herz und Verstand wurde bereits vor 150

Jahren an der Pariser Sorbonne durch den französischen Wissenschaftler, Physiologen und Arzt Claude Bernard (1813–1878) untersucht und ist seitdem Gegenstand der Forschung. Die Stärke der Verbindung zwischen Herz und Gehirn lässt sich aus der Herzratenvariabilität (HRV) ableiten. Im Gehirn ist die Aktivität des Herzens über die Herzschlag-evozierten Potenziale repräsentiert. Herzschlag-evozierte Potenziale (HEPs) zeigen speziell im Elektroenzephalogramm (EEG, erfasst die elektrische Aktivität im Gehirn) und im Elektrokardiogramm (EKG, erfasst die elektrische Aktivität des Herzens) die messbare Verbindung zwischen Herz und Gehirn an. So beeinflussen negative Gedanken und Emotionen nicht nur die Frequenzbereiche der HRV, sondern sofort die HEPs und unsere Gehirnprozesse. Das Herz reagiert auf unterschiedliche Emotionen mit unterschiedlichen HEPs. Besonders negative Emotionen scheinen die HEPs im Gehirn und unsere Reaktionen ungünstig zu verändern. So wird es uns zum Beispiel schwerfallen, unter starker Angst, begleitet von einem schnellen Herzschlag, schwere kognitive Aufgaben zu meistern, da diese emotionale Reaktion, wenn zu stark ausgeprägt, die kognitive Leistung einschränkt. Es scheint ferner so zu sein, dass die HRV die Stärke der HEPs modifiziert[36]. Das bedeutet, dass sich die HEPs normalisieren, wenn die Herzratenvariabilität zunimmt. Atmung beeinflusst die HRV positiv. Wenn wir nun beginnen, täglich bewusste Atmung zu praktizieren, wird sich diese Praxis auf die HRV positiv auswirken und diese erhöhen. Verbessert sich die HRV, wird sich das auch in den HEPs in unserem Gehirn widerspiegeln. Das Gehirn kann sich zusammen mit dem Herzen beruhigen.

Tiefe bewusste Atmung stärkt die bidirektionale Beziehung zwischen Herz und Gehirn.

4.3 Das Gedächtnis des Herzens: wie das Herz Erfahrungen speichert

Das Herz hat ein Gedächtnis. Es kann Informationen kurz- und langfristig speichern. Emotional intensive Momente und ihre Ursachen werden durch unser Herz niemals vergessen. So lernt das Herz zum Beispiel, dass sich Umarmungen gut anfühlen. Genauso lernt es, dass Abwertungen Stress erzeugen. All das verdankt unser Herz seinem intrinsischen Herznervensystem. Dieses Nervensystem des Herzens, also sein Gedächtnis, kann sich an Druck, Rhythmus, Herzrate und humorale Faktoren erinnern. Humorale Faktoren bilden den Gegensatz zu zellulären Faktoren, die an die Funktion der einzelnen Zelle geknüpft sind.

Als humoral werden Substanzen bezeichnet, die in Körperflüssigkeiten wie Blut, Lymph- oder Gewebeflüssigkeiten gelöst werden können. Dazu gehören zum Beispiel Antikörper, Zytokine (Botenstoffe in Körper) und Peptide (Aminosäuren), die die Aktivität des Immunsystems und Entzündungsprozesse beeinflussen, aber auch hormonelle Faktoren, die zum Beispiel auf die Blutgerinnung einwirken. Das Herz kann sich an diese Schwankungen „erinnern" und mit einer Änderung der Herzfrequenz antworten[49]. Als angenehm oder unangenehm gespeicherte Situationen werden unterhalb der Bewusstseinsschwelle erkannt und von einem entsprechenden Herzschlag begleitet. Das Herznervensystem ist auch grundlegend an der Ausführung kognitiver und motorischer Aufgaben beteiligt. Vom Herzen aus kann es die Aktivität der präfrontalen Bereiche (siehe S. 67) und des Motorkortex im Gehirn stimulieren und psychologische Faktoren wie unsere Fähigkeit zur Aufmerksamkeit, Motivation, die Sensibilität unserer Sinnesorgane, den Umgang mit Emotionen und Bewegung beeinflussen[38]. Ein gesundes Herz ist somit grundlegend für das Gehirn und für die physische und psychische Leistungsfähigkeit[38].

Tiefe bewusste Atmung fördert die Herzgesundheit.

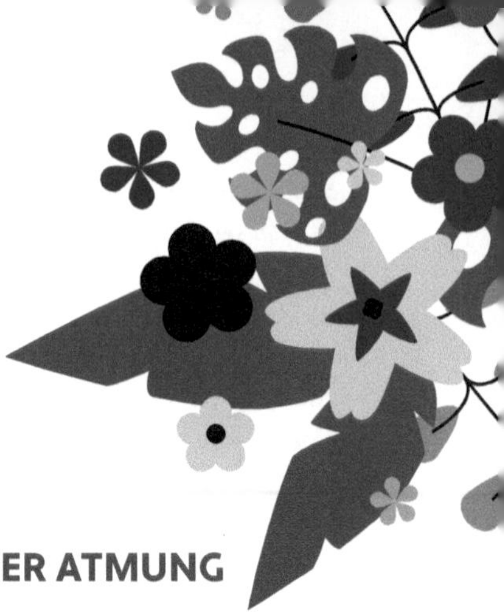

5

DAS GEHIRN IM ATEMPROZESS:

NEURONALE GRUNDLAGEN DER ATMUNG

Das menschliche Gehirn ist noch nicht vollständig erforscht und ein höchst kompliziertes Organ. Es ist an nahezu allen Vorgängen im menschlichen Körper beteiligt und erhält diesen am Leben. Es steuert nicht nur den Herzschlag, die Atmung und den Blutdruck, sondern bestimmt auch unser Hunger- und unser Durstgefühl, überwacht den Schlafrhythmus und unseren Geschlechtstrieb. Das Gehirn verarbeitet unsere Wahrnehmungen aus der Außen- und Innenwelt, macht uns lernfähig, steuert maßgeblich unsere emotionalen Reaktionen und Gedanken, formt Erinnerungen und beeinflusst unser Verhalten. Und: das Gehirn ermöglicht die Atmung.

Sowohl die Lunge als auch das Herz werden von uralten Zentren im Gehirn gesteuert, die für die überlebenswichtigen Funktionen Atmung, Kreislauf und Verdauung verantwortlich sind und dem zentralen Nervensystem (Gehirn und Rückenmark) angehören. Neue Messmethoden wie die funktionelle Magnetresonanztomographie (fMRT) konnten aufzeigen, dass die Atemsteuerung keineswegs auf das Atemzentrum im Hirnstamm begrenzt ist. Die Magnetresonanztomographie erfasst die Veränderungen im Sauerstoffgehalt des Blutes. Mit der Zunahme der Aktivität in einem bestimmten Gehirnareal steigt dort auch der Sauerstoffverbrauch und verursacht messbare Veränderungen im Magnetfeld. Ein starkes Magnetfeld und entsprechend intensive Radiofrequenzwellen machen es möglich, die innere Struktur des Gehirns und des Körpers wahrzunehmen. Dank der fMRT wissen wir heute, dass limbische Strukturen, das Zwischenhirn (Diencephalon), das Striatum und der Kortex ebenfalls maßgeblich den Atemprozess mitgestalten.

Trotz immer detaillierterer Forschungsarbeiten über das menschliche Gehirn und seine Funktionen sind seine immense Komplexität und somit auch die Vielschichtigkeit der menschlichen Psyche bis heute nur unzureichend erfasst. Die modellhaften Erklärungsbemühungen der modernen Neurowissenschaften geben nur ansatzweise wieder, wie dieses erstaunliche Organ durch alltägliche Erfahrungen unser Denken, Fühlen und Handeln und somit unser tägliches Leben bestimmt. Auch die exakte Wirkung der Atmung auf die hirninternen Strukturen lässt sich trotz zahlreicher, zunehmend komplexer wissenschaftlicher Untersuchungen bis heute nur teilweise begreifen. Fest steht jedoch, dass bewusste Nasenatmung (siehe S. 133) nicht nur die allgemeine Lebensqualität verbessert, sondern entscheidend dazu beitragen kann, die Funktionen des Gehirns und Nervensystems zu verändern und die körperliche und psychische Gesundheit zu fördern[3].

5.1 Die Gehirnhemisphären

Unser Gehirn ist ein paariges Organ. Es gehört dem zentralen Nervensystem (ZNS, siehe S. 85) an und wird durch das autonome Nervensystem (ANS, siehe S. 88) gesteuert. Das Gehirn besteht aus zwei Gehirnhälften, den Hemisphären, die gleichartig aufgebaut sind und die Funktionen des menschlichen Körpers und Verstandes koordinieren. Seit Guido Gainotti, der italienische Neuropsychologe und Verfechter der Theorie des „dualen Gehirns", in den 1970er-Jahren die Hemisphärenforschung revolutionierte, besteht weitestgehend Übereinstimmung darüber, dass sich die rechte und linke Hemisphäre funktional voneinander unterscheiden. Die rechte Hemisphäre steuert die Funktionen der linken Körperhälfte und umgekehrt. Das gilt auch für die Atmung durch das rechte bzw. linke Nasenloch (siehe S. 199). Beide Hemisphären verarbeiten kognitive und emotionale Inhalte anders[50]. Gainotti ist es zu verdanken, dass die Kontrolle des emotionalen Verhaltens bis heute weitestgehend der rechten Hemisphäre zugeordnet werden kann[51 52 53].

Die Vermutung, dass die rechte Hemisphäre für die Verarbeitung von Emotionen zuständig ist, wurde aus Untersuchungen an Menschen, die eine Hirnverletzung erlitten hatten, abgeleitet. So führten beispielsweise rechtsseitige Hirnverletzungen bei den Betroffenen zu Schwierigkeiten, Gefühle im Gesicht ihres Gegenübers wahrzunehmen und zu benennen. Ferner wurde festgestellt, dass die rechte Hemisphäre die Informationen unterschiedlicher Sinnesorgane aufnimmt und zu einem Gesamteindruck verknüpft. So entsteht aus einzelnen sensorischen Informationen wie Geruch, Geräusch, äußerer Erscheinung, stofflicher Beschaffenheit, Körperlage, Bewegung im Raum und dem dazugehörenden Gefühl der Gesamteindruck einer Situation. Aufgrund ihrer Fähigkeit, einzelne Bestandteile zu einem Ganzen zu verknüpfen, wird die rechte Hemisphäre mit Eigenschaften wie Kreativität und Intuition in Verbindung gebracht[54]. Auch das musische Verständnis soll in der rechten Hemisphäre verankert sein[55]. Die genannten Aspekte sind dabei weder an zeitliche Vorgaben gebunden, noch verbal zugänglich[56]. Die rechte Hemisphäre erkennt vor allem Muster und Zusammenhänge und arbeitet nicht linear und zeitlich strukturiert. Sind wir etwa mit einem bestimmten emotionalen Gesichtsausdruck wie zum Beispiel Wut konfrontiert, erfasst die rechte Gehirnhälfte den Gesamteindruck, anstatt einzelne Merkmale, wie die Anspannung bestimmter Gesichtsmuskeln oder die Reihenfolge der Augenbewegungen, zu analysieren. Sie ist verbal nicht zugänglich, da das Sprachzentrum in der linken Hemisphäre verankert ist. Ein Beispiel ist die Schwierigkeit zu beschreiben, was wir exakt fühlen. Emotionen sind nicht direkt in Sprache umzusetzen und somit schwer zu verbalisieren. Ein weiteres Beispiel ist das automatische Dekodieren nonverbaler Informationen wie Mimik, Gestik und Körpersprache. Aufgrund der genannten Aspekte wird die rechte Hemisphäre auch als zeitlos und nonverbal bezeichnet.

Bei Menschen, die unter Depressionen leiden, konnte eine erhöhte Aktivität des rechten präfrontalen Bereiches aufgezeigt werden. Das rechte Frontalhirn wird mit einer negativen Grundstimmung und emotionalen Schwierigkeiten in Verbindung gebracht[57]. Die Aktivierung der rechten Gehirnhälfte wird ferner von der Aktivierung des Sympathikus begleitet, wenn intensive Emotionen und Stressreize verarbeitet werden. Angst oder Aufregung, aber auch Wut oder Freude gehen mit der Aktivierung der rechten Hemisphäre und des sympathischen Pfades des autonomen Nervensystems einher.

Im Gegensatz zur rechten Hemisphäre, welche emotionale und kreative Abläufe koordinieren soll, werden der linken Gehirnhälfte vorwiegend rationale und analytische Funktionen zugeschrieben. Logik, Sprache, Mathematik, Lesen, Schreiben, Wahrnehmung von Mustern, Urteile (z. B soziale Rangstellung), zeitliche Orientierung (Vergangenheit, Gegenwart und Zukunft) sollen demnach vor allem durch Netzwerke in der linken Hemisphäre verarbeitet werden[58]. Und auch die positive Grundstimmung scheint in der linken Hemisphäre verankert zu sein. Außerdem konnte nachgewiesen werden, dass die Aktivierung der linken Hemisphäre mit der Aktivierung des parasympathischen Zweiges des vegetativen Nervensystems einhergeht, die rechte Hemisphäre hingegen vor allem sympathisch gesteuert wird[58 59]. Dieses Wissen nutzen wir später in der Praxis.

Richard Davidson, Professor für Psychiatrie und Psychologie an der Universität Wisconsin, hat gezeigt, dass eine erhöhte Aktivität im linken Frontalhirn zu einer positiven Grundstimmung, einer erhöhten Aufmerksamkeit und einer besseren Fähigkeit, Emotionen zu regulieren, führt. Er konnte ferner nachweisen, dass die Aktivierung dieses Bereiches zu positiven Emotionen und einer Stärkung des Immunsystem beiträgt[60]. Wir können den linken präfrontalen Kortex stimulieren, wenn wir durch das rechte Nasenloch ein- und ausatmen (siehe S. 200). Je nachdem, über welches Nasenloch wir atmen, verändert sich die Sauerstoffsättigung im entgegengesetzten Bereich des Frontalhirns[61] (siehe Tabelle 8, S. 198). Die Atmung durch das linke Nasenloch (siehe S. 205) entzieht dem rechten präfrontalen Kortex (PFK) Sauerstoff, wodurch dieser inaktiver wird. Gemütsschwankungen, die u.a. durch die Überaktivität des rechten präfrontalen Kortex entstehen, können so abnehmen. Die Atmung durch das rechte Nasenloch (siehe S. 200) fördert die Sauerstoffsättigung und die Durchblutung der linken Hemisphäre[63] (siehe Tabelle 8, S. 198). Da diese Gehirnhälfte auch mit positiven Emotionen in Verbindung steht, kann die Atmung durch das rechte Nasenloch genutzt werden, um die Stimmung zu heben. Je nachdem, ob wir die Atmung durch das rechte bzw. linke Nasenloch praktizieren, können wir uns beruhigen oder anregen und unserem Gehirn helfen, angepasster zu reagieren.

Durch Atempraxis kann aktiv auf die Durchblutung und Sauerstoffsättigung der rechten oder linken Hemisphäre Einfluss genommen werden.

5.2 Die drei Schichten des Gehirns

Das Gehirn ist eine komplizierte Einheit unterschiedlicher Funktionsbereiche. Eine vereinfachte Darstellung ermöglicht seine Gliederung in drei Schichten nach MacLean:[62 63]

1. den Hirnstamm (das Reptiliengehirn),
2. den limbischen Lappen (das limbische System) und
3. den Neokortex (den multisensorischen und motorischen Teil der Großhirnrinde).

Alle drei Bereiche stammen aus verschiedenen Phasen der Evolution und bewältigen unterschiedliche Aufgaben im Organismus (siehe Abb. 9).

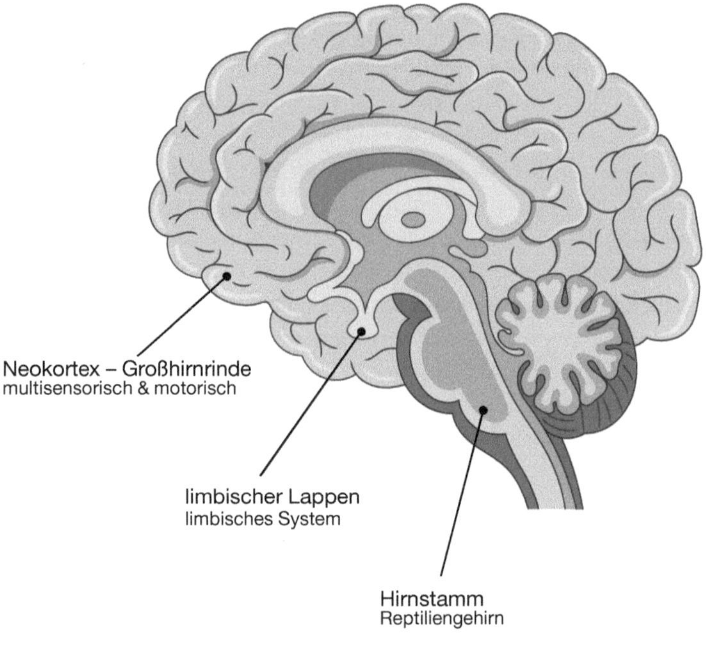

Abbildung 9: Die drei Schichten des Gehirns
(© Oleksandr Pokusai – adobestock.com)

5.2.1 Hirnstamm: das ursprüngliche Gehirn

Die evolutionsgeschichtlich älteste Hirnstruktur ist der Hirnstamm, auch das Reptiliengehirn genannt (siehe Abb. 9). Er enthält die phylogenetisch ältesten Strukturen, die Hirnnerven, und ist für die überlebenswichtigen Körperfunktionen wie Atmung, Regulation des Herzschlages, Nahrungsaufnahme und Darmtätigkeit zuständig. Er steuert unsere Reflexe, wie zum Beispiel das Schlucken, Husten und Erbrechen, und lässt eine willkürliche, bewusste Beeinflussung dieser Körpertätigkeiten nicht zu. Der Hirnstamm veranlasst auch die Schreckreaktion bei vermuteter oder tatsächlicher Gefahr, indem Adrenalin freigesetzt wird. Infolgedessen nimmt der Herzschlag zu, sodass die Energiereserven, die für eine Flucht oder für einen Kampf notwendig sind, bereitgestellt werden können.

Dieser älteste Gehirnteil findet sich in allen Wirbeltiergehirnen. Im Hirnstamm werden alle wichtigen Informationen aus dem Körper gesammelt, interpretiert und von dort aus gelangen sie wieder in den Körper. Dort lösen sie eine dem Reiz angemessene biochemische Reaktion aus, die von einem bestimmten Verhalten begleitet wird[64]. Zum Beispiel weichen wir zurück, wenn wir eine Kreuzotter vor uns auf dem Wanderweg erblicken. Hier reagiert vor allem der sehr alte Teil des Gehirns in uns. Für Logik und Denken bleibt keine Zeit. Das Überleben steht für den Körper an allererster Stelle, seit er als Reptil auf der Erde unterwegs war und weder Denken noch Fühlen zur Verfügung standen. Auch für die Atmung ist das Denken nicht notwendig. Die Strukturen des Atemzentrums und der Pons (siehe Abb. 10), welche die Atmung als die wichtigste Vitalfunktion und den ältesten Reflex steuern, sind tief in der Medulla Oblongata im Hirnstamm verankert.

Die Funktionen des Hirnstamms sind nicht willentlich veränderbar, aber über den Einfluss der Atempraxis auf autonome Prozesse modifizierbar.

Pons: die Brücke

Die Brücke (Pons) enthält sowohl Zellen des Hirnstamms als auch unterschiedliche Kernstrukturen, die den Schlafzyklus steuern und die Motorik regulieren. Im Pons befindet sich auch ein Bereich des Atemzentrums, wodurch dieser im Atemprozess bei der Entstehung des Atemrhythmus eine Rolle spielt. Die Brücke leitet sensorische Informationen vom inneren Gehörgang und vom Gesicht an das Kleinhirn, wodurch es zum Beispiel zu einem Gesichtsausdruck durch die Anspannung der Gesichtsmuskeln kommt. Er ist wichtig für die Informationsweiterleitung und -verarbeitung zwischen dem peripheren Nervensystem und dem Gehirn, sodass sich elementare Körperprozesse wie Atmung, Herzschlag etc. an die äußeren Anforderungen anpassen können.

Das Atemzentrum

Der wichtigste Koordinator der Atmung ist das Atemzentrum. Im Gegensatz zum Herzen kann die Lunge nicht aus sich selbst heraus einen spontanen Rhythmus erzeugen. Der Atemrhythmus wird durch das Atemzentrum erzeugt, das im verlängerten Mark (der Medulla Oblongata) und der Brücke (Pons) des Hirnstamms liegt (siehe Abb. 10). Im verlängerten Mark befinden sich auch die Reflexzentren für Nies-, Husten-, Schluck-, Brech- und Saugreflexe[65]. In Abhängigkeit von physiologischen und Umweltfaktoren koordiniert der Organismus vom Atemzentrum aus jeden Atemzug, der dann durch einen neuronalen Impuls vom Gehirn zu den Atemmuskeln ausgelöst wird. Sowohl die willkürlichen als auch die unwillkürlichen Atemprozesse werden innerhalb des Hirnstamms verarbeitet. Das Atemzentrum kann in unterschiedliche Bereiche unterteilt werden, die alle dem zentralen Nervensystem unterliegen und anatomisch und funktional unmittelbar miteinander verbunden sind[66]. Das Atemzentrum reagiert direkt auf Emotionen aller Art. Es steht somit in unmittelbarer Verbindung mit limbischen Strukturen, die die emotionale Reaktion steuern.

Das Atemzentrum reagiert auf körperliche oder psychische Veränderungen mit einer Anpassung des Atemrhythmus.

5.2.2 Der limbische Lappen: das limbische System

Der Begriff „limbischer Lappen“ wurde das erste Mal im Jahre 1878 von Paul Broca verwendet und später anatomisch als das limbische System kategorisiert. Das limbische System umfasst unterschiedliche Strukturen des Großhirns (Telencephalon) und des Zwischenhirns (Diencephalon), die verschiedene Vorgänge im Gehirn und im Körper steuern[67]. Dazu gehören die Amygdala, der Thalamus, der Hypothalamus, der cinguläre Kortex, der Fronix (ein Nervenbündel, das die Strukturen des limbischen Systems verbindet) und das Septum pellucidum, welches für die Wahrnehmung von Belohnung und die Verarbeitung von positiven Emotionen verantwortlich ist. Das limbische System ist vor allem an der Verarbeitung affektiver Reize wie zum Beispiel Gefahrensignale beteiligt und hilft, eingehende sensorische Informationen einzuordnen. Sensorische Informationen sind Informationen, die durch die Sinnesorgane Augen, Ohren, Nase, Mund (Geschmack), Haut und den Gleichgewichtssinn vermittelt werden. Je nachdem, welche Reize durch unsere Sinnesorgane verarbeitet werden, entsteht eine andere Körperempfindung und eine andere Emotion. Das limbische System hilft bei der Eingliederung dieser Informationen in das Gedächtnis. Ferner reguliert das limbische System physiologische Reaktionen wie Kreislauf, Körpertemperatur, Flüssigkeits- und Nahrungsaufnahme. Es ist für die Verarbeitung von Emotionen zuständig und steuert die drei großen Motivations- und Gefühlssysteme: Balance (Ruhe und Sicherheit), Dominanz (Durchsetzung) und Stimulanz (Individualität). Das Balance-System ist an den Parasympathikus geknüpft und für die Ruhe, Stabilität und Sicherheit zuständig. Es ist wichtig für unsere Stressbewältigung und spielt eine große Rolle bei der Wiederherstellung und Aufrechterhaltung der inneren Homöostase. Das Dominanz-System spiegelt unser Streben nach Macht und Kontrolle wider. Es zeugt von Selbstbehauptung und Durchsetzungskraft und ist wichtig für den Wettbewerb. Es steht in einem direkten Zusammenhang zur Dopamin- und Serotoninausschüttung (Tabelle 2, siehe S. 76) sowie zu den körperinternen Belohnungsmechanismen. Es wird aktiv, wenn wir Erfolge feiern und positive soziale Erfahrungen machen. Das Stimulanz-System verkörpert die Suche des Menschen nach neuen Erfahrungen und steht für Neugier und für die Verwirklichung der individuellen Ziele. Es repräsentiert die Entwicklung der eigenen Identität und hilft über das Dopamin Herausforderungen zu meistern und neue Lösungsstrategien zu finden[68 69]. Solange die Strukturen des limbischen Systems angebracht auf Reize reagieren, funktionieren die Konstrukte Emotion und Kognition. Weisen limbische Strukturen eine Hyper- oder Hyposensibilität (Resilienzfenster, siehe S. 27) auf, kommt dies in unterschiedlichen affektiven Störungen wie zum Beispiel Depressionen oder Angststörungen zum Ausdruck.

Auch am Atemvorgang ist das limbische System beteiligt. Zusammen mit dem Zwischenhirn, bestehend aus Thalamus und Hypothalamus, dem Striatum, welches im inneren Teil des Großhirns im Bereich der Basalganglien verankert ist (zuständig für die Hemmung von Bewegungsabläufen), und dem Kortex, der äußeren Schicht des Gehirns (zuständig für höhere geistige Funktionen), gestaltet es maßgeblich den Atemprozess (siehe Abb. 10). Unterschiedliche Emotionen spiegeln sich deshalb immer sofort auch im Atemverhalten wider.

Starke Emotionen verändern die Atmung in Frequenz und Tiefe.

Das Konzept des limbischen Systems, insbesondere das Modell des limbischen Systems als ein primäres Zentrum der Entstehung und der Regulation von Emotionen, wie es Paul MacLean in den 1950er-Jahren vorgestellt hat, wurde im Laufe der Zeit zunehmend kritisiert[64 70]. Neuere Untersuchungen konnten zeigen, dass das limbische System lediglich bestimmte Aspekte der Emotionsverarbeitung steuert. Das Emotionserleben ist vielmehr das Ergebnis eines komplexen Zusammenspiels unterschiedlicher Netzwerke und Gehirnstrukturen, zu denen auch Hirnregionen wie Teile des Frontallappens (präfrontaler Kortex), die Amygdala, der Hippocampus, die Basalganglien, der Thalamus und der Hypothalamus gehören[71 72]. Um später die Wirkung der Atmung auf das Gehirn erklären zu können, werden in den nächsten Kapiteln vor allem die Funktionen der Amygdala, des Hippocampus, des Thalamus, des Hypothalamus, der Insula sowie des cingulären und des anterioren cingulären Kortex beschrieben.

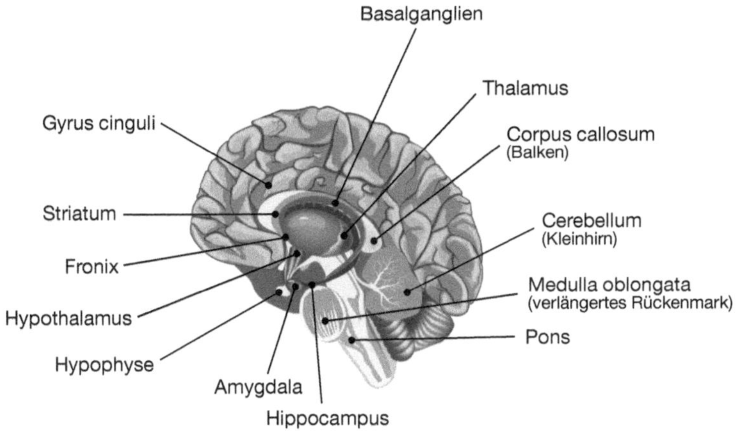

Abbildung 10: Limbisches System und angrenzende Hirnstrukturen
(© Anshuman Rath - adobestock.com)

Das limbische System kann durch Nasenatmung aktiv beeinflusst werden. Die Atmung durch die Nase verursacht Schwingungen im ganzen Gehirn und erreicht kortikale und subkortikale Hirnstrukturen. Die aktive und bewusste Regulierung der Atmung wird durch den Kortex koordiniert. Die Amygdala und der Hypothalamus sind vorwiegend für die Anpassung der Atmung an emotionale Zustände wie Stress, Angst, Trauer, Wut oder Ekel zuständig[71 72].

Bewusste Nasenatmung fördert die Funktion limbischer Strukturen.

Amygdala

Die Amygdala (Mandelkern) ist im Zusammenhang mit Emotionen der wichtigste Teil des limbischen Systems. Sie besteht aus zwei mandelförmigen Lappen, die sowohl in der linken als auch in der rechten Hemisphäre verankert sind. Durch die enge Verknüpfung mit dem Hirnstamm reguliert sie die Zusammenführung von emotionalem und autonomem (also sich der bewussten Kontrolle entziehendem) Verhalten, wie zum Beispiel das Empfinden von Aggression und Lust. So verursacht die Amygdala zum Beispiel das Gefühl, dass uns „das Herz stehen bleibt", wenn wir Angst haben. Ihre Aktivierung führt dazu, dass bei Gefahr Adrenalin ausgeschüttet wird und unser Körper genug Kraft mobilisieren kann, um uns zu schützen. Sie hilft uns auch, die Emotionen des Gegenübers zu erkennen und auf diese zu reagieren[73]. Zudem wird ihr eine wichtige Funktion innerhalb komplexer Vorgänge wie der Regulation des Wachheitsgrades und der Aufmerksamkeit, der Prägung von Verhalten, dem Lernen, dem Gedächtnis, der Empfindung von Emotionen und der Regulation autonomer und endokriner (hormoneller) lebenserhaltender Prozesse zugeschrieben[74 75]. Über ihre Verknüpfung zum Hippocampus spielt die Amygdala eine wichtige Rolle bei der Speicherung emotional intensiver Inhalte, die später in ähnlichen Situationen wieder abgerufen werden können[76]. So ermöglicht uns die Amygdala, bestimmte Geräusche, Gerüche, Bilder und körperliche Empfindungen mit spezifischen, bereits erlebten Situationen in Bezug zu bringen (Konditionierung).

Eine regelmäßige achtsame Praxis der Atmung führt dazu, dass die graue Substanz um die Amygdala abnimmt[77]. Die graue Substanz enthält hauptsächlich Zellkörper. Nimmt die Anzahl der Zellkörper um die Amygdala ab, sind weniger Neurone vorhanden, um den Mandelkern zu aktivieren. Die positive Folge dieser anatomischen Strukturänderung ist, dass wir mit zunehmender Atempraxis weniger sensibel auf unwichtige emotionale Reize reagieren und leichter einen kühlen Kopf bewahren können. Es wird angenommen, dass unterschiedliche Atemformen, wie die langsame, tiefe interozeptive Atmung (z. B. Resonanzatmung, siehe S. 165), und unterschiedliche Formen der Meditation, zum Beispiel die Atembeobachtung (siehe S. 133), die Erregung und Depolarisation in der Amygdala hemmen und die Aktivität im Hippocampus (siehe S. 61) und Thalamus (siehe S. 62) reduzieren[47 48]. Die Depolarisation der Amygdala ist ein Prozess, bei dem sich das elektrische Membranpotenzial der Nervenzellen der Amygdala verändert. Die Zellen werden aktiver und die Signalübertragung und die Emotion nimmt zu. Wird diese Erregung durch Atempraxis gehemmt und die Amygdala inaktiver, nimmt die Intensität der emotionalen Erfahrung ab und die begleitenden Gedanken lassen sich besser kontrollieren[58 78].

Achtsamkeitsbasierte Atempraxis desensibilisiert die Amygdala und fördert die emotionale Kontrolle.

Hippocampus

Der Hippocampus ist die älteste Hirnstruktur. Er ist ein paariges Organ in der Form eines Seepferdchens (siehe Abb. 10), das ebenfalls in beiden Hemisphären zu finden ist. Zusammen mit der Amygdala gehört der Hippocampus zu den Hirnstrukturen, die sowohl für Emotionen als auch für die Erinnerung an Emotionen zuständig sind und die niemals vergessen. Alle lebensgeschichtlichen Erfahrungen werden im Hippocampus gespeichert, womit er wesentlich für das Lernen neuer Inhalte ist. Die Strukturen des Hippocampus sind plastisch, vom Lebensstil abhängig und bis ins hohe Alter veränderbar[79].

Innerhalb des limbischen Systems ist der Hippocampus nicht nur für das Lernen neuer Inhalte und das Gedächtnis wesentlich, sondern auch für die Motivation und die Gemütserregung[80]. Wir haben es dem Hippocampus zu verdanken, dass die positiven Erfahrungen in der Atempraxis uns mit jeder Wiederholung mehr und mehr zur Praxis motivieren. Ist die im Hippocampus gespeicherte Situation „Atempraxis" mit angenehmen und wohltuenden emotionalen Erfahrungen verknüpft, werden die Hirnbereiche aktiviert, die dafür sorgen, dass unser Körper entsprechende Botenstoffe aussendet, die uns entspannen und uns Glück verspüren lassen. Die Aktivierung dieser Bereiche stärkt sie in ihrer Funktion. Der Hippocampus speichert also die neue, positive emotionale und körperliche Erfahrung „Atempraxis" und fördert gleichzeitig die Motivation zur Praxis. Vermutlich ersetzt die Wiederholung der neuen Erfahrung bestehende, destruktive neuronale Schaltkreise durch neue neuronale Verbindungen

Diesen Umbau können wir durch Nasenatmung unterstützen. Nasenatmung stimuliert in Mäusen und vermutlich auch in Menschen die Nervenzellen um den Hippocampus und fördert ihre neurokognitive Funktion[81]. Eine regelmäßige Atempraxis senkt auch eine Überaktivität des Hippocampus und führt dazu, dass weniger Cortisol ins Blut gerät: Die Stressreaktion (siehe S. 92) fällt weniger intensiv aus. Eine Überaktivität des Hippocampus steht in einer direkten Verbindung zum Nicht-loslassen-Wollen alter Erinnerungen und zu unerwünschten Gedankenkreisen, begleitet von entsprechenden Emotionen[82] [83]. Mit der Abnahme der Überaktivität im Hippocampus lassen auch Erinnerungen an traumatische Erlebnisse nach. Menschen, die eine geringere Hippocampusaktivität in Krisensituationen aufweisen, können flexibler auf die unerwünschten Ereignisse reagieren und verstricken sich seltener in negativen Gedankenkreisen[83]. Ihr Nervensystem ist resilienter. Ein gut funktionierender Hippocampus fördert folglich das Wohlbefinden, emotionale Stabilität und Gedankenkontrolle, aber vor allem das Gedächtnis – auch im Alter.

Nasenatmung stimuliert die Zellen um den Hippocampus und verbessert seine Funktion und die Gedächtnisleistung.

Thalamus: das Tor zum Bewusstsein

Ebenso wie die Amygdala und der Hippocampus ist auch der Thalamus ein paariges Organ, welches sich sowohl auf der rechten als auch auf der linken Seite im Zentrum des Gehirns befindet. Seine Hauptaufgabe besteht darin, sensorische Botschaften zu empfangen, zu sortieren und zu entscheiden, welche der eingehenden Informationen im Augenblick für den Organismus so wichtig sind, dass sie ins Bewusstsein gelangen, d. h. zur Großhirnrinde und zum Hypothalamus weitergeleitet werden sollen. Er wird deshalb auch als das „Tor zum Bewusstsein“ bezeichnet. Der Thalamus ist direkt in den Atemprozess involviert, da er über die Atmung direkt mit dem Geruchssinn verbunden ist. Wird der motorische Bereich des Thalamus künstlich stimuliert, führt das zum Empfinden von Lufthunger[84]. Durch achtsame Atempraxis als eine angenehme körperliche Erfahrung wird der Thalamus langfristig für angenehme Reize wie körperliches Wohlbefinden, innere Ruhe, Zufriedenheit etc. sensibilisiert[85].

Insbesondere die interozeptive, meditativ ausgeführte Atempraxis fördert den Blutfluss zum rechten Thalamus und erhöht die Dichte der grauen Substanz in diesem Bereich und die Filterfunktion für positive Erfahrungen[86]. Die Zunahme der grauen Substanz im rechten Thalamus wird mit einer besseren Fähigkeit zur Emotionsregulation und mit Resilienz in Verbindung gebracht. Ist der Thalamus hingegen hyperaktiv, können Aufmerksamkeitsstörungen, emotionale Instabilität und gestörte Impulskontrolle die Folgen sein. In diesem Falle reduzieren spezifische Atempraktiken die Aktivität im Thalamus und verbessern Kognition und emotionale Stabilität[87]. Die Reduktion der Aktivität im Thalamus fördert, durch die Abnahme der sensorischen Überlastung, den inneren Fokus und die

Produktivität[88]. Da der Thalamus direkt mit der Amygdala verknüpft ist (siehe Abb. 10), verbessert die Abnahme der Aktivität in diesem Bereich die Filterfunktion für emotionale Reize, die Emotionsregulation und die Fähigkeit, starke Impulse zu kontrollieren[89]. Auch die Schlafqualität nimmt mit der Abnahme der Aktivität im Thalamus zu. Hat der Thalamus aufgrund früherer Erfahrungen entschieden, dass auf eine eingehende Information reagiert werden muss (bewusst oder unbewusst), kommt der Hypothalamus ins Spiel.

Achtsame Atempraxis sensibilisiert den Thalamus für angenehme, positive Reize.

Hypothalamus

Der Hypothalamus aktiviert die Hypophyse (Hormondrüse, siehe Abb. 10) und verursacht so die Ausschüttung unterschiedlicher Hormone. Er ist die Steuerungszentrale des autonomen Nervensystems und kontrolliert sowohl den Biorhythmus als auch motivationale und emotionale Verhaltensweisen[90]. Der Hypothalamus veranlasst, dass beispielsweise bei Stress die Adrenalinproduktion in den Nebennieren angeregt wird. Andererseits ist der Hypothalamus in der Lage, über die Aktivität der Hypophyse und die Ausschüttung von Glückshormonen für Emotionen wie Freude, Liebe, Mitgefühl und Zufriedenheit zu sorgen.

Innerhalb der Atmung ist der Hypothalamus an der Aufrechterhaltung der Grundventilation (Atemgrundversorgung) beteiligt. Er reagiert extrem sensibel auf O_2/CO_2-Schwankungen und bewirkt, dass sich bei Hypoxie (verminderter Sauerstoffgehalt im Blut) und Hyperkapnie (erhöhter Kohlendioxidgehalt im Blut) die Atmung verändert. Die Atemgrundversorgung bei Schlaf und bei Stress wird ebenfalls vom Hypothalamus gesteuert, damit die wichtigste Vitalfunktion, die Atmung, immer aufrechterhalten bleibt. Wie genau der zelluläre und molekulare Mechanismus funktioniert, der dem zugrunde liegt, muss noch erforscht werden.

Bewusste Atmung beeinflusst auf direktem Wege den Hypothalamus und die Ausschüttung diverser Neurotransmitter und Hormone.

Gyrus Cinguli: Cingulärer Kortex

Der cinguläre Kortex befindet sich in der medialen Region des Gehirns (siehe Abb. 10). Funktionell lässt sich dieser Bereich ebenfalls dem limbischen System zuordnen. Er ist für die Entstehung und Verarbeitung von Emotionen zuständig und an Lern- und Gedächtnisprozessen beteiligt[91]. Zusammen mit der Insula und dem ventromedialen präfrontalen Kortex reguliert Gyrus cinguli die Atemwahrnehmung und die kognitive Atemkontrolle, wie zum Beispiel das Ausüben einer neuen Atemtechnik[92]. Atempraxis, insbesondere eine Reduktion der Atmung durch tiefe langsame Ein- und Ausatmung verändert die Struktur des cingulären Kortex und stärkt seine Kapazität, emotionale Reaktionen zu regulieren[91].

Der cinguläre Kortex ist an der bewussten Kontrolle der Atmung beteiligt.

Der anteriore cinguläre Kortex (ACC)

Der anteriore cinguläre Kortex ist ein Bereich des cingulären Kortex (siehe Abb. 10). Er befindet sich im Stirnbereich hinter dem Frontallappen des Gehirns und ist ein wichtiger Teil des limbischen Systems. Der ACC regelt vor allem die Verbindung emotionaler und kognitiver Funktionen und ist dafür verantwortlich, wie das Denken und Fühlen zusammengeführt werden[93]. Der ACC kann in eine affektive und eine kognitive Region unterteilt werden. Der Bereich, der unsere affektiven Handlungen steuert, steht in direkter Beziehung zur Amygdala, zum Thalamus und zum Striatum. Er regelt unser emotionales Lernen und unsere Gefühlsentwicklung und hilft uns, weniger impulsiv zu handeln. Der für die Kognition zuständige Bereich des ACC ist direkt mit dem Motorkortex und dem präfrontalen Kortex verbunden. Dieser Bereich ist insbesondere für Motorik, Aufmerksamkeit und Schmerzwahrnehmung verantwortlich und regelt auch rationale Vorgänge wie die Entscheidungsfindung[93].

Der anteriore cinguläre Kortex ist in die Atemkontrolle involviert. Er reagiert zum Beispiel auf die CO_2-Veränderungen bei einer Hyperkapnie mit einer Aktivitätsveränderung[94]. Daraus lässt sich schließen, dass der ACC auch auf aktiv veranlasste Atemübungen der Hyperkapnie und Hypoxie mit Aktivitätsänderungen reagiert, die genutzt werden können, um seine Funktion zu trainieren. Eine interozeptive Atembeobachtung zum Beispiel während der Atemmeditation verändert die Aktivität im ACC, der sich so beruhigt. Gleichzeitig verbessert sich durch Atembeobachtung die Anknüpfung des ACC an das Aufmerksamkeitsnetzwerk[95], welches so stimuliert werden kann. Das Aufmerksamkeitsnetzwerk besteht aus unterschiedlichen Gehirnstrukturen, welche die Regulation der Aufmerksamkeit und den Fokus koordinieren. Es sorgt dafür, dass wir aus einer Vielzahl von Reizen die auswählen, die für die gegenwärtige Situation wichtig sind, und die unrelevanten Reize ausblenden[96]. Der ACC bildet die Schaltstelle zwischen unterschiedlichen Aufmerksamkeitsleistungen und Prozessen. Strukturelle Veränderungen des ACC stehen folglich mit unterschiedlichen psychiatrischen Erkrankungen in Verbindung[97]. Zu diesen gehören Verhaltensauffälligkeiten wie Apathie (Teilnahmslosigkeit), Aufmerksamkeitsstörungen, Dysregulation autonomer Funktionen und emotionale Instabilität[98]. Ein gut funktionierender ACC ist somit entscheidend für die psychische Gesundheit. Atempraxis kann dafür sorgen, dass der ACC optimal funktioniert. Menschen, die meditieren, sind flexibler in ihren Entscheidungen, kontrollieren ihre Emotionen besser und haben eher die Fähigkeit, sich anzupassen und neue konstruktive Lösungsstrategien zu entwickeln[98 99].

Bewusste Atmung fördert die Struktur und Funktion des anterioren cingulären Kortex und die allgemeine psychische Gesundheit.

Der Versuch, die einzelnen Funktionsbereiche des limbischen Systems darzustellen, macht deutlich, wie komplex seine Funktionsweisen und seine Mitbeteiligung an zahlreichen hirninternen Prozessen ist[100]. Es steuert nicht nur die emotionsgebundenen Vorgänge im Körper, sondern ist durch seine enge Verbindung zum präfrontalen Kortex auch an der Steuerung aller Verhaltens- und Denkprozesse beteiligt. Durch die enge Verknüpfung der limbischen mit den präfrontalen Arealen bestimmt das limbische System weitestgehend die Vorgänge in der Großhirnrinde: also das, was wir fühlen, und die Gedanken, die wir in Abhängigkeit von den

Gefühlen denken[1]. Zusammenfassend kann gesagt werden, dass Verstand und Vernunft sich nach dem richten, was das limbische System ihnen vorgibt. Die Emotion steuert folglich rein physiologisch, was wir denken, wie wir uns entscheiden und sogar wie wir atmen. Und vor allem verändert eine Emotion unser körperliches Erleben. Die körperlichen Empfindungen werden u. a. von der Insula kontrolliert.

Bewusste Atmung unterstützt das limbische System darin, psychische und körperliche Impulse zu kontrollieren.

Insula

Die Inselrinde (Insula) gehört dem paralimbischen Kortex an, der eng an das limbische System gebunden ist. Sie steht in einer direkten Beziehung zum cingulären Kortex und zur Amygdala und spielt für die Fähigkeit zur Wahrnehmung innerer Körperzustände, also der Interozeption (siehe S. 114) eine große Rolle. Die Funktionen des insulären Kortex sind noch nicht völlig entschlüsselt. Es ist bekannt, dass die Insula an der Verarbeitung unbewusster Körperempfindungen wie den Geschmacks- und Geruchsreizen beteiligt ist. Auch die emotionale Bewertung von Schmerz wird der Insula zugeschrieben. Der insuläre Kortex zählt anatomisch zum Neokortex (siehe Abb. 9). Die Anbindung der Insula an höhere Strukturen führt zur bewussten Geschmacks- und Duftwahrnehmung, die sich aus der Aktivität der Insula ablesen lässt.

Zusammen mit dem cingulären Kortex ist die Insula an der Atemsteuerung beteiligt. Auch innerhalb der bewussten Atemkontrolle spielt die Insula eine Rolle. Zusammen mit dem Hirnstamm, dem Mittelhirn und dem Kortex koordiniert sie die bewusste Atemsteuerung und kann über die Atmung stimuliert werden[101].

Die bewusste Atmung stimuliert die Insula und fördert die interozeptive Wahrnehmung.

5.2.3 *Kortex cerebri (die Großhirnrinde)*

Die Großhirnrinde gilt als der Sitz des Bewusstseins und des Gedächtnisses. Sie bildet die äußere Schicht des Gehirns und setzt sich zu 90 Prozent aus dem evolutionsgeschichtlich jüngeren Neokortex zusammen. Die Großhirnrinde besteht aus vier Lappen: dem Stirn- bzw. Frontallappen, dem Scheitel- bzw. Parietallappen, dem Schläfen- bzw. Okzipitallappen und dem Hinterhaupts- bzw. Temporallappen. Alle diese Bereiche übernehmen unterschiedliche Aufgaben der Informationsverarbeitung. Sie erhalten Meldungen der Sinnesorgane und ermöglichen die Wahrnehmung, die Bewegung, die Verknüpfung von Informationen (Assoziation), das Denken und den Sprachgebrauch. Für die Atmung als Prozess ist der Stirnlappen (Frontallappen) von besonderer Bedeutung. Im Stirnlappen befinden sich der Motorkortex, der das Bewegungsverhalten und die ebenfalls dazu zählenden mechanischen Atembewegungen steuert, und der präfrontale Kortex.

Jede Atempraxis beeinflusst anders die Durchblutung und Funktion der Kortexrinde.

Präfrontaler Kortex (PFK)

Der präfrontale Kortex (PFK, siehe Abb. 10) ist der Bereich der Großhirnrinde, der die exekutiven Funktionen bestimmt. Exekutive Funktionen sind geistige Funktionen, durch die wir unser Verhalten in Abhängigkeit von den Umweltbedingungen steuern (siehe Tabelle 1). Sie sind im Alltag von großer Bedeutung, da sie uns helfen, kleine und große Ziele zu erreichen. Wenn die exekutiven Funktionen nicht zur Genüge ausgeprägt sind, können die alltäglichen Aufgaben nur mit Mühe erledigt werden. Der Kortex koordiniert alle kognitiven Prozesse und gilt so als Sitz des Bewusstseins. Dieser Bereich des Gehirns profitiert besonders von bewusster Atempraxis, da interozeptiv praktizierte, bewusste Atmung maßgeblich die Strukturen des PFK fördert[3]. Durch eine regelmäßige, konzentrierte Übung nimmt die graue Substanz in diesem Bereich zu. Schon die Intention zur Praxis fördert die kortikale Aktivität. Eine Zunahme der grauen Substanz um den PFK bedeutet, dass er sich in seiner Funktion durch die Zunahme der Nervenzellen und ihrer Axone verbessert. Axone sind die langen dünnen Fortsätze der Nervenzellen (Nervenzelle, siehe Abb. 11). Sie leiten die elektrischen Signale einer Nervenzelle zu anderen Neuronen und sind entscheidend für die Kommunikation im Nervensystem. Ist das Gehirn besser vernetzt, wirkt sich das auf unsere Aufmerksamkeit, auf die exekutiven Funktionen und auf unsere Fähigkeit, uns sprachlich auszudrücken, aus[102].

Durch regelmäßige Atempraxis verändert sich die Dichte und Vernetzung der Nervenzellen im präfrontalen Kortex.

Tabelle 1

Exekutive Funktionen

Kognitive/mentale Flexibilität	Die Fähigkeit, das Denken und das Fühlen flexibel an neue Begebenheiten auszurichten.
Bewusste Planung	Die Fähigkeit, die Zukunft zu planen und die Schritte vorzubereiten, die nötig sind, um das gesetzte Ziel zu erreichen.
Abschätzung der Situation/ Aktualisierung	Die Fähigkeit, nicht stur einen Plan zu befolgen, sondern flexibel abzuschätzen, ob die Planung immer noch der Situation entspricht.
Treffen von Entscheidungen	Die Fähigkeit, aus mehreren Möglichkeiten effizient eine Option auszuwählen.
Problemlösung	Die Fähigkeit, gedanklich zu einem logischen Abschluss zu gelangen.
Hemmung von Verhalten/ Inhibition	Die Fähigkeit, automatische Impulse zu kontrollieren und mithilfe von Logik zu reagieren.
Arbeitsgedächtnis	Die Fähigkeit, kurzfristig Informationen im Gedächtnis zu behalten und bei der Ausführung von kognitiven Aufgaben zu erinnern.

Als eine hierarchisch übergeordnete, neuere Struktur hemmt der PFK tiefer liegende Gehirnregionen wie die Amygdala. Fördern wir durch achtsam praktizierte Atmung unseren Kortex, fördern wir gleichzeitig unsere Fähigkeit zur Emotionsregulation.

Bewusste Atmung fördert die exekutiven Funktionen.

Im Gehirn wirkt alles zusammen. Verändern sich die Struktur und die Funktion eines Bereiches, wie hier zum Beispiel des Kortex, wirkt sich dies auf alle Bereiche des Gehirns aus. Dank der 1973 entwickelten funktionellen Magnetresonanztomographie (fMRT) lassen sich die Aktivitäts- und Anpassungsreaktionen in unserem Gehirn bildlich festhalten und mehr und mehr nachvollziehen[103]. Unterschiedliche neuronale Netzwerke verarbeiten zusammen das, was wir bewusst und unbewusst wahrnehmen.

5.3 Bedeutung der Atmung für neuronale Schaltkreise (Netzwerke)

Die gesamte Informationsverarbeitung zwischen den einzelnen Bereichen des Gehirns ist in einzelnen neuronalen Schaltkreisen organisiert, die sich in ihrer Funktion direkt gegenseitig beeinflussen. Als neuronale Schaltkreise (auch neuronale Netzwerke) werden bestimmte neuronale Strukturen bezeichnet, die durch gleiche oder ähnliche Reize automatisch aktiviert werden. Sie schwingen sozusagen zusammen. Wurden wir beispielsweise schon einmal von einem Hund gebissen, ist es naheliegend, dass uns diese negative Erfahrung geprägt hat und dass wir nun beim Anblick jedes Hundes zusammenzucken. Der neuronale Schaltkreis „Hund ist gefährlich" hat sich tief in unserem Gehirn verankert und bedarf nun lediglich eines ähnlichen Reizes (z. B. Bellen), um aktiviert zu werden. Es gibt unzählige Möglichkeiten für das Gehirn, sich zu verschalten. Die wichtigsten neuronalen Netzwerke, die unser Fühlen, Denken und Handeln steuern, sind das Default-Mode-Netzwerk (DMN), das Zentrale Exekutive Netzwerk (ZEN) und das Salienz-Netzwerk (SN).

5.3.1 Default-Mode-Netzwerk

Das Default-Mode-Netzwerk (DMN) ist ein Netzwerk, das eher in Ruhe aktiv ist. Es involviert den ventromedialen präfrontalen und den cingulären Kortex sowie den Lobulus parietalis superior. Der ventromediale (zur Körpermitte hin gelegene) präfrontale Kortex regt die limbischen Areale Amygdala (siehe S. 59) und Hypothalamus (siehe S. 63) an und ist gleichzeitig für die Hemmung dieser limbischen Strukturen und für die Impulskontrolle von Bedeutung. Er hilft, den emotionalen

Ausdruck und den Sinn im Verhalten anderer zu erkennen, und spielt eine wesentliche Rolle für unsere Fähigkeit zur Empathie und unser Sozialverhalten. Lobulus parietalis superior hilft u. a., sensorische Reize zu integrieren und uns bewusst zu machen. Das DMN sorgt dafür, dass immer ein gewisses Maß an wachem Bewusstsein zur Verfügung steht. Es wird mit Tagträumen und Gedankenwandern in Verbindung gebracht. Sind wir mit kognitiven Aufgaben konfrontiert, die unsere volle Aufmerksamkeit erfordern, werden die Strukturen des DMN herunterreguliert, sodass ein konzentrierter Fokus möglich wird. Sind die Funktionen des DMN verändert und lässt es sich zum Beispiel nicht herunterregulieren, kommt es zu verstärktem Grübeln. Die Gedankenkreise entstehen u. a. durch eine Überaktivität in den ventromedialen Bereichen des Default-Mode-Netzwerks. Auch bei AD(H)S liegt eine Überaktivierung des DMN vor. Außerdem scheint das DMN bei AD(H)S nicht gut an das Salienz-Netzwerk und an das Zentrale Exekutive Netzwerk angebunden zu sein, was die Aufmerksamkeitsprobleme erklärt[104].

Nasenatmung fördert die Funktion und Aktivität im DMN so, dass es schneller umschaltet und besser kontrolliert werden kann[105]. Wird die Nasenatmung achtsam und konzentriert praktiziert, lässt sich das ebenfalls an der Aktivität im DMN erkennen. Konzentriert durchgeführte Atembeobachtung geht mit einer geringen Aktivität im DMN einher. Ist das DMN inaktiver, treten weniger Denkimpulse auf: Der innere Dialog und unser Denker werden stiller.

Jeden Tag denkt der Mensch zwischen 80.000 und 100.000 Gedanken[106]. Dazu zählen innere Dialoge und unbewusste Prozesse und Assoziationen. Je mehr Gedanken wir denken, umso aktiver sind Gehirn und das DMN und umso ablenkbarer ist der Geist. Fällt zum Beispiel der Fokus innerhalb der Atemübung schwer, deutet das auf eine verstärkte Aktivität im DMN hin. Verbessert sich die Fähigkeit zum Fokus durch konsequentes Training, bildet sich dies sofort in einer Veränderung der DMN-Aktivität ab[107]. Achtsam praktizierte Nasenatmung eignet sich deswegen besonders gut dazu, Aufmerksamkeitsschwierigkeiten entgegenzuwirken und auch bei AD(H)S Abhilfe zu schaffen.

Achtsam praktizierte Nasenatmung fördert die korrekte Funktion des Default-Mode-Netzwerks.

5.3.2 Zentrales Exekutives Netzwerk

Das Zentrale Exekutive Netzwerk (ZEN) ist bei exekutiven Funktionen (siehe S. 68) und kognitiven Aufgaben aktiv. Zum ZEN zählen der dorsolaterale präfrontale Kortex und der posteriore Parietalkortex. Der dorsolaterale präfrontale Kortex (dorso = zum Rücken gelegen, lateral = seitlich gelegen) bestimmt die Planung und Regulation komplexer motorischer sowie intellektueller Handlungen und spielt bei der Entscheidungsfindung und bei der Verfolgung eigener Ziele eine wichtige Rolle. Der posteriore Parietalkortex hat sensorisch-kognitive Funktionen und ist an der Verarbeitung und Integration visueller, auditorischer und somatosensorischer Reize beteiligt. Als Netzwerk integriert das ZEN die Informationen anderer Hirnbereiche. Es ist ein wichtiges Aufmerksamkeits- und Kontrollnetzwerk, welches zum Beispiel an der Steuerung körperlicher und psychischer Impulse beteiligt ist. So wird das ZEN den Impuls setzen, aufzustehen und etwas Essbares vorzubereiten, wenn wir Hunger haben. Das ZEN ist es auch, welches den Impuls setzt, bewusste Atmung zu praktizieren. Es wurde festgestellt, dass alle psychischen Störungen oder Auffälligkeiten mit Abnormalitäten innerhalb des ZEN und seiner Anknüpfung an andere Netzwerke einhergehen. Funktionelle Einschränkungen des ZEN führen zu Störungen der exekutiven Funktionen und können den Alltag erheblich beeinträchtigen.

Durch achtsame Atempraxis oder schon allein durch Atembeobachtung kann das ZEN aktiv in seiner Funktion trainiert werden. Auch die Anknüpfung des Zentralen Exekutiven Netzwerkes an andere Netzwerke wie das Default-Mode-Netzwerk und an das Salienz-Netzwerk kann durch Atempraxis gefördert werden[108 109].

Bereits die Beobachtung und Wahrnehmung der Atmung stärkt das Zentrale Exekutive Netzwerk und seine Kommunikation mit anderen Gehirnstrukturen.

5.3.3 Salienz-Netzwerk

Das Salienz-Netzwerk (SN) umfasst Gehirnareale, die schnell zusammenwirken, um relevante Stimuli von nicht relevanten Reizen abzugrenzen. So wird zum Beispiel in Gefahrensituationen der Fokus eingeschränkt, um die volle Aufmerksamkeit auf die Gefahr richten zu können. Diese Funktion wird vor allem von der Insula (siehe S. 66) und vom anterioren cingulären Kortex (ACC, S. 64) gesteuert[109]. Die Insula bestimmt, wie emotional relevant die externen Reize sind, der ACC führt zu einer entsprechenden Reaktion auf diese Reize im motorischen, sensorischen oder Assoziationskortex. Der motorische Kortex steuert die willkürliche Bewegung des Körpers, der sensorische Kortex verarbeitet die Informationen über Druck, Berührung und Schmerz. Der Assoziationskortex verknüpft die Informationen der motorischen und sensorischen Areale zu einem Gesamtbild. Auch der Thalamus und die Amygdala gehören diesem Bereich des SN an. Sie entscheiden, ob etwas als angenehm oder unangenehm empfunden wird[111]. Wenn das Salienz-Netzwerk nicht richtig funktioniert, reagiert der Körper mit einem Hypo- oder Hyperarousal (siehe Abb. 1, S. 27). Das bedeutet, dass wir entweder unempfindlich oder hochsensibel auf Reize reagieren. Ersteres trifft vermutlich auf Autismus zu[110]. Eine Hypererregbarkeit ist bei Angststörungen und Schmerzstörungen anzunehmen[111].

Die Empfindsamkeit des Salienz-Netzwerks kann durch Atempraxis trainiert werden. Die einzelnen dazugehörenden Strukturen werden über die Atmung optimal stimuliert, sodass das SN besser auswählen kann, welche Reize wirklich eine starke Reaktion erfordern und welche nicht. Das Nervensystem kann so differenzierter arbeiten und wird nicht durch jeden einströmenden Reiz aus der Ruhe gebracht. Wie wir atmen und ob wir richtig atmen, entscheidet direkt darüber, ob das Salienz-Netzwerk gut angebunden bleibt und seine Aufgabe erfüllt. Ist unsere Atmung funktionell eingeschränkt, kann das Salienz-Netzwerk die Informationen schlechter verarbeiten und ist schlechter neuronal angebunden[112].

Atempraxis senkt die Empfindsamkeit des Salienz-Netzwerks für unwichtige Reize.

Innerhalb der achtsamkeitsbasierten Atembeobachtung sind die drei Netzwerke DMN, ZEN und SN in Interaktion. Die achtsame Arbeit mit dem Atem verbessert die neuronale Konnektivität zwischen diesen Netzwerken. Insbesondere die Anbindung des Salienz-Netzwerks an das Default-Mode-Netzwerk und an das Zentrale Exekutive Netzwerk verbessert sich durch bewusste Atmung[109 107]. Viele psychische Störungen lassen sich durch eine Dysbalance bzw. eine Über- oder Unterfunktion in diesen drei Netzwerken erklären. Bei Depressionen zum Beispiel zeigen die drei Netzwerke eine erhöhte Aktivität[113]. Nutzen wir aktiv die bewusste Atmung, um die inneren Prozesse zu beruhigten, ist es ein Reiz, der sich sofort in der Arbeit der Gehirnnetzwerke widerspiegelt. Wir stimulieren durch eine achtsame Nasenatmung die Schwingungen (Oszillationen) im gesamten Gehirn ebenso wie die Gehirndurchblutung. Auch die Kommunikation innerhalb der einzelnen Hirnstrukturen und Netzwerke kann durch Atempraxis deutlich verbessert werden. Jede (Gehirn-)Zelle profitiert von bewusster, achtsamer Atmung.

Atempraxis fördert die Interaktion zwischen dem Default-Mode-Netzwerk, dem Zentralen Exekutiven Netzwerk und dem Salienz-Netzwerk.

5.4 Bedeutung der Atmung für die Kommunikation im Gehirn

Die Kommunikation zwischen den einzelnen Nervenzellen und neuronalen Netzwerken im zentralen Nervensystem ist an den Atemrhythmus gekoppelt. Sie erfolgt über die Weiterleitung elektrischer Signale von einer Nervenzelle zur anderen. Damit die Informationen von Nervenzelle zu Nervenzelle transportiert werden können und die neuronalen Netzwerke optimal funktionieren, benötigt das Nervensystem neben Sauerstoff auch Neurotransmitter und Hormone.

5.4.1 Neurotransmitter

Wird ein Neuron (siehe S. 82) durch einen Reiz (z. B. das Bellen eines Hundes) erregt, kommt es zur Bildung elektrischer Impulse, die in den Synapsen der Nervenzelle die Ausschüttung spezifischer Botenstoffe veranlassen, welche als Neurotransmitter bezeichnet werden. Neurotransmitter können die Empfängerzelle aktivieren (exzitatorische Wirkung) oder hemmen (inhibitorische Wirkung, siehe Tabelle 2). Alle eintreffenden Signale werden von der Nervenzelle miteinander verrechnet. Erst nach der Überschreitung eines bestimmten Schwellenwertes wird ein sogenanntes Aktionspotenzial ausgelöst und die entsprechende Information weitergeleitet. Ob ein eintreffender Reiz eine angenehme oder eine unangenehme Empfindung auslöst, ist von unseren früheren Erfahrungen abhängig. Je nachdem, ob wir in eine subjektiv als angenehm oder unangenehm empfundene Situation geraten, werden unterschiedliche Neurotransmitter ausgeschüttet, die wiederum die Verarbeitung der Informationen bestimmen, die unser Gehirn aufnimmt. Zum Beispiel leiten Botenstoffe wie Serotonin und Dopamin, wenn sie in den kleinen Raum zwischen den Nervenzellen, den synaptischen Spalt, gelangen, die Information „Wohlbefinden" weiter. Wir verspüren Ruhe und Zufriedenheit. Wiederholen wir jedoch Erfahrungen, die uns verletzen und unser Selbstvertrauen mindern, kann das weitreichende Folgen haben. Diese stetige Wiederholung negativer Erfahrungen führt ebenfalls zur Bildung neuer Synapsen, die wiederum über entsprechende Botenstoffe, wie zum Beispiel Cortisol, die negative Information weiterleiten und zusätzlich verankern. Unter diesen Umständen wird die Information „Ich bin schlecht, die Welt ist schlecht" schneller und effektiver verarbeitet und weitergeleitet. Je öfter wir also eine positive oder negative Erfahrung wiederholen, um so direkter aktiviert sie ein bestimmtes Netz von Neuronen und verfestigt unsere Erfahrung. Unser Gehirn hat „gelernt", auf bestimmte Reize mithilfe der automatischen Aktivierung bestimmter neuronaler Schaltkreise durch die Ausschüttung bestimmter Neurotransmitter zu reagieren.

Innerhalb der Neurotransmitter wird zwischen hemmenden und erregenden Neurotransmittern unterschieden. Zu den bekanntesten erregenden Neurotransmittern gehören Serotonin, Dopamin, Acetylcholin, Adrenalin und Noradrenalin. Als wichtigster hemmender

Neurotransmitter fungiert die Gamma(γ)-Aminobuttersäure (Tabelle 2, siehe S. 76). So wird zum Beispiel die Weiterleitung der Information „Ich habe Angst" durch GABA dadurch gehemmt, dass die Neurotransmitter, die die körperlichen und psychischen Angstsymptome verursachen (z. B. Noradrenalin), nicht mehr in den synaptischen Spalt gelangen. Andererseits: Befinden sich zum Beispiel zahlreiche Dopamin-Moleküle im synaptischen Spalt, wird – vereinfacht gesagt – die Information „Zufriedenheit" an die Empfängerzelle weitergeleitet und dies führt auf emotionaler Ebene zu Glücksgefühlen. Jeder bewusste Atemzug beeinflusst die Konzentration der Neurotransmitter und verändert die Weiterleitung elektrischer Signale im Gehirn. Dadurch wird die Entstehung neuer Synapsen und Verhaltensweisen begünstigt und möglich.

Jeder einzelne bewusste und unbewusste Atemzug beeinflusst über den Hypothalamus direkt die Spiegel diverser Neurotransmitter und Hormone.

5.4.2 Hormone

Einige Neurotransmitter, wie zum Beispiel das Adrenalin und das Noradrenalin, fungieren ferner als Hormone. Dabei handelt es sich um chemische Botenstoffe, die dem Organismus dazu dienen, unterschiedliche Stoffwechselvorgänge und Organfunktionen im Körper zu regulieren. Die Hormonausschüttung wird vom Hormonsystem, dem sogenannten endokrinen System, gesteuert. Genauso wie das zentrale Nervensystem und das periphere Nervensystem (siehe Abb. 12) stellt das endokrine System (Hormonsystem) ein wesentliches Kommunikationssystem für den Organismus dar. Es aktiviert und kontrolliert die Sexualität, die Emotionen und unsere individuelle Reaktion auf äußere und innere Stressoren. Ferner steuert es Wachstum, Fortpflanzung, Energieverbrauch und Stoffwechsel. Hormone werden als Sekrete endokriner Drüsen, wie zum Beispiel der Schild- und Bauchspeicheldrüse, der Nebennieren oder der Keimdrüsen, ins Blut ausgeschüttet und erreichen so das Gehirn und andere Körperregionen, in denen sie ihre Wirkung entfalten. Aus der Fülle der körpereigenen Hormone sind für dieses Buch das Cortisol, die Endorphine und die Katecholamine (Adrenalin und Noradrenalin) von besonderem Interesse (Tabelle 2). Diese Hormone beeinflussen unser emotionales Befinden und modellieren unsere Widerstandsfähigkeit gegenüber Stress, die Stress-Resilienz. Im Gehirn verändern Hormone die Übertragung der Signale am synaptischen Spalt und beeinflussen so die Kapazität der neuronalen Schaltkreise. Ein Überblick über die wichtigsten Neurotransmitter und Hormone findet sich in Tabelle 2.

Atempraxis fördert die Funktionen des endokrinen Systems.

Tabelle 2

Neurotransmitter und Hormone und ihre Funktion im Nervensystem.

Gamma(γ)-Aminobuttersäure (GABA) *Neurotransmitter*	**GABA** ist ein inhibitorisch (hemmend) wirkender Neurotransmitter. Er hemmt das Feuern der Neuronen, fördert Schlaf, senkt Angst, lindert Depressionen und beruhigt. **Hinweis auf eine niedrige GABA-Konzentration:** Bluthochdruck, chronische Schmerzen, prämenstruelles Syndrom, Depressionen, Epilepsie oder Schizophrenie, Heißhunger auf Zucker / Süßigkeiten, Muskelverspannungen, Ohrgeräusche (Tinnitus), veränderte Geruchsempfindungen, nächtliches Schwitzen, Hyperventilation, Gedächtniseinbußen, Impulsivität, Ungeduld, Ängste.
Acetylcholin *Neurotransmitter*	**Acetylcholin** gilt als ein exzitatorischer (auf die Neurone erregend wirkender) Neurotransmitter. Er löst Muskelkontraktionen aus, spielt eine zentrale Rolle im autonomen Nervensystem, reguliert Atmung, Blutdruck, Herzschlag, Verdauung und Stoffwechsel, ist an Lernvorgängen und Gedächtnisbildung beteiligt und verantwortlich für eine adaptive Aufmerksamkeitssteuerung und erholsamen Schlaf. Ein **erhöhter Spiegel** von Acetylcholin findet sich durch den Dopamin-Rückgang beispielsweise bei Menschen, die unter Parkinson leiden, und erklärt so das körperliche Zittern. **Hinweis auf eine niedrige Acetylcholin-Konzentration**: kognitive Funktionsstörungen, insbesondere Störungen der Gedächtnisleistung, Alzheimer.

▸

Serotonin *Neurotransmitter + Hormon*	**Serotonin** bestimmt Schmerzempfindung, Gedächtnisleistung, Schlafsteuerung, Essverhalten, Sexualverhalten, Thermoregulation. Es ist wesentlich für die Impulskontrolle. Ist **zu viel Serotonin** im Nervensystem vorhanden, wirkt es toxisch. Mögliche Anzeichen: gesteigerter Bewegungsdrang, Hitzewallungen und Herzrasen, kognitive Veränderungen wie krankhafte Unruhe oder Verwirrtheit, Störungen des autonomen Nervensystems wie Bluthochdruck sowie neuromuskuläre Hyperaktivität mit Zittern, krampfartigen Muskelzuckungen und übersteigerten Reflexen. Die Körperkerntemperatur steigt an. **Hinweis auf einen niedrigen Serotoninspiegel**: Aggression, soziale Inkompetenz, Angst, Depressionen.
Melatonin *Neurotransmitter + Hormon*	**Melatonin** wird in der Zirbeldrüse aus Serotonin gebildet. Es ist ein Schlafhormon, das zu den Neurotransmittern gezählt wird. Es beeinflusst den Schlaf-wach-Zyklus, den zirkadianen Rhythmus (u. a. Nierentätigkeit, hormonelle Regelkreise, auch Cortisolausschüttung, Blutdruck und Pulsfrequenz sowie Körpertemperatur), und die Sexualität und wirkt antioxidativ (schützt vor freien Radikalen). Sowohl bei einem hohen als auch bei einem niedrigen Melatoninspiegel werden wir müde. Ein **hoher Melatoninspiegel** tritt vor allem im Winter auf, wenn nicht genug Sonneneinstrahlung vorhanden ist, um ihn zu senken. Ein **niedriger Melatoninspiegel** führt neben Schlafstörungen und Müdigkeit zu einem schwachen Immunsystem, Übergewicht, Abnahme der Knochendichte und Muskelmasse und zu vorzeitigen Alterungserscheinungen.
Dopamin *Neurotransmitter + Hormonvorstufe*	**Dopamin** beeinflusst Antrieb, Motivation und Emotionen, es steuert kognitive Kontrollprozesse (intellektuelle Fähigkeit, zu denken, sich zu erinnern und etwas im Voraus zu erwarten), ist an der Stressreaktion beteiligt, gehört zum Belohnungssystem und bedingt Suchtverhalten. Eine **Überaktivität des Dopaminsystems** führt zu kognitiven und emotionalen Störungen und im Extremfall zu Schizophrenie. **Hinweis auf einen niedrigen Dopaminspiegel**: Beeinträchtigung des Arbeitsgedächtnisses, AD(H)S, Parkinson-Krankheit.

▼

Adrenalin *Neurotransmitter + Hormon*	**Adrenalin** ist ein Stresshormon, das bei physischer und psychischer Belastung ausgeschüttet wird. Es erhöht Blutdruck und Herzfrequenz, macht den Organismus fluchtbereit. Ein dauerhaft **erhöhter Adrenalinspiegel** führt zu hohem Blutdruck, Belastung des Herzens, Herzinfarkt, Schweißausbrüchen. **Hinweis auf einen niedrigen Adrenalinwert:** chronische Ermüdungszustände, niedriger Blutdruck.
Noradrenalin *Neurotransmitter + Hormon*	**Noradrenalin** ist ein Stresshormon. Es ist für die Aufrechterhaltung und Steuerung des Herzschlags zuständig sowie für die physiologische Vorbereitung auf Gefahr und Flucht und wesentlich für die Aufmerksamkeitsleistung. Ein dauerhaft **erhöhter Noradrenalinspiegel** hemmt die Aktivität der Immunzellen (= Immunschwäche), führt zu Kopfschmerzen, Schwindel, Zittern, Atemschwierigkeiten, Brustschmerzen, Unruhe, Ängstlichkeit und Schlaflosigkeit, Herzklopfen, hohem Puls und Herzrhythmusstörungen. **Hinweis auf einen niedrigen Noradrenalinspiegel:** Motivationsabfall, Konzentrations- und Gedächtnisstörungen, Depressionen.
Cortisol *Hormon*	**Cortisol** ist ein Stresshormon. Es ermöglicht die Anpassung des Körpers an Stress und schützt vor seinen negativen Folgen. Ein **dauerhaft erhöhter Cortisolspiegel** führt zu Übergewicht, Diabetes, Osteoporose, Hautveränderungen, Immundefekten, Fehlregulationen der Cortisolfunktion. Ein Cortisolmangel als Folge einer Dauerbelastung führt zu Mattigkeit, Antriebsschwäche, Entzündungen, Störungen der Immunfunktion.
Endorphine *Hormone*	**Endorphine** sind körpereigene Opiate (Glückshormone), hemmen Schmerz und beruhigen, wirken Stress entgegen, sie stärken die Abwehr, fördern Schlaf und wirken stimmungsaufhellend. Ein **Mangel an Endorphinen** führt zu Depressionen und Appetitstörungen.

Bewusste, achtsam ausgeführte Atempraxis wirkt unmittelbar im Stammhirn, wo entschieden wird, welche Botenstoffe notwendig sind und welche nicht. Atempraxis ist langfristig in der Lage, gestörte Informationsverarbeitungsprozesse wieder ins Gleichgewicht zu bringen, da sie immer das parasympathische Nervensystem und den Nervus vagus involviert, wodurch die Ausschüttung des Acetylcholins, das den Parasympathikus begünstigt, zunimmt. Gleichzeitig hemmt Atmung als Praxis die Cortisolsekretion. Auch die Konzentration von Serotonin und Melatonin wird durch die Praxis positiv beeinflusst[114]. Ferner wurde festgestellt, dass achtsame Atmung ausgleichend auf das Dopaminsystem wirkt[115], die Adrenalin- und Noradrenalinsekretion reguliert, die Ausschüttung von Endorphinen (körpereigenen Glückshormonen) begünstigt[116 47]. Noradrenalin, welches direkt mit der Atmung in Verbindung steht (siehe Locus coeruleus, S. 111), verbessert nachweislich die weitreichende funktionelle Netzwerkkonnektivität im Gehirn[117]. Zusammen mit Dopamin hilft es dem Gehirn, zwischen den einzelnen Netzwerken umzuschalten und sorgt für neuronale Plastizität[118 117].

5.5 Bedeutung der Atmung für die neuronale Plastizität

Bis spät in das 20. Jahrhundert hinein galt die Annahme, das erwachsene Gehirn sei starr und unveränderlich. Erst ab Mitte des 20. Jahrhunderts konnte dieses Dogma wissenschaftlich widerlegt werden. Dabei ist die Auffassung, das menschliche Bewusstsein und somit auch die menschliche Psyche unterlägen stetigen Veränderungen, nicht neu. Erstmalig wurde diese Vermutung von dem US-amerikanischen Psychologen und Philosophen William James (1842–1910) im Jahre 1909 geäußert. Er war ein Verfechter der modernen, naturwissenschaftlich fundierten Psychologie und erkannte als einer der ersten die unglaublichen Chancen und Veränderungsmöglichkeiten, die in jedem Einzelnen von uns verborgen sind. „Der Mensch kommt mit einer sich verändernden Welt zurecht, weil sein Gehirn und sein Körper sich anpassen und dazulernen“[118].

Das Gehirn passt sich der Atempraxis in Struktur und Funktion an.

Atempraxis fördert die Neuroplastizität

Auch durch die Atempraxis lernt der Körper dazu. Die langfristige Wirkung lässt sich u. a. mithilfe der Neuroplastizität des Gehirns erklären. Durch die aktive Modifikation der Atmung verstärken sich die atembedingten Einflüsse auf das Gehirn und das Nervensystem und verändern beides langfristig. Wenn regelmäßig durch Praxis neue Schwingungen im Gehirn erzeugt und immer wieder bestimmte neuronale Schaltkreise aktiviert werden, verändern sich die Verschaltungen zwischen den Neuronen. Die Netzwerke, die geschaltet werden, verknüpfen sich intensiver und reagieren schneller. Verändern sich die Vernetzung und die Struktur eines Gehirnbereiches, modifiziert dies unser Wahrnehmen, Fühlen, Denken und Verhalten.

Als eine Disziplin, die sowohl bewusste Vorgänge einschließt als auch unbewusste, autonome Prozesse kontrolliert, kann bewusste Atmung mit fortschreitender Praxis nach und nach innere Prozesse im Gehirn und im ganzen Körper beeinflussen und unsere Wahrnehmung von uns selbst, den anderen und der Welt verändern. Wenn wir davon ausgehen, dass alles, was wir wahrnehmen, denken oder tun, Spuren in unserem Gehirn hinterlässt, lässt sich leicht erahnen, wie groß das Potenzial der Atempraxis als einer neurokognitiven und zielgerichteten Praxis ist. Die Ausübung unterschiedlicher Atemvarianten kann eine einflussreiche Methode sein, psychische und physische Zustände langfristig und nachhaltig zu beeinflussen. Die Neuroplastizität des Gehirns gibt uns die Chance, aktiv darauf Einfluss zu nehmen, wie bestimmte Erfahrungen unser Denken und Handeln durch das Auslösen automatischer Reaktionen bestimmen. Wir können somit bewusst und selbstbestimmt durch die Atempraxis dazu beitragen, die Strukturen in unserem Gehirn zu verändern und besser zu verdrahten. Bereits die Vorstellung einer Veränderung bedingt durch eine Impulsänderung die Herausbildung neuer Synapsen und somit neuer Schaltkreise im Gehirn. Durch die „Nichtnutzung“ werden alte, eingefahrene Schaltkreise immer weniger empfindlich.

Umlernen bedarf allerdings Zeit, Vertrauen und Geduld, denn die Bildung neuer neuronaler Schaltkreise geschieht nicht über Nacht. Je nachdem, welche Bereiche des Gehirns durch eine spezifische Prägung betroffen sind, erfordert das Umlernen mehr Zeit und Geduld. Aber der zeitliche Aufwand der Atempraxis wird belohnt, denn er führt zur Ausbildung neuer neuronaler Schaltkreise im Gehirn und nachgewiesenermaßen zu mehr Wohlbefinden. Die Praxis der Atmung beeinflusst sowohl das Gehirn, welches dem zentralen Nervensystem angehört, als auch das autonome Nervensystem, welches die Anspannung modifiziert. Über diese Einflussnahme kann bewusste Atmung aktiv dazu beitragen, selbst tief verankerte Denk- und Verhaltensweisen durch Interozeption (siehe S. 120) zu erkennen und mithilfe spezifischer Atemtechniken und mit Geduld und Ausdauer nach und nach zu verändern.

Atempraxis führt zu einer besseren Vernetzung des gesamten Gehirns.

6

DAS NERVENSYSTEM – DER ATEMKOORDINATOR

Das Nervensystem (NS) koordiniert die Atmung. Es erzeugt den Atemrhythmus und steuert das Atemvolumen und die Atemfrequenz. Als Nervensystem werden alle Nerven- und Gliazellen des gesamten Organismus bezeichnet. Gliazellen sind alle Zellen des NS, die keine Nervenzellen sind. Das menschliche Nervensystem besteht aus mehr als 100 Milliarden Körperzellen, die auf eine kontinuierliche Zufuhr von O_2 angewiesen sind und stetig miteinander kommunizieren[119].

6.1 Die Nervenzelle: Fundament und Pulsgeber des Nervensystems

Die kleinste funktionale Einheit des Nervensystems ist das Neuron (die Nervenzelle). Es nimmt elektrochemische Signale auf und leitet sie durch die Ausschüttung biochemischer Botenstoffe an andere Nervenzellen oder Muskel- und Drüsenzellen weiter. Die Neurone im zentralen Nervensystem (ZNS) koordinieren den Großteil der Gehirnaktivität. Sie stehen über spezifische Verästelungen (Dendriten) mit anderen Nerven- und Sinneszellen in Verbindung und können Signale empfangen. Die zahlreichen Verästelungen der Nervenzellen ergeben eine netzförmige Struktur, die sich über das gesamte Gehirn hinweg ausbreitet und die einzelnen Hirnabschnitte umspannt. Diese netzartige Struktur gewährleistet, dass eine Information möglichst schnell und effizient unterschiedliche Teile des Gehirns erreichen kann. Dabei steht jede einzelne Nervenzelle mit ca. 1.000 anderen Neuronen in Verbindung.

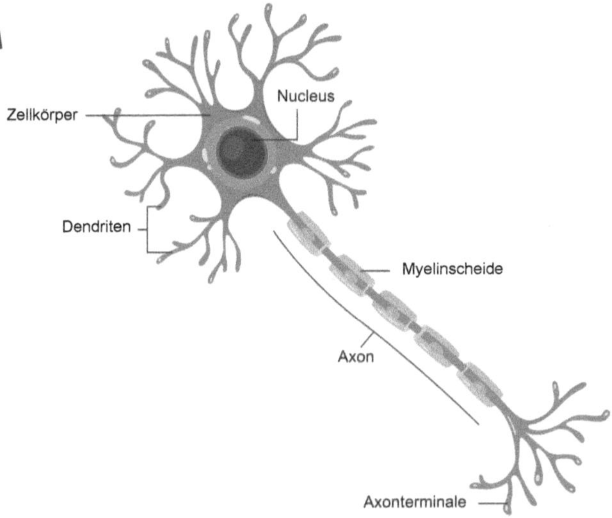

Abbildung 11: Nervenzelle (© ldarin – adobestock.com)

Bewusste, achtsame Atmung führt dazu, dass das gesamte neuronale Netz des Gehirns aktiviert wird[101]. Sie fördert nachweislich die Entstehung neuer Neurone, neuer Synapsen und somit neuer neuronaler Verknüpfungen und trägt dazu bei, dass das Gehirn effizienter arbeiten kann. Die neu entstandenen neuronalen Verknüpfungen können helfen, alte Muster abzulegen und neue Denk- und Verhaltensweisen zu etablieren (Neuroplastizität, siehe S. 79). Atempraxis fördert auch die Kommunikation zwischen den einzelnen Neuronen im NS sowie zwischen den Netzwerken, denen sie angehören. Sie aktiviert die neuronale Verstärkung im gesamten Gehirn, sodass es effizienter von Nervenzelle zu Nervenzelle und als System arbeiten kann[101].

Atempraxis fördert die Arbeitseffizienz der 100 Milliarden Nervenzellen.

6.2 Atmung und neuronale Verstärkung

Die neuronale Verstärkung, also die Verstärkung der neuronalen Übertragung an der Synapse eines autonomen Neurons, ist die Grundlage für die neuronale Plastizität. Sie wird durch das Gleichgewicht von Erregung und Hemmung gesteuert. Je höher die Erregung eines einzelnen Neurons, desto wahrscheinlicher ist es, dass es reagiert und den Impuls weiterleitet. Bei einer effizienten neuronalen Verstärkung werden Signale schnell verarbeitet und an andere Nervenzellen weitergeleitet.

Es gibt eine direkte Verbindung zwischen der Atmung und der neuronalen Verstärkung: Die Rhythmen, die jeder Atemzug erzeugt, lösen direkt eine Noradrenalinausschüttung im Locus coeruleus (LC), einer Ansammlung von Nervenzellen im Hirnstamm, die als Alarmzentrale des Gehirns gelten (LC, siehe S. 111) aus. Noradrenalin stimuliert die Neurone und fördert ihre Erregung. Atmung wirkt über den LC unmittelbar auf die neuronale Verstärkung ein[101]. Eine hohe neuronale Verstärkung erzeugt stabilere und weniger chaotische Interaktionen im Nervensystem. Funktioniert ein Neuron effizienter, wirkt sich das auf die Informationsübertragung zwischen den einzelnen neuronalen Netzwerken und auf den gesamten Körper aus. Verändern sich folglich der Rhythmus und die Tiefe der Atmung, beeinflusst dies alle autonomen Nerven und dadurch unmittelbar die neuronale Verstärkung und die Informationsübertragung von Zelle zu Zelle[101].

Bewusste tiefe Atmung fördert die neuronale Verstärkung.

6.3 Die Bereiche des Nervensystems

Das Nervensystem ist die ausführende Instanz im Körper. Wird Gefahr registriert, reagiert das Nervensystem und mit ihm jedes seiner Neurone und Schaltkreise auf diese Gefahr. Das NS des Menschen lässt sich topographisch in das zentrale Nervensystem (ZNS) und das periphere Nervensystem (PNS) unterteilen (Nervensystem, siehe Abb. 12). Zum peripheren Nervensystem zählen alle abgehenden (efferenten) und ankommenden (afferenten) Nervenbahnen des Körpers. Einzig die anatomische Lage grenzt die Bereiche des zentralen und des peripheren Nervensystems voneinander ab. Da sich beide Systeme in vielem überschneiden, ist es wichtig, sie als aneinandergekoppelt und nicht als getrennt zu betrachten. Funktional lässt sich das Nervensystem in das somatische Nervensystem und das autonome Nervensystem unterteilen. Das somatische Nervensystem koordiniert bewusste Wahrnehmung, willkürliche Bewegungen und schnelle Informationsverarbeitung. Das autonome Nervensystem stimuliert und kontrolliert unwillkürlich ablaufende Organfunktionen und unterliegt nicht der willentlichen Kontrolle. Entgegen der innerhalb der Literatur lang gepflegten Darstellung, kann das somatische Nervensystem nicht vom zentralen Nervensystem differenziert werden. Zahlreiche seiner Kerne setzten im Hirnstamm und somit im zentralen Nervensystem an und übernehmen zentrale Funktionen.

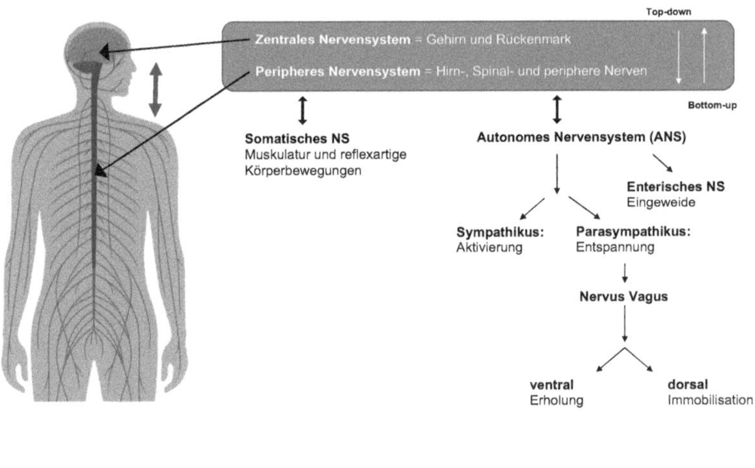

Abbildung 12: Nervensystem (© pikovit- adobestock.com)

6.3.1 Das zentrale Nervensystem

Das zentrale Nervensystem (ZNS) besteht aus Gehirn, Rückenmark und all ihren zentralen und peripheren Nerven und Nervenbahnen. Es befindet sich geschützt unter der Schädeldecke und im Wirbelkanal der Wirbelsäule. Das ZNS besteht aus grauer und weißer Hirnsubstanz. Die graue Substanz enthält vorwiegend Zellkörper, in der weißen Substanz finden sich die Nervenfortsätze (Axone), die die Nervenimpulse weiterleiten. Das zentrale Nervensystem ist im Allgemeinen für die Informationsverarbeitung von Impulsen zuständig, die von den Sinnesorganen kommen. Je nach Anforderung steuert es überlebenswichtige körperliche Prozesse wie die Spontanatmung und alle anderen Vitalfunktionen. Als Spontanatmung wird die natürliche Atmung bezeichnet, die durch das Atemzentrum erzeugt und durch diverse Atemmuskeln und Strukturen ausgeführt wird. Sie ist grundlegend für eine gesunde Lungenfunktion und die Aufrechterhaltung des Gleichgewichts im Blutgashaushalt. Funktionell ist das ZNS mit dem peripheren Nervensystem verbunden und an das autonome Nervensystem geknüpft. Das periphere Nervensystem sorgt dafür, dass das ZNS (Gehirn und Rückenmark) korrekt mit der Körperperipherie, also den Extremitäten kommuniziert. Das periphere Nervensystem interagiert ferner direkt mit dem somatischen Nervensystem. Wenn wir zum Beispiel einen Stein sehen, identifiziert das Sinnesorgan Auge den Stein und die Stolpergefahr, sodass das Salienz-Netzwerk (SN, siehe S. 72) aktiv wird. Über das somatische Nervensystem sendet es die Information „das Bein anheben" an die motorische Endplatte der Beinmuskulatur an der Körperperipherie. Mithilfe des Zentralen Exekutiven Netzwerks (ZEN, siehe S. 71) kann der Impuls, das Bein rechtzeitig anzuheben, bewusst in Bewegung umgesetzt werden, sodass wir nicht über den Stein stolpern, sondern das Bein anheben.

Das zentrale Nervensystem steuert die Spontanatmung. Bewusste Atemführung modifiziert die Funktionen des zentralen Nervensystems und wirkt sich reziprok positiv auf die Ruheatmung aus.

Das zentrale Nervensystem im Atemprozess

Das zentrale Nervensystem ist für die Regulation des Volumens und der Frequenz der Atmung zuständig. Je nach Bedarf des Körpers wird die Atmung in Frequenz und Tiefe an die Anforderungen der Umwelt angepasst, sodass der arterielle Partialdruck von Sauerstoff (paO_2) und von Kohlendioxid ($paCO_2$) immer in einem begrenzten Normalbereich bleibt. Der arterielle Partialdruck beschreibt die Konzentration des gelösten Sauerstoffs oder Kohlendioxids im Blut. Je höher der Partialdruck, desto höher ist der Anteil des jeweiligen Gases. Der Einfluss von O_2 auf die Atmung ist unter normalen Anforderungen gering. Erst wenn die Chemorezeptoren der Aorta (Hauptschlagader) oder der Arteria carotis (Halsschlagader) einen starken Abfall des pO_2 registrieren, wie zum Beispiel beim Sprint oder beim intensiven Training des Luftanhaltens, reagiert der Körper reflexartig mit Lufthunger oder mit einer Steigerung der Atemrate[120].

Das somatische Nervensystem (SN)

Das somatische NS steuert u.a. die Motorik der Skelettmuskulatur und ermöglicht eine den Anforderungen angemessene körperliche Reaktion in der Interaktion mit der Außenwelt. Es sendet über efferente, vom Gehirn wegleitende Fasern, elektrische Reize aus, die für die Steuerung der Skelettmuskeln sorgen und willkürliche und reflektorische Motorik kontrollieren. Das somatische Nervensystem übermittelt Informationen über die körperliche Position und den Aktivitätszustand der Muskeln, Sehnen und Gelenke an den Hirnstamm, wo sie dekodiert werden und eine entsprechende Reaktion des Organismus veranlassen. Es koordiniert das bewusste und das unbewusste Wahrnehmen des Körpers und die unbewusste Propriozeption (Stellung des Körpers im Raum) bei Bewegungsabläufen, die für die tägliche Bewegungssteuerung wichtig sind. Das somatische NS ermöglicht die Oberflächen- und Tiefensensibilität und ist auch für die Interozeption von Bedeutung (siehe S. 114), da es Nervenzellen mit den Skelettmuskeln und der Haut verbindet und so den Prozess der interozeptiven Wahrnehmung ermöglicht. Ein normal funktionierendes somatisches NS wird Handlungen wie Spazierengehen oder Treppensteigen problemlos bewältigen, da es diese fundamentalen Bewegungsinformationen jederzeit unterhalb der Bewusstseinsschwelle abrufen kann. Erst wenn zum Beispiel ein Hindernis, ein Gegenstand, auf dem Weg registriert wird, werden autonome, kognitive und psychomotorische Mechanismen gefordert, sodass das somatische NS durch eine angebrachte motorische Reaktion (Beispiel: Beinanheben statt Stolpern) das Hindernis gefahrlos überwinden kann.

Bewusste Atmung fördert die kortiko-muskuläre Kommunikation zwischen dem Gehirn und dem Muskel.[320]

Das somatische Nervensystem im Atemprozess

Im Atemprozess vollzieht das somatische Nervensystem die motorische Steuerung der Atembewegung und das Ausführen von motorisch anstrengenden Reflexhandlungen wie Husten, falls die Rezeptoren in der Trachea einen Fremdkörper registrieren. Eine bewusst praktizierte tiefe Atmung setzt komplexe Muskel- und Gewebearbeit voraus, die es ermöglicht, willentlich die Tiefe und die Frequenz der Atmung zu bestimmen. Die bewusste Bewegung der Atemmuskulatur innerhalb der Praxis macht die Atmung zu einer aktiven Bewegungskoordination. Die Atembewegung verändert die Stellung des Körpers, da dieser bei jeder Ein- und Ausatmung mitschwingt. Die Schwingungen (Oszillationen), die die Atmung auf diese Weise im gesamten Organismus verursacht, lassen sich im neuronalen und im nichtneuronalen Gewebe erfassen. Sie sind wichtig für die korrekte Funktion des Gehirns und des gesamten Nervensystems[101]. Nur wenn das somatische Nervensystem korrekt an alle anderen Bereiche angebunden ist, kann körperliche Bewegung und Atembewegung stattfinden und über die erzeugten Oszillationen rückwirkend das gesamte Nervensystem in seiner Funktion stabilisieren und fördern. Die uneingeschränkte Funktionalität des somatischen NS und seine korrekte neuronale Anbindung an alle Bereiche des Nervensystems ist Voraussetzung für körperliche Bewegung aller Art und für die Atmung.

Das somatische Nervensystem ermöglicht die bewusste Atemkoordination.

6.3.2 Das autonome Nervensystem

Das autonome Nervensystem (ANS) beeinflusst alle anderen Systeme. Es kann in drei Bereiche gegliedert werden, die je nach Bedürfnis des Organismus distinkte körperliche Reaktionen hervorrufen: das sympathische Nervensystem, das die Bereitstellung großer Energiereserven ermöglicht, das parasympathische Nervensystem, das für die Regeneration und Entspannung im System sorgt, und das enterische Nervensystem, welches die Funktionen des Gastrointestinaltrakts steuert und in Abhängigkeit vom Zustand im ANS mit sympathischer oder parasympathischer Reaktion antwortet (siehe Abb. 12). Das ANS kontrolliert über die Ausschüttung chemischer Botenstoffe die Reaktion des Organismus auf Reize aus der Umwelt. Die Nervenbahnen des Sympathikus und Parasympathikus verlaufen vom zentralen Nervensystem (Gehirn und Rückenmark) zu den Muskelzellen der Darmwand und des Herzens. Das autonome Nervensystem wird durch den Hypothalamus und den Hirnstamm kontrolliert und ist somit eng an das Hormonsystem (endokrines System) gebunden. Daraus folgt, dass das autonome Nervensystem jene Körperfunktionen steuert, die in einer spezifischen Situation (Gefahr oder Entspannung) erforderlich sind. Je nachdem, in welcher Lage wir uns befinden, hemmt oder fördert das ANS bestimmte physiologische Prozesse, und das zumeist völlig unterhalb unserer Bewusstseinsschwelle.

So entziehen sich die Darmtätigkeit, der Herzschlag und der Stoffwechsel vollständig unserer willentlichen Kontrolle. Grundsätzlich wirken der sympathische und der parasympathische Zweig des autonomen Nervensystems im Körper als eine Art „Gegenspieler". Der Parasympathikus fungiert dabei sozusagen als „Bremse" des Sympathikus. Der Sympathikus reagiert auf tatsächliche oder vermutete Gefahr und auf körperliche Belastung wie Sport mit einer Beschleunigung des Metabolismus und mit einem schnellen Abbau der Energiereserven. Wird er aktiviert, kommt es zur Freisetzung des Neurotransmitters Noradrenalin und die inneren Organe werden stimuliert. Wenn der Parasympathikus durch den Hypothalamus angeregt wird, setzen die Nervenzellen den Neurotransmitter Acetylcholin frei und der Organismus beruhigt sich. Der Parasympathikus wird durch den Vagusnerv kontrolliert, der an fast allen Organfunktionen beteiligt ist und alle großen Körpersysteme verbindet. Die afferenten Fasern des Parasympathikus, welche die Informationen von den Sinnesorganen und aus dem Körper an das zentrale Nervensystem leiten, sind viszeral, die inneren Organe betreffend. Sie verlaufen bidirektional, d. h. top-down (Gehirn → Eingeweide, siehe S. 100) und bottom-up (Eingeweide → Gehirn, siehe S. 100), entlang der Hirnnerven, auch entlang des Vagus, und beeinflussen alle fundamentalen Körperfunktionen[121]. Der parasympathische Zweig des ANS ist mit dem Aufbau von Energiereserven, also mit körperlicher und mentaler Erholung und Regeneration des Organismus, assoziiert. Der Parasympathikus und der Sympathikus arbeiten eng zusammen und ergänzen sich zum Beispiel in der Herzfrequenzregulation, wo der Parasympathikus im Hintergrund tätig ist und ständig dafür sorgt, dass der Sympathikus die Herzfrequenz nicht zu stark anhebt. Auch in der Atemregulation arbeiten beide Bereiche des ANS zusammen und sind zum Teil gleichzeitig aktiv. Der Sympathikus verstärkt die Atmung in intensiven Momenten (zum Beispiel Treppensteigen), der Parasympathikus sorgt währenddessen dafür, dass die Atmung trotz Anstrengung regelmäßig bleibt und ein Gleichgewicht zwischen Ruhe und Aktivität zustande kommt. Auch während der Sexualität ist sowohl der sympathische als auch der parasympathische Pfad des ANS aktiv. Der Parasympathikus steuert bei Männern und bei Frauen die Vorbereitung des Körpers auf den Orgasmus. Der Sympathikus verursacht die Erregung. Er ist vorwiegend aktiv, wenn der Körper einen Orgasmus erlebt[122]. Unmittelbar nach dem Orgasmus übernimmt der Parasympathikus die Oberhand und der Körper verspürt eine wohlige Ruhe und Entspannung. Wie wir sehen, arbeiten beide Bereiche des ANS in einer direkten Abhängigkeit zueinander, die für alle Abläufe unseres Organismus entscheidend ist. Die Kapazitäten des Parasympathikus stehen dabei in einem direkten Zusammenhang mit der Gesundheit und sind Voraussetzung für optimale Leistungsfähigkeit[68 123].

Das autonome Nervensystem im Atemprozess

Das autonome Nervensystem (ANS) ist für die Kontraktion der Atemmuskulatur zuständig. Das An- und Entspannen dieser Muskeln ist ein unverwechselbares Merkmal des Atemzyklus von Säugetieren[67]. Das ANS kontrolliert innerhalb der Atmung den Atemwiderstand: Bei erhöhten metabolischen Ansprüchen wie im Sport oder starker körperlicher Arbeit oder auch bei psychischem Stress hemmt der Sympathikus den Einfluss des Parasympathikus. Der Atemwiderstand sinkt und die Atemrate nimmt zu, sodass mehr Luft bewegt werden kann: Wir atmen schneller. Normalisiert sich der Zustand des Körpers durch die Aktivierung des Parasympathikus und durch Entspannung, erhöht sich der Atemwiderstand, da weniger O_2 zur Versorgung des Organismus notwendig ist[121]. Die Atmung kann sich beruhigen. Je nachdem, welcher Zustand im Körper vorherrscht, wird dieser neuronal vorwiegend sympathisch oder parasympathisch reguliert und von einem bestimmten Atemmuster begleitet. Anspannung, Angst, Wut und Verzweiflung gehen mit anderen Atemrhythmen einher als Freude und Zufriedenheit[124 125].

Das autonome Nervensystem steuert den Atemwiderstand. Bewusste Atmung kann über den Einfluss auf den Atemwiderstand das ANS beeinflussen.

Der Sympathikus im Atemprozess

Der Sympathikus ist der leistungssteigernde, aktivierende Bereich des ANS. Auf die Bronchien und auf die Atemwege wirkt das sympathische Nervensystem erweiternd, sodass kurzfristig ein besserer Gasaustausch und eine bessere Versorgung des Organismus mit O_2 stattfinden kann[67]. Ein gutes Beispiel ist ein 100-Meter-Sprint. Durch die starke willentliche Anstrengung werden alle Kraftreserven mobilisiert. Der Atemrhythmus und der Herzschlag beschleunigen sich, da deutlich mehr O_2 verbraucht und CO_2 ausgeschieden werden muss. Der Körper aktiviert den Sympathikus und passt seine Vitalfunktionen der Außenbelastung an.

Reziprok kann über die Atmung interozeptiv wahrgenommen werden, in welchem Zustand sich der Organismus befindet[126]. Sympathikus-Aktivierung geht vor allem mit schnellen, kurzen Atemzügen (z. B. bei schnellem Laufen) und hyperventilatorischen Atemformen (z. B. bei Panik oder Angst) einher[127 47]. Der Anstieg des CO_2 verursacht im Gehirn eine Vasodilatation (Gefäßerweiterung), wodurch sich die Hirngefäße weiten und der Blutfluss zunimmt. Im Körper verstärkt Kohlendioxid die Vasokonstriktion (Verengung der Gefäße) und den Sympathikotonus noch zusätzlich. Die Atemfrequenz nimmt konform der Herzfrequenz weiter zu. Der Körper kommt mit reiner Nasenatmung der Belastung nicht mehr hinterher. Die Mundatmung kommt hinzu, um die erhöhten metabolischen Ansprüche zu erfüllen. Die Atmung mit dem Mund wird weitestgehend sympathisch kontrolliert und kommt vor allem dann zum Einsatz, wenn durch Sport oder Anspannung vermehrter Gasaustausch stattfindet, dem die Nasenatmung nicht mehr nachkommen kann[68].

Die Aktivierung des sympathischen Zweiges des ANS ist durchaus wichtig. Der Sympathikus fördert die Durchblutung des Körpers, macht wach, aufmerksam und gibt Selbstsicherheit[66]. Die körperliche und psychische Mobilisierung ist die Voraussetzung für körperliche und kognitive Erfolge und ist sowohl für Leistung als auch für die Lösung anspruchsvoller Aufgaben wichtig. Überwiegt über Wochen oder Monate die Aktivität des Sympathikus innerhalb des ANS, beeinflusst der dauerhaft erhöhte Spiegel des Stresshormons Cortisol alle Neurone und neuronalen Netzwerke nachteilig und kann negative Langzeitfolgen nach sich ziehen[126]. Leistungsdruck und psychische Belastung, einhergehend mit wenig Erholung, sind einige Faktoren, die den Sympathikotonus im Körper fördern und das Gleichgewicht im Organismus stören[127]. Der Sympathikus spielt auch innerhalb der Stressreaktion eine wesentliche Rolle.

Die Stressreaktion

Bei akuter Gefahr leitet die Amygdala (S. 59) die Stressreaktion ein. Der Sympathikus wird aktiv und Noradrenalin und Adrenalin gelangen in den Körper. Klingt die Gefahr nicht ab, kommt es durch die Hypothalamus-Hypophysen-Nebennieren-Achse (HPA) zur Ausschüttung weiterer Neurotransmitter und Hormone wie dem Corticotropin-releasing-Faktor, dem adrenocorticotropen Hormon und Cortisol (siehe Abb. 13). Normalerweise beruhigt sich der Körper und die Stresshormon-Konzentration im Blut nimmt ab, wenn die tatsächliche oder imaginierte Gefahr überwunden ist.

Bleiben die Spiegel der Stresshormone auf Dauer erhöht, kommt es zur Zerstörung der Zellen um den Hippocampus, zur Veränderung der Zellen im präfrontalen Kortex und zu einer Unterdrückung der Melatoninproduktion. Auch das Immunsystem leidet. Cortisol unterdrückt die Immunantwort und schädigt so langfristig wichtige Funktionen des Immunsystems[130].

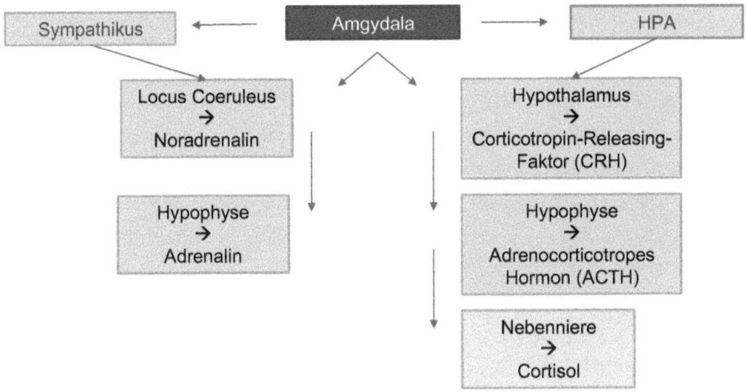

Abbildung 13: Stressreaktion

Die Reaktivität des Sympathikus ist willkürlich nicht beeinflussbar, allerdings langfristig durch zum Beispiel Atmung, aerobe Bewegung und Body-Mind-Techniken wie Yoga trainierbar[128 126 3 129 130]. Eine gesunde Aktivierung des Sympathikus kann beim Joggen oder dem Ausüben anderer Sportarten aktiv erlebt werden. Die regelmäßige Ausführung bestimmter Atem- und Bewegungsformen kann helfen, die Hypersensibilität der Amygdala, der Stressachse und des Sympathikus zu regulieren und maladaptive sympathikotone Mobilisierungen abzuschwächen. Das bedeutet, dass unangemessene oder dysfunktionale Reaktionen des Sympathikus, zum Beispiel als Folge von chronischem Stress, seltener auftreten. Die mit Sympathikus-Aktivierung in Zusammenhang stehenden Emotionen wie Wut, Angst, Ohnmacht etc. können abnehmen[66 132 47 127].

Atempraxis senkt die (Über-)Empfindlichkeit des Sympathikus und hilft, die Stressreaktion zu hemmen.

Der Parasympathikus im Atemprozess

Der Parasympathikus kontrolliert die Atmung in Ruhe. Er sorgt für einen gleichmäßigen Atemrhythmus und für die optimale Zusammenarbeit aller mit der Atmung in Zusammenhang stehenden Funktionen. Einerseits wirkt dieser Bereich konstriktorisch (verengend) auf die Bronchien, andererseits begünstigt er vermehrte Schleimsekretion, wodurch die eindringende Luft besser gereinigt und verwendet werden kann[66]. Im Alltag geht parasympathische Aktivierung meist mit einer entspannten natürlichen Nasenatmung einher. Gleichzeitig kann der Parasympathikus durch den Einfluss bewusster Nasenatmung in seiner Funktion gestärkt werden. Die achtsame bewusste Nasenatmung fördert die parasympathische Dominanz, da sie den Vagusnerv stimuliert[66 131]. Es ist anzunehmen, dass durch ihre Wirkung auf den Vagusnerv die Stabilität innerhalb der neuronalen Bahnen des Parasympathikus nach Stressphasen schneller wiederhergestellt werden kann[132]. Es gilt mittlerweile als bewiesen, dass bestimmte Formen der Atmung (Nasenatmung, langsame tiefe Einatmung, verlängerte Ein- und/oder Ausatmung etc.) und der Bewegung (interozeptive Bewegungsformen wie Yoga) die Aktivität und Sensibilität des Parasympathikus stärken und den Organismus resilienter und leistungsfähiger machen können[3 47 127 133].

Bewusste Atmung fördert die Sensibilität des Parasympathikus und die Resilienz.

6.4 Bedeutung bewusster Atemkontrolle für das Nervensystem

Das Nervensystem reguliert die Atmung und die Atmung reguliert das Nervensystem. Unsere Atmung ist sehr gut dazu geeignet, das Gehirn, welches dem zentralen Nervensystem angehört, zu beruhigen und gleichzeitig Aufmerksamkeit und Fokus zu trainieren. Verändert sich die Aktivität der Gehirnnetzwerke, wirkt sich das direkt auf das autonome (ANS) und das zentrale Nervensystem (ZNS) aus. Das ANS und das ZNS sind unmittelbar aneinandergeknüpft und arbeiten in Abhängigkeit voneinander. Vergrößert sich zum Beispiel durch die mechanische

Ausdehnung der Lunge bei tiefer bewusster Einatmung das Lungenvolumen, werden bestimmte Dehnungsrezeptoren stimuliert, die an den parasympathischen Pfad des autonomen Nervensystems anknüpfen und ihn aktivieren. Diese Dehnungsrezeptoren beeinflussen direkt das zentrale und das autonome Nervensystem. Die tiefe Einatmung bedingt durch die Dehnung des Gewebes dehnungsinduzierte Impulse in den Bauchmuskeln (insbesondere im Zwerchfell), im Lungengewebe (Endoblast) und in den oberen Nasengängen. Diese den Sympathikus hemmenden Impulse breiten sich im neuronalen und im nicht-neuronalen Gewebe aus und synchronisieren die neuronale Funktion des Herzens, der Lunge, des limbischen Systems und des Kortex. Diese Synchronisation weist auf eine Dominanz des Parasympathikus hin. Die parasympathische Dominanz ist wichtig für die psychophysiologische Koordination, also die Beziehung zwischen Körper und Psyche. Sie gilt als Voraussetzung für eine optimale psychische und körperliche Leistung[132 46 134].

Bewusste Atmung ist eines der wenigen Instrumente, die angewandt werden können, um die sonst autonom regulierten physiologischen Vorgänge im Nervensystem zu erreichen[89]. Auf direktem Wege beeinflusst Atmung über den Vagusnerv die Funktionen des autonomen und des zentralen Nervensystems. Je nach Atemtechnik wirken die Übungen entweder auf den sympathischen oder den parasympathischen Zweig des ANS ein und beeinflussen direkt und gezielt körperliche und psychische An- oder Entspannungsphänomene. Bewusste Änderung der Atemfrequenz und -tiefe trainiert durch die Schwankungen im CO_2 das gesamte Nervensystem und macht es CO_2-toleranter (CO_2-Toleranz, siehe S. 220). Eine gute Toleranz gegenüber hohen Kohlendioxidwerten steht in einer direkten Verbindung zur emotionalen Stabilität des Menschen und sorgt dafür, dass das Nervensystem ausgeglichen und stabiler gegenüber emotionalen Erschütterungen wird[87 135].

Über den Vagusnerv beeinflusst die Atmung direkt das zentrale und das autonome Nervensystem.

7

NERVUS VAGUS: GRUNDLAGE FÜR RESILIENZ UND LEISTUNG

Der Vagusnerv ist der wichtigste Nerv des parasympathischen Pfades des autonomen Nervensystems. Er entspringt dem Hirnstamm und verbindet als der zehnte von zwölf Kranialnerven das Herz mit dem Gehirn und dem Körper. Als Kranialnerven werden die Nerven bezeichnet, die aus dem Hirnstamm hervorgehen und den Kopf- und Halsbereich sowie bestimmte innere Organe versorgen. Der Vagusnerv ist der vielseitigste Kranialnerv. Er besteht aus einem weitverzweigten Geflecht von Nervenbahnen, die in allen Körperbereichen vorhanden sind und dazu beitragen, die inneren Prozesse des Organismus, wie Herzschlag, Atmung und Verdauung, an neue, innere und äußere Anforderungen anzupassen[25]. Er verknüpft willkürliche (bewusste) und unwillkürliche (automatische) Prozesse zu einem ganzheitlichen Reaktionsbild. So trägt der Nervus vagus wesentlich zur autonomen Steuerung unterschiedlicher vitaler Körperfunktionen bei und ermöglicht eine Vielzahl von überlebensnotwendigen, psychophysiologischen Reaktionen. Im Atemprozess koordiniert der Vagusnerv die Verknüpfung der Atmung mit Herz, Gehirn und Körper und ist so direkt in den Atemrhythmus involviert[3,66]. Das macht ihn und seine beruhigende Wirkung ganz besonders interessant für dieses Buch. Zu 80 Prozent besteht der Vagusnerv aus afferenten sensorischen Nervenfasern, die in allen Körperbereichen vorhanden sind. Diese Fasern senden Informationen aus dem Körperinneren und der Peripherie zum Hirnstamm, wo sie den Anforderungen konform verarbeitet werden. Das heißt, dass er das, was wir steuern können, und das, was wir nicht steuern können, zusammenfügt: So werden wir nach Luft schnappen und uns aktiv des Atems bewusst, wenn uns Luft fehlt. Wir werden den Mund öffnen, um die Luftaufnahme zu verstärken. Durch den Nervus vagus gelangt die Information „Luftnot“ ins Bewusstsein und die Atemtiefe und Frequenz können bewusst durch eigenen Willen verändert werden. Der Nervus vagus führt auch dazu, dass sich die Luftnot deutlich in unserem Gesicht abzeichnet. Durch die Einbeziehung der Kopf-, Gesichts- und Atemmuskulatur sorgt der Vagusnerv dafür, dass viszerale Zustände wie körperliche Schmerzen, Freude, psychischer Schmerz oder Angst durch eine entsprechende Kontraktion der Gesichtsmuskeln zum Ausdruck kommen und von einem entsprechenden Atemverhalten begleitet werden[25]. So ist er direkt an sozialen Prozessen beteiligt. Auch die Stressreaktion kann durch den Vagus-Einfluss gehemmt werden. Er wirkt wie eine Bremse auf die Stressachse (Stressreaktion, siehe S. 92) und auf das Herz, sodass es langsamer schlägt. Er normalisiert die Atmung und beeinflusst die Schwingungen (Oszillationen) in unserem Gehirn positiv[101]. Als Vermittler zwischen Herz, Atmung, Gehirn und Körper koordiniert er die inneren und die äußeren Reaktionen: So verursacht zum Beispiel der Anblick einer Schlange am Straßenrand evolutionsbedingt eine starke Überlebensangst in uns. Das Wittern von Gefahr löst die „Vagusbremse" und der Körper reagiert mit einem sofortigen Anstieg des Herzschlags, einer Beschleunigung der Atmung, feuchten Händen und einer stärkeren Aufmerksamkeitsleistung mit Fokus auf den Angstreiz. Panik lässt uns erstarren und auch die Atmung, die Psyche und der Körper erstarren. Das Herz „bleibt einen Augenblick lang stehen"[136]. Verändern wir in so einem Moment mithilfe von Bewusstsein und somit dem Nervus vagus intentional unsere Atmung in Frequenz und Tiefe, verändern sich die Signale, die unser Gehirn empfängt. Bewusste Kontrolle der Atmung hilft dem Nervensystem „umzuschalten". Durch den hemmenden Vagus-Einfluss kann der Zustand der Anspannung im Körper gelöst werden.

Der Vagusnerv koordiniert die Verbindung der Atmung mit Herz, Gehirn und Körper.

7.1 Nervus vagus und die Atmung

Der Nervus vagus ist maßgeblich an der unwillkürlichen und der willkürlichen Atemsteuerung beteiligt. Innerhalb der unwillkürlichen, automatischen Atmung verbindet der Vagus das Herz mit den

Bronchien und sorgt dafür, dass Sauerstoff ins Blut gelangt[122 137]. Der Vagusnerv fördert die Verteilung des Sauerstoffs im Blut, treibt das Blut durch die Lunge und erhöht die Sauerstoffsättigung[25 66]. Über die afferenten Fasern des Nervus vagus wird das Gehirn unaufhörlich über die Sauerstoff- und Kohlendioxid-Spiegel im Körper informiert. Die efferenten Fasern des Vagus, die 20 Prozent des Vagusnerv-Geflechtes ausmachen, senden die ausgewertete Information vom Gehirn zurück an das Herz und an die inneren Organe. Der Nervus vagus übernimmt auch innerhalb der Atemarbeit die ausführende Rolle, sodass sich die motorische Arbeit der Atemmuskulatur immer wieder neu den Ansprüchen der Umwelt und des inneren Milieus anpassen kann, auch unter Extrembelastung und Dauerstress[120]. Der Organismus kann auf diese Weise die unwillkürliche motorische Reaktion des Lungengewebes, des Herzens und der inneren Organe den neuen Anforderungen anpassen[25].

Über die willkürliche, bewusste Änderung der Atmung können das Herz und das Gehirn sowie andere innere Organe stimuliert und synchronisiert werden. Die Rezeptoren des Nervus vagus sind direkt mit Rezeptoren der oberen und unteren Riechorgane verbunden. Wird die Atmung willentlich in Frequenz und Tiefe verändert, können diese Rezeptoren mechanisch stimuliert werden und die Vagus-Aktivität fördern. Kurz- und langfristig kann der Nervus vagus auf diese Weise den Herzschlag und die Gehirnaktivität durch die Hemmung des Sympathikus verändern. Für das Herz, unser Wohlbefinden und für das korrekte Funktionieren aller intelligenten, kognitiven und emotionalen Prozesse wie Entscheidungsfindung, Impulskontrolle, Antizipation etc. ist die Atmung deshalb wichtiger als bisher angenommen. Wir können ein gesundes Leben führen, uns gesund ernähren, aber all das wird nichts nützen, wenn wir nicht gut und effizient atmen. Wie in einem Zahnrad müssen im gesamten Körper und insbesondere im Metabolismus alle Prozesse perfekt ineinandergreifen, damit der Körper als Ganzes funktionieren kann.

Bewusste Atmung kann durch die Aktivierung des Vagusnervs langfristig ein „Umschalten“ im Nervensystem bewirken und den Parasympathikotonus dauerhaft heben.

7.2 Top-down- und Bottom-up-Verarbeitung zwischen Gehirn, Herz und Körper

Als solches Zahnrad fungiert die Top-down- und Bottom-up-Regulation. Sie beschreibt mentale Verarbeitungsprozesse, die durch den Vagusnerv bidirektional (in beide Richtungen) zwischen dem Gehirn, dem Herzen und dem Körper ablaufen. Top-down und bottom-up sorgt der Vagusnerv dafür, dass Informationen über den Zustand des Gewebes richtig weitergeleitet und richtig interpretiert werden. Beide Arten der Verarbeitung stehen direkt miteinander in Verbindung. Bei Handlungen, denen Wissen, Erfahrungen oder Willensentscheidungen vorangehen, ist die Top-down-Verarbeitung aktiv. Die Bottom-up-Verarbeitung läuft im Hintergrund ab und steuert die biophysiologischen Prozesse hinter den bewussten Willenshandlungen. Sie ist für unbewusst ablaufende Reaktionen im Körper wie den Atemreflex verantwortlich.

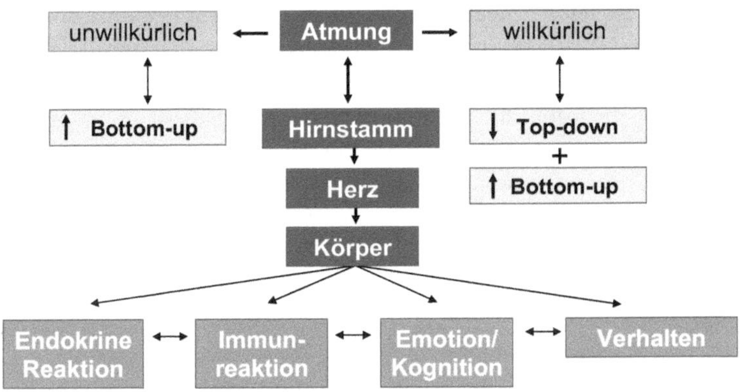

Abbildung 14: Top-down- und Bottom-up-Verarbeitung

Die Atmung ist über den Vagusnerv die Schnittstelle zwischen den aufmerksamkeitsbezogenen Top-down- und den körperbezogenen Bottom-up-Prozessen (siehe Abb. 14)[3 138]. Sie ist der einzige Reflex, den wir bewusst nutzen können, um top-down und bottom-up die Funktion des Nervensystems und unserer inneren Organe aktiv zu verändern. Der Vagusnerv, der die beiden Prozesse koordiniert, verbindet als Kranialnerv das Gehirn mit dem Herzen und mit dem Körper, sodass alle Systeme gleichzeitig auf Anforderungen von innen und von außen reagieren können. Atmung kann nachweislich das Zusammenspiel zwischen der Top-down- und der Bottom-up-Verarbeitung beeinflussen und die Kommunikation zwischen Gehirn, Herz und Körperperipherie verbessern[136 87].

Bewusste Atmung fördert die Top-down- und die Bottom-up-Verarbeitung zwischen Gehirn, Herz und Körperperipherie.

7.2.1 Die Macht des Geistes: Top-down-Verarbeitung

Die Top-down-Verarbeitung (Gehirn → Eingeweide) umfasst psychokognitive Prozesse, die von der Zuwendung der Aufmerksamkeit abhängen. Dazu zählt auch die bewusst gesetzte Intention zu einer bestimmten Praxis, also die Motivation zur Handlung und das Verfolgen des sich selbst gesetzten Zieles (Säule 1. Intention, siehe S. 109). Hier am Beispiel der Atempraxis: Wir stehen morgens bewusst und mit voller Intention zur Praxis auf, auch wenn unser innerer Schweinehund lieber im warmen Bett bleiben würde. Innerhalb der Praxis achten wir mit voller Intention auf unseren Denker und richten immer wieder unsere Aufmerksamkeit weg von Gedanken, Affekten, Emotionen und Störreizen hin zur Atmung und den einzelnen Atemvariationen. Wissen und Willensentscheidung spielen in top-down kontrollierten Handlung eine große Rolle.

Atempraxis fördert die Top-down-Verarbeitung und somit psychokognitive Prozesse wie die Aufmerksamkeitslenkung.

7.2.2 Die Macht des Körpers: Bottom-up-Verarbeitung

Die Bottom-up-Regulation (Eingeweide → Gehirn) ist reizgesteuert. Sie greift nicht auf vorhandene Gedächtnisinformationen zurück und verläuft ohne Zutun des Bewusstseins. Diese Verarbeitung bezieht sich auf die Informationsverarbeitung vom Stammhirn (unten) zum Neokortex (oben)[139]. Methoden wie die Atempraxis, die aktiv, durch Interozeption, den Körper miteinbeziehen, gehören den Bottom-up-

Methoden an, da sie Abläufe steuern, die durch sehr alte Gehirnregionen kontrolliert werden, die durch das Bewusstsein nicht beeinflusst werden können.

Bewusste Atmung verbessert die Bottom-up-Verarbeitung und beeinflusst die Ausprägung der physiologischen Reaktion.

7.2.3 Atmung als Schnittstelle zwischen Bewusstsein und Körperprozessen

Nutzen wir intentional und bewusst (top-down) unterschiedliche Atemvariationen, können wir nachweislich nur durch Atmung unser Gehirn trainieren und bottom-up die Funktionen des Herz-Kreislauf- und Nervensystems verbessern und unseren Bewegungsapparat stimulieren[3]. Bottom-up hilft die Atempraxis, durch die Stimulation des Nervus vagus auf nicht bewusst steuerbare Verläufe des Nervensystems Einfluss zu nehmen und zum Beispiel die Empfindlichkeit des Sympathikus und der Hypophysen-Nebennieren-Achse (Stressreaktion, siehe S. 92) sowie des Immunsystems und des endokrinen Systems zu beeinflussen. Als Methode kann Atmung also top-down und bottom-up genutzt werden, um den Vagusnerv zu stimulieren. Über den Vagusnerv fördert die Atmung die bidirektionale Verarbeitung im Körper und den Zustand der Erholung. Unterschiedliche Atemtechniken wie zum Beispiel die Resonanzatmung (siehe S. 165) fördern nachweislich die Funktion des Vagusnervs und steigern seine Kapazität, Defensivreaktionen im Nervensystem zu hemmen[133].

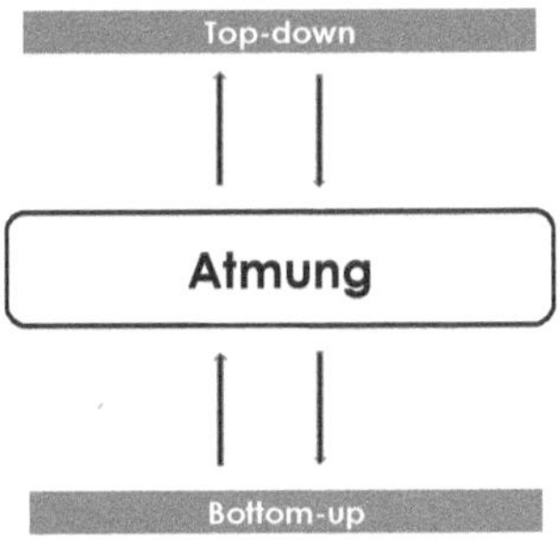

Abbildung 15: Rolle der Atmung in der Top-down- und Bottom-up-Verarbeitung

7.3 Atmung als Schlüssel zur autonomen Regulation: die Polyvagal-Theorie

Die Polyvagal-Theorie (PVT) eignet sich gut, um die Wirkung der Atmung als ein Körperverfahren zu erklären. In der PVT stellt Stephen Porges, Professor für Psychiatrie an der University of North Carolina und Gründungsdirektor des *Traumatic Stress Research Consortium,* dar, wie das Gehirn und das Nervensystem psychische und körperliche Reaktionen erzeugen und bewusste und unbewusste Vorgänge im Körper kontrollieren. Porges erweitert die gängige Definition des autonomen Nervensystems (ANS) (Sympathikus – Parasympathikus) um die Unterteilung des Nervus vagus in den dorsalen, phylogenetisch älteren Vagus-Pfad, der uns in Erstarrung versetzt (DV), und den neueren ventralen Vagus-Pfad, der uns schützt (VV)[66 25]. Die PVT nutzt die drei neuronalen Plattformen ventraler Vagus, dorsaler Vagus und Sympathikus, um die ständigen körperlichen und psychischen Veränderungen und Anpassungen des Organismus an verschiedene Situationen zu erklären. Die Interaktion zwischen den Körpersystemen, dem Gehirn und dem Bewusstsein bildet sich in der Aktivität eines der Bereiche ab. Die Polyvagal-Theorie schlägt Instrumente und Methoden vor, wie zum Beispiel die bewusste Steuerung der Atmung, die auf die Top-down- und Bottom-up-Verarbeitung Einfluss nehmen[3]. Dadurch, dass sie aktiv den Vagusnerv stimulieren, fördern solche Methoden unsere Resilienz.

7.3.1 Die neuronalen Plattformen des Nervensystems

Nach Stephen Porges ist der Zustand des Organismus von der Interaktion zwischen den drei neuronalen Plattformen ventraler Vagus Komplex, dorsaler Vagus-Komplex und Sympathikus abhängig (siehe Abb. 16). Diese drei Plattformen sind hierarchisch gegliedert und haben jeweils eine andere neuronale Reaktion zur Folge. So gilt der ventrale Vagus (VV) als hierarchisch überlegen, da er an den Kortex angebunden ist. Laut Steven Porges ist der VV deshalb der Vagus, der schützt. Er hemmt sowohl den Sympathikus als auch den dorsalen Vagus und fördert das Gleichgewicht zwischen den drei Plattformen. Der VV sorgt dafür, dass der Körper nicht unnötig in Aufruhr gerät. Ist der VV aktiv und der Körper im Gleichgewicht, sind die Schaltkreise im Gehirn aktiv, die mit Zufriedenheit, Empathie und prosozialem Verhalten in Zusammenhang stehen. Der Sympathikus ermöglicht Verteidigung und Flucht und wird aktiv, wenn wir uns verbal oder körperlich verteidigen müssen. Emotionen wie Wut und Angst begleiten die Sympathikusaktivierung. Der Sympathikus hemmt den ventralen und den dorsalen Vagus. Der Körper gerät in Aktivierung und in Stress. Sind die Kapazitäten des Sympathikus erschöpft und die Flucht und Verteidigung nicht mehr möglich, verursacht der dorsale Vagus (DV) durch einen „Shutdown" im Körpersystem die Immobilisierung. Er übernimmt nur bei absolutem Horror die Oberhand. Der dorsale Vagus hemmt sowohl den Sympathikus als auch den ventralen Vagus, denen er unterlegen ist. Das hat zur Folge, dass wir förmlich erstarren.

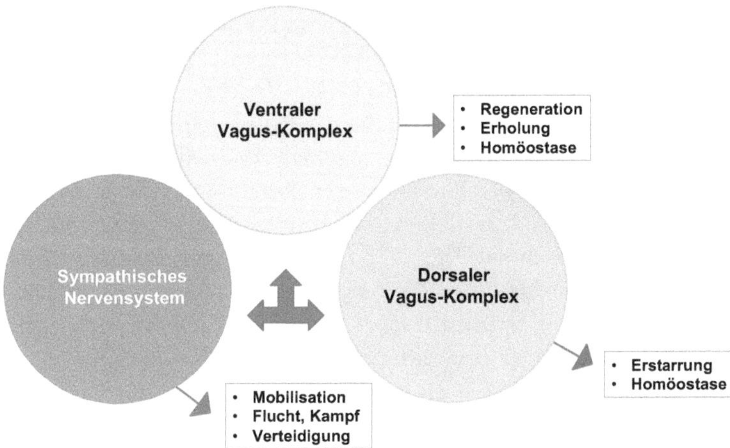

Abbildung 16: Neuronale Plattformen nach Porges (2007)[25]

Atempraxis fördert die Interaktion zwischen dem ventralen und dorsalen Vagus und dem Sympathikus.

Der dorsale, nicht-myelinisierte Vagus

Der dorsale Vagus (DV) ist laut Porges der ältere Vagus-Zweig. Er hat im dorsalen Nucleus (Nucleus dorsalis nervi vagi) des Hirnstamms seinen Ursprung und ist an der Vermittlung der Entspannungsreaktion beteiligt. Seine Nervenfasern besitzen keine Myelinschicht (fett- und eiweißhaltige Schutz- und Isolierschicht der Nervenzellen) und leiten die Informationen langsamer weiter als myelinisierte Nervenfasern. Im Körper kontrolliert der DV vorwiegend die Strukturen unterhalb des Diaphragmas (Zwerchfell). Er verlangsamt den Herzschlag und den Blutkreislauf, verringert die Sauerstoffzufuhr zum Gehirn und verändert nachhaltig die Wahrnehmung und die kognitiven Funktionen. Sein direkter Einfluss auf die Organe unterhalb des Zwerchfells kann eine Überreaktion im Magen-Darm-Trakt verursachen und die Verdauungsprozesse stören. Die Hemmung der „unnötigen" viszeralen Reflexe soll die Sauerstoff- Anforderungen senken, um solange wie möglich das Überleben zu sichern. Je nach Ausprägung der Reaktion kann der DV Bewusstlosigkeit auslösen und er ist Studien zufolge am durch Bradykardie (Herzstillstand) verursachten plötzlichen Kindstod beteiligt[25]. Der DV spielt eine Rolle bei der Verarbeitung traumatischer Erlebnisse und kann bei unkontrollierter Reaktivität den Organismus immer wieder soweit blockieren, dass eine optimale Leistung nicht erbracht werden kann. Physiologische Reaktionen wie kurzzeitige Atemnot, Übelkeit, Dissoziation oder Erstarrung des Körpers werden durch diesen Bereich des Vagus verursacht. Man fühlt sich wie versteinert oder wie in Watte. Der Polyvagal-Theorie zufolge ist das Nervensystem hierarchisch organisiert. Der DV kann durch die Aktivierung des Sympathikus oder des ventralen Vagus, die ihm überlegen sind, gehemmt werden. In Sicherheit unterstützt der dorsale Vagus die Homöostase im Körpersystem.

Atempraxis kann die Überempfindlichkeit des dorsalen Vagus und unwillkürliche Erstarrung und Dissoziation mildern.

Der ventrale, myelinisierte Vagus

Der ventrale, myelinisierte Vagus (VV) ist laut Porges der neuere Vagus-Zweig, der die Organe über dem Zwerchfell kontrolliert. Er hat seinen Ursprung im Nucleus ambiguus und ist überwiegend an Gehirnregionen wie den Kortex angebunden, die mit Wahrnehmung und höheren Denkstrukturen assoziiert sind. Seine Fasern sind myelinisiert. Seine Axone, die langen Nervenfortsätze, sind von einer fettigen Isolier- und Schutzhülle, der Myelinscheide, umgeben (siehe Abb. 11, S. 83), die dafür sorgt, dass Nervenimpulse, die Aktionspotenziale, schnell weitergeleitet werden können und unmittelbar den Herzschlag verlangsamen. Der ventrale Vagus ist direkt an der Regulation des Herzens mitbeteiligt und sorgt bei einer hohen Herzratenvariabilität (HRV, siehe S. 43) dafür, dass sich das Herz immer gut der Belastung anpassen kann. Er gewährleistet somit die Resilienz des Herzens. Ist die HRV niedrig, weist das auf eine unzureichende Involvierung des ventralen Vagus in die Regulation des Herzschlags und innerer Prozesse hin[123]. Eine niedrige HRV gilt als Anzeichen für eine verminderte Resilienz und eine geringere allgemeine Steuerungsfähigkeit[34].

Der VV spielt bei dem Wiedererlangen und Aufrechterhalten der körperinternen Homöostase, also bei der Regeneration nach Stress, eine entscheidende Rolle und ist somit grundlegend an körperlicher Erholung und mentaler Regulation beteiligt. Ein gut funktionierender ventraler Vagus gewährleistet sozusagen die Leistungsfähigkeit des ANS und der anknüpfenden Systeme, des endokrinen Systems und des Immunsystems. Der VV wirkt hemmend auf neurophysiologische Zustände der Defensivsysteme Sympathikus und DV und auf die emotionalen Charakteristika und Verhaltensformen, die mit der Aktivierung dieser Systeme einhergehen. Er beruhigt also die Stressreaktion im Körper. Der ventrale Vagus fördert die Interozeption und den Gleichmut und verbindet das Bewusstsein über die eigenen körperlichen Empfindungen mit der Kapazität zur Selbstregulation. Funktioniert der ventrale Vagus optimal und reguliert er den dorsalen Vagus und den Sympathikus, spricht Porges von Resilienz.

An der Atemarbeit ist der ventrale Vagus direkt beteiligt. Sein Ursprung, der Nucleus ambiguus, ist von dorsalen und ventralen respiratorischen Gruppen des Atemzentrums umgeben, sodass sich Atemfrequenz und -volumen schnell den rückgemeldeten neuen Anforderungen anpassen können. Auch die motorische Komponente des VV ist im Nucleus ambiguus verankert. Die viszerale Homöostase, also das Gleichgewicht im Gewebe (siehe S. 114), die mit der Aktivierung des VV einhergeht, äußert sich in einem entspannten Gesicht, einer ruhigen entspannten Atmung und in spezifischen emotionalen Charakteristika wie Sicherheitsempfinden, Erholung, Ruhe und Ausgeglichenheit. Eine Homöostase im Gewebe gilt als Voraussetzung für optimale Leistung und prosoziales Verhalten[25 123].

Atempraxis fördert die Funktion des ventralen Vagus und stärkt seine Fähigkeit, den Sympathikus und den dorsalen Vagus zu kontrollieren.

7.3.2 Atmung als Weg zu mehr Homöostase

Die Polyvagal-Theorie (PVT) lässt sich gut anwenden, um die Wirkung der Atmung als ein den Körper miteinbeziehendes Verfahren zu erklären. Die bewusst und interozeptiv durchgeführte Atempraxis kann als eine neurophysiologische Übung betrachtet werden, die über den Körper top-down und bottom-up zur Regulation der Plattformen VV, DV und Sympathikus beiträgt. Über unterschiedliche Zugänge wie die Rezeptoren der oberen Nasengänge oder die Fast (FARs, siehe S. 146) und Slow adaptive Receptors (SARs, siehe S. 155) im Endoblast der Lunge stimuliert die Atembewegung die unterschiedlichen neuronalen Pfade des Nervensystems und kann ebenfalls eingesetzt werden, um die Empfindlichkeit des Sympathikus und der Stressachse zu trainieren. Einerseits kann über den ventralen Vagus top-down, also willentlich, der Atemreflex beeinflusst und kontrolliert werden, andererseits ist es bottom-up zum Beispiel durch die Übung des langen Luftanhaltens (siehe S. 219) möglich, die CO_2-Toleranz und die Empfindsamkeit des ventralen und des dorsalen Vagus zu trainieren und die Immobilisation zu vermeiden. Jeder bewusst ausgeführte Atemzug aktiviert ganz gezielt den ventralen Vagus und stärkt die regulatorische Kapazität der neueren Gehirnstrukturen, an die er angebunden ist. Befindet sich der Organismus neuronal in Sicherheit, repräsentiert sich dies in einer Homöostase zwischen diesen drei Plattformen (Abb. 16, S. 103).

Der freie Wille kann nicht entscheiden, wann ein Zustand im Nervensystem ausgelöst wird und wann er aufhört. Das Nervensystem hat durch frühere Erfahrungen gelernt, mit bestimmten Anpassungsreaktionen zu antworten. Und: es reagiert auf Veränderungen automatisch mit einer Anpassung der Atemfrequenz und -tiefe (siehe Abb.17). Wenn wir nun unser Nervensystem mittels Atmung top-down stimulieren, organisiert es sich innerhalb bestimmter Grenzen kurz- und langfristig neu. Es passt sich an die Atempraxis an und antwortet mit strukturellen Veränderungen und stärkeren Synapsen (vgl. Neuroplastizität, siehe S. 79). Diese Anpassungsfähigkeit ist nicht unbegrenzt. Alter, individuelle neurobiologische Faktoren und der Umfang des Trainings entscheiden über die individuelle Anpassungsfähigkeit. Denn jedes Nervensystem ist anders und passt sich anders an die neue Praxis an. Eine bewusste Atmung hilft dem NS, die neuronale Verarbeitung auf der Makro- und auf der Mikroebene den Umständen besser anzupassen. Durch die Veränderung innerer neuronaler Strukturen, die Fühlen, Denken und Verhalten kontrollieren, hilft sie sowohl dem Körper als auch dem Geist, unerwartete Ereignisse, Probleme und Stress besser zu meistern.

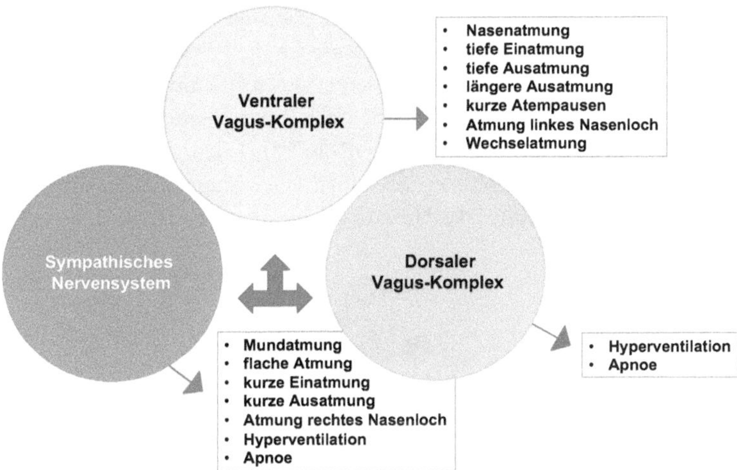

Abbildung 17: Atmung und die neuronalen Plattformen VV – DV – Sympathikus

---

Atempraxis ist eine kognitive und eine neuronale Übung, die allen Bereichen des Nervensystems hilft, optimal zu funktionieren.

---

8 VAGUS-GESUNDHEIT:
DIE SECHS SÄULEN DER ATEMPRAXIS

Die Praxis unterschiedlicher Atemvariationen beeinflusst das zentrale und das autonome Nervensystem. Das Ziel der Atempraxis ist es u. a., das Nervensystem optimal durch verschiedene Zugänge zu stimulieren. Nach intensiver Lektüre der Fachliteratur möchte ich die Wirkmechanismen der achtsamkeitsbasierten Atempraxis in sechs Säulen zusammenfassen: Intention, Aufmerksamkeit, Interozeption, Achtsamkeit/Meditation, Technik/Methode und Psychoedukation (siehe Abb. 18). Jede dieser sechs Säulen verfolgt eine andere Zielsetzung und nutzt einen anderen Weg, um über den Vagusnerv das Gehirn, das Herz und den Körper zu erreichen.

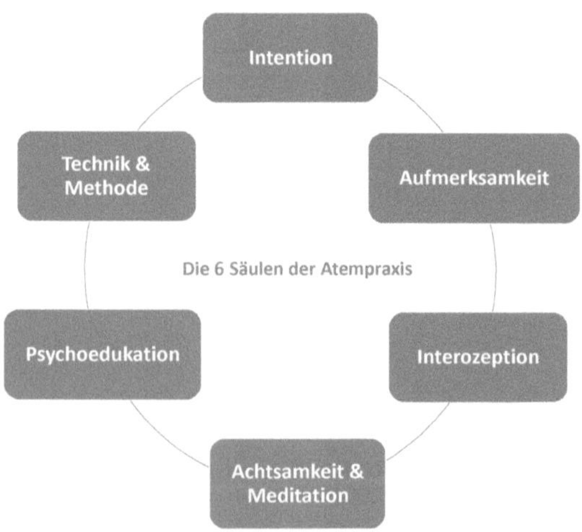

Abbildung 18: Die sechs Säulen der Atempraxis

Die Intention und der Aufmerksamkeitsfokus als die ersten beiden Säulen der Atempraxis bringen uns überhaupt erst zur Praxis. Sie stärken die Netzwerke des Kortex, die langfristig über unsere Selbstkontrolle und Aufmerksamkeitsfähigkeit entscheiden. Die Interozeption (3) (das Fühlen der Körperlichkeit) sowie die Achtsamkeit und die Meditation (4), die darauf folgen, stärken insuläre und ventromediale Netzwerke, die mit Körperbewusstsein und den interozeptiven Empfindungen in Zusammenhang stehen. Zusammen mit dem Kortex beruhigen sie die limbischen Strukturen, die unsere Emotionen verursachen. Die korrekte Atemtechnik (5) regt genau die Rezeptoren im Gewebe an, die, je nachdem wie wir atmen, angeregt werden sollen. Das Wissen um die physiologischen Hintergründe und um die Technik, also die Psychoedukation (6), hilft, bewusster und technisch korrekt zu atmen. Das in der Psychoedukation erworbene Wissen veranschaulicht was je nach Atmung in unserem Körper, Gehirn und Nervensystem passiert, und motiviert uns zum Weiterüben. Alle Bereiche sind wichtig, um das Ziel der Praxis, die Verbesserung der Top-down- und Bottom-up-Verarbeitung zwischen Gehirn, Herz und Körper zu erreichen.

Die sechs Säulen der Atempraxis sollen, durch die Darstellung unterschiedlicher Wirkmechanismen helfen, die sich selbst erlegten (Atem-)ziele zu erreichen und die gewünschten psychophysiologsichen Veränderungen an sich selbst bewusst zu erleben.

8.1 Säule 1

Die Entscheidung zur Übung – die Intention innerhalb der Atempraxis

Die Intention ist eine willentliche Regung, die top-down, also durch das Bewusstsein, zustande kommt. Bei allem, was wir tun, spielt unsere Intention eine Rolle. Intention beschreibt einen Vorsatz oder eine Absicht, etwas zu tun. Innerhalb der sechs Säulen der Atempraxis ist die Intention zur Praxis die erste und die wichtigste Säule. Die Intention steht in einer direkten Verbindung zur Motivation und sorgt dafür, dass wir uns bewusst dafür entscheiden, eine bestimmte Handlung oder Praxis in unserem Alltag zu etablieren. Ohne eine Intention kommt es gar nicht erst zur Übung. Die Intention sorgt auch dafür, dass wir diszipliniert weiterüben, um unser Ziel zu erreichen. Diese Disziplin ist gerade zu Beginn der Atemarbeit sehr wichtig, bis sich die Praxis als Routine in unserem Alltag etabliert hat. Aus der Sicht der Polyvagal-Theorie nach Prof. Steven Porges (siehe S. 102) fördert die Intention direkt den ventralen Vagusnerv und die an ihn anknüpfenden höheren Gehirnregionen, die niedere Bereiche im Gehirn hemmen und alle psychophysiologischen Anpassungsprozesse im Körper regulieren. Das bedeutet auch, dass mit dem Praxisverlauf die inneren Widerstände abnehmen und die Praxisroutine automatischer ablaufen kann. Die Intention zur Praxis ist der nötige Reiz, der dafür sorgt, dass sich neue Nervenzellen und auch neue Verknüpfungen zwischen den einzelnen Bereichen in unserem Gehirn ausbilden können und dass unerwünschte Nervenverbindungen, die mit unerwünschten Emotionen und unerwünschtem gewohnheitsmäßigem Verhalten in Verbindung stehen, immer inaktiver werden. Ohne Intention ist dieser neuronale Umbau nicht möglich[140].

Die Intention zur Praxis stärkt höhere Hirnstrukturen und fördert Willen und Motivation.

8.2 Säule 2

Fokussiert sein – die Aufmerksamkeit innerhalb der Atempraxis

Die zweite Säule der Atempraxis ist unser Aufmerksamkeitsfokus, also die Fähigkeit, den Geist auf einen Gegenstand oder Objekt auszurichten und dort ruhen zu lassen, hier auf der Atmung. In der Atempraxis ist die Aufmerksamkeitsausrichtung und die Intention, nicht mit den Gedanken abzuschweifen, sondern „bei der Sache zu bleiben", ein wichtiger Aspekt der Übung. Damit ist keineswegs gemeint, dass wir nicht abschweifen *dürfen*. Der Geist ist nicht still. Vielmehr sollen wir wahrnehmen, wenn unsere Gedanken unsere Aufmerksamkeit von der Atempraxis abziehen, und bewusst üben, die Aufmerksamkeit immer wieder weg von den Gedanken hin zur Atmung auszurichten. Dieses Hinwenden der Aufmerksamkeit zur Atmung entzieht dem Default-Mode-Netzwerk (siehe S. 69), das mit dem Gedankenwandern in Verbindung steht, die neuronale Energie und begünstigt die Aktivierung der neuronalen Strukturen in unserem Gehirn, die unsere

Wahrnehmung, unsere Emotionen und unser Verhalten steuern. Das Ziel der Aufmerksamkeitslenkung ist es auch, wahrzunehmen, welche Gedanken welche körperlichen und emotionalen Zustände in uns verursachen, und ihnen die Aufmerksamkeit, also die innere Energie, immer wieder bewusst zu entziehen. Die Energie folgt rein biologisch immer der Aufmerksamkeit. Das Halten der Aufmerksamkeit auf der Atmung bedeutet, die neuronale Energie im Körper bestmöglich zu bündeln. Durch das regelmäßige Üben werden die neuronalen Schaltkreise des Gehirns gestärkt, die uns dazu verhelfen, unsere Aufmerksamkeit im Hier und Jetzt zu halten. Lassen wir innerhalb der Atempraxis unseren Gedanken ungehindert freien Lauf, verfestigen sich lediglich die neuronalen Schaltkreise, die mit den gewohnten, meist destruktiven Gedanken und Emotionen in Verbindung stehen. Atmung bietet sich rein physiologisch als Objekt an, die Aufmerksamkeit zu fokussieren und die Konzentration zu trainieren. Im Gehirn sind Atmung und Aufmerksamkeit anatomisch über ein kleines Kerngebiet, den Locus coeruleus, verbunden und beeinflussen sich darüber gegenseitig.

Atempraxis fördert die Aufmerksamkeitsleistung und die Fähigkeit zur Konzentration.

8.2.1 Verknüpfung von Atmung und Aufmerksamkeit: Locus coeruleus

Die Atmung beeinflusst die Aufmerksamkeit und die Aufmerksamkeit beeinflusst die Atmung. Rein anatomisch ist die Atmung als Prozess im Gehirn über ein Kerngebiet – den Locus coeruleus (LC) – an die Aufmerksamkeit, das Bewusstsein und höhere Denkstrukturen wie den Kortex geknüpft[141]. So sorgt der LC dafür, dass uns der meist unbewusste Atemreflex bewusst wird, wenn wir zum Beispiel unter Wasser nicht genug Luft bekommen oder wenn Rauch in unsere Nase eindringt. Der LC enthält die größte Anzahl der noradrenergen Nervenzellen im zentralen Nervensystem, die je nach Bedarf die Noradrenalinausschüttung und die Anspannung im Körper ankurbeln. Noradrenalin ist ein Neurotransmitter, der unterschiedliche Prozesse wie den Schlaf-wach-Zyklus, die Erregung im Kortex und auch die Entscheidungsfindung steuert. Je nachdem, was wir bewusst oder unbewusst wahrnehmen, veranlasst dieses kleine Kerngebiet eine entsprechende Noradrenalinsekretion und eine spürbare körperliche Reaktion. Noradrenalin ist ein Hormon, welches vor allem dann ausgeschüttet wird, wenn der Sympathikus die Oberhand gewinnt. Es aktiviert den Körper, erhöht Herzschlag und Atemfrequenz und verstärkt den Fokus. Die durch den LC erzeugte physiologische Erregung breitet sich im gesamten neuronalen und nicht-neuronalen Körpergewebe aus. Sie gilt als der wichtigste Modulator der Emotion und der Interozeption[101 144]. In Abhängigkeit davon, ob der Parasympathikus oder der Sympathikus die Oberhand hat, variiert der Tonus im LC die Noradrenalinausschüttung und die Atmung.

Die Verbindung zwischen der Atmung, der Noradrenalinausschüttung und dem Bewusstsein nutzen wir in der Atempraxis. Durch das regelmäßige, bewusste Halten der Aufmerksamkeit auf der Atmung stimulieren wir den LC, was bewirkt, dass dieser durch die Anpassung seines Tonus und der Noradrenalinsekretion dafür sorgt, dass das Gehirn optimal, den Umständen entsprechend stimuliert werden kann und entsprechende Netzwerke aktiviert. Beim Atmen bewegt sich und schwingt der Körper. Der LC passt die Noradrenalinausschüttung den atembedingten Schwingungen (Oszillationen) des Gehirns und des Körpers an. Verändern wir bewusst den Atemrhythmus und die Atemtiefe, beeinflussen die Atembewegung die Oszillationen im gesamten Organismus und darüber rückwirkend die Noradrenalinsekretion. Über den Einfluss auf den LC und auf die Noradrenalinausschüttung wirkt sich die Atempraxis positiv auf die Intensität und Dauer der Stressreaktion (siehe S. 92) und auf die Emotionen aus. Ist der Atem ruhig, tief und entspannt, kann sich der Zustand im Nervensystem und im Gewebe dem Atemrhythmus anpassen. Die alten Yogaschriften schreiben bereits: „Ist der Atem still, ist der Geist still" (Hatha Yoga Pradipika, 14. Jh.). Richten wir wie in der Atembeobachtung aktiv die Aufmerksamkeit weg von dem, was uns stresst, hin zur Atmung, entziehen wir der Stressreaktion die physiologische Energie. Wenden wir unseren Fokus vollständig der Atmung zu, riechen, hören, schmecken und spüren wir den Atem, übernimmt der Kortex die Kontrolle und mit ihm der ventrale Vagus, der die Stressachse hemmt. Die Stressreaktion kann sich beruhigen. Atempraxis trainiert den LC und die Stressachse und macht beides weniger sensibel. Das bedeutet, dass der Körper mit der Zeit physiologisch weniger stark auf unangenehme Stressreize reagiert. Der ganze Organismus wird ausgeglichener und resilienter.

Atempraxis wirkt sich positiv auf den Tonus des Locus coeruleus, auf die Ausschüttung des Noradenalins und die Ausprägung der Stressreaktion aus.

Praxis 1. Die Atmung im Alltag bewusst beobachten

Praxis 1

Wir können die Funktion des Locus coeruleus und die Aufmerksamkeit im Alltag zwischendurch trainieren, indem wir die Aufmerksamkeit auf die Atmung richten. Was auch immer wir gerade tun, wir können einen Augenblick verweilen und uns unserer Atmung bewusst werden, indem wir sie mit allen Sinnen wahrnehmen:

- Die Bewegungen der Ein- und der Ausatmung im Körper beobachten.
- Den Luftstoß an der Nasenspitze spüren.
- Bewusst erfahren, dass die Luft sich an der Nasenspitze beim Einatmen kühler und beim Ausatmen wärmer anfühlt.
- Den Atem bewusst riechen.
- Wahrnehmen, wie die Luft die oberen Nasengänge streift, wo die Rezeptoren sitzen.
- Die Atemluft schmecken, wenn sie den Gaumen und den Rachen durchquert.

Wir versuchen also, einige Momente lang so viele Sinne wie möglich auf den Atemprozess auszurichten. Das „Sich-des-Atems-bewusst-Werden“ kann im Alltag mit offenen Augen zu jeder beliebigen Zeit immer wieder geübt werden. Es hilft uns, uns zu zentrieren und einen klaren Kopf zu bewahren.

8.3 Säule 3

Spüren und Wahrnehmen lernen – die Interozeption in der Atempraxis

Da das Atmen ein körperlicher Akt ist, sind das Spüren und das Wahrnehmen der Körperlichkeit (Interozeption) ein Bestandteil der Übung. Definiert wird die Interozeption als Wahrnehmung und Kontrolle des homöostatischen Zustands des viszeralen Körpers, also des Gleichgewichts im Gewebe[142]. Die Bedeutung der Homöostase im Gewebe für körperliche und psychische Prozesse wurde erstmalig im Jahre 1859 durch den französischen Arzt, Pharmakologen und Experimentalphysiologen Claude Bernard (1813–1878) als „das Konzept des inneren Milieus" beschrieben.[143] Dieses Konzept gilt bis heute als Grundpfeiler der modernen Physiologie des Menschen. Bernard identifiziert in seiner Arbeit ein Set physiologischer Parameter, die den normalen internen Zustand im Körper bestimmen[144]. Die Unveränderlichkeit des inneren Milieus ist nach Bernard die Voraussetzung des freien Lebens. Der Körper als System ist demnach immer bestrebt, diesen inneren Zustand, später Homöostase genannt, durch bewusste und unbewusste Anpassungsprozesse aufrechtzuerhalten.

Im Jahr 1906 veröffentlichte der Neurophysiologe Charles Sherrington seine zwanzigjährige Forschungsarbeit über interozeptive Verarbeitung. Als „interoceptive" beschrieb Sherrington die Arbeit neuronaler Rezeptoren, die in allen Körperbereichen vorzufinden sind und viszerale Reize, die aus dem Gewebe kommen, verarbeiten[145 373]. Diese Rezeptoren analysieren laut Sherrington den physiologischen Zustand im gesamten Gewebe. Je nach Aktivierung oder Entspannung erzeugen sie eine entsprechende körperliche Reaktion. Sherrington trug durch seine Arbeit maßgeblich dazu bei, wie wir heute die Funktion des zentralen und des autonomen Nervensystems verstehen. Später wurde der durch Bernard und Sherrington beschriebene innere physiologische Zustand von Cannon (1915) als Homöostase (Gleichgewicht) bezeichnet.

Die Homöostase ist der Vorgang, durch den unser Körper die für das Überleben wichtigen konstanten Bedingungen in seinem Inneren aufrechterhält. Dieses Gleichgewicht im gesamten Körpergewebe entsteht durch den Gleichklang der Schwankungen aller physiologischen Parameter. Alles im Organismus vibriert auf der Makro- und der Mikroebene und beeinflusst sich gegenseitig. Verändert sich der sensible innere Zustand, können Krankheiten die Folge sein[145]. Das interozeptive Wahrnehmen dient der Aufrechterhaltung dieser hochsensiblen inneren

Homöostase. Durch das bewusste Erleben und durch das „wahrnehmende Nervensystem“ erleichtert die Interozeption die Anpassung des Körpers an nicht kontrollierbare Umstände[124]. Unser Nervensystem nimmt bereits unterhalb der Bewusstseinsschwelle wahr, ob wir uns in Gefahr oder in Sicherheit befinden und reagiert entsprechend[25]. Durch Interozeption wird es fortwährend top-down (Gehirn-Eingeweide) und bottom-up (Eingeweide-Gehirn) über den Zustand des Körpergewebes informiert. Deshalb ist Interozeption essenziell, wenn es darum geht, eine Brücke zwischen der Top-down- und der Bottom-up-Verarbeitung herzustellen. Die Interozeption ist direkt an die bewusste Wahrnehmung von externen Sinneseindrücken durch unsere Sinnesorgane, also an die Exterozeption, geknüpft.

Die Exterozeption umfasst vor allem das bewusste Erleben von allem, was unsere Sinne im Körper und in der Außenwelt wahrnehmen (sehen, riechen, schmecken, hören und mit der Haut fühlen). Interozeption und Exterozeption sind funktionell über Rezeptoren verbunden. Einige Sinnesempfindungen wie zum Beispiel Temperatur oder Schmerz beziehen sowohl interozeptive als auch exterozeptive Systeme mit ein[146]. Außerdem verändert sich, je nachdem, was unsere Sinnesorgane wahrnehmen, der Zustand im Körpergewebe. So wird zum Beispiel unser akustischer Sinn, das Ohr, unsere innere Ruhe plötzlich und gründlich aus dem Gleichgewicht bringen, wenn uns ein lauter Knall oder sonstige Störgeräusche erschrecken. Ein sanfter Lavendelöl-Duft, der durch unseren olfaktorischen Sinn, also durch die Nase, verarbeitet wird, beruhigt den inneren Aufruhr und entspannt uns.

In der Atmung als Prozess umfasst die Interozeption Empfindungen wie Lufthunger, Veränderungen der Atemfrequenz und Atmungsanstrengungen. Das Spüren und Wahrnehmen der körperlichen Atembedürfnisse ist überlebenswichtig. Damit ist zum Beispiel unsere Fähigkeit gemeint, intuitiv nicht einzuatmen, wenn unser olfaktorisches Zentrum im Gehirn den Geruch einer Bedrohung in der Umgebungsluft entdeckt. Die atembezogenen Sensationen werden zwischen den Kernen des Atemzentrums im Hirnstamm und den Lungen über zwei wichtige Nervenbahnen übertragen: über den Vagusnerv und über die phrenischen Nerven, die das Zwerchfell steuern[139]. Aufgrund dieser anatomischen Verbindung können sowohl der Vagusnerv als auch die phrenischen Nerven über Änderungen der Atemfrequenz und -tiefe bewusst stimuliert werden. Im Gehirn lässt sich die Interozeption bei

Säugetieren zuerst im Bereich der dorsalen posterioren Insula (siehe S. 66) messen, die mit Körperempfindungen wie Schmerz, Temperatur, Jucken, Berührung, muskulären und viszeralen Empfindungen, Hunger, Durst und Hunger nach Luft assoziiert wird. Bei Menschen ist während der Interozeption die Aktivität in der rechten anterioren Insula erhöht, die mit dem Wahrnehmen des Körpers als ein materielles Selbst und mit emotionaler Selbstwahrnehmung in Zusammenhang steht[145]. Das psychologische Konstrukt der Emotion hat im Gehirn eine körperliche Komponente.

8.3.1 *Die Wissenschaft des Verbundenseins von Körper und Geist*

Viele Jahrhunderte lang wurde die Frage, ob Körper und Geist eine Einheit bilden oder getrennte phänomenologische Konstrukte sind, in unterschiedlichen philosophischen Ansätzen diskutiert. Der Körper galt als vom Geist getrennt. Der Geist stand über dem Körper und wurde als vom Körper unabhängig und als überlegen betrachtet. So trennte zum Beispiel René Descartes (1596–1650) strikt zwischen körperlichen und psychischen Prozessen: „Die Innenwelt des Bewusstseins und Denkens (res cogitans) und die äußere, materielle, ausgedehnte Welt (res extensa) sind zwei nicht vergleichbare Wirklichkeiten und Substanzen." Diese radikale Trennung zwischen den mechanischen Aspekten des Körpers und den mentalen Qualitäten des Geistes begründete er mit dem tausendfach zitterten Satz: *„Cogito ergo sum – Ich denke, also bin ich"*[147] [148]. Dabei war er nicht der Einzige, der sich zu der damaligen Zeit mit diesem Thema auseinandersetzte. Zeitgleich postulierte der weniger bekannte Philosoph, Politiker und Wissenschaftler Thomas Hobbes (1588–1679) eine ganz andere Sicht auf Körper und Geist. Im Gegensatz zu Descartes waren für Hobbes schon damals sowohl der Körper als auch der Geist materielle Instanzen. Gedanken, Gefühle und Bewusstsein sah der Wissenschaftler als physikalische Phänomene, was sie kausal erklärbar machte.

200 Jahre später erkannten der Psychologe, Philosoph und Begründer der amerikanischen Psychologie William James (1842–1910) die Bedeutung innerer, interozeptiver Prozesse für das Fühlen. William James sah Emotionen als das Ergebnis körperlicher Veränderungen. Phänomene wie Herzschlag, Atmung und Muskelanspannung und die Wahrneh-

mung dieser körperlichen Veränderung bilden nach James die Grundlage für das Emotionserleben[149]. Seine Beobachtungen veröffentlichte er im Jahr 1884 in der viel zitierten Schrift: „What is an emotion“[150]. Zeitgleich befasste sich der weniger bekannte Begründer der James-Lange-Theorie, der dänische Arzt und Physiologe Carl Lange (1834–1900) mit den Emotionen im Körper. Lange interessierte sich in seiner Forschung für die Rolle der Gefäßanspannung in Abhängigkeit von einer bestimmten Emotion. Er stellte fest, dass sich je nach Emotion die Kontraktion im Gefäßsystem verändert, was u.a. dazu führt, dass das Herz schneller oder langsamer schlägt und sich die Hautfarbe und Körpertemperatur verändert. Die Verarbeitung dieser körperlich wahrnehmbaren Reaktion verursacht auch nach Lange eine emotionale Reaktion im Gehirn und das Äquivalent im Bewusstsein. Sein im Jahre 1885 veröffentlichter Ansatz „Om Sindsbevægelser“[151](1885) (auf Deutsch: Über die Gemütsbewegungen) beschreibt emotionale Erfahrungen als das Ergebnis einer körperlichen Reaktion auf Reize. Die Ansätze von James und Lange wurden aufgrund ihrer Gemeinsamkeiten um 1884/1885 zu der James-Lange-Theorie von Emotionen zusammengefasst und veröffentlicht. Die James-Lange-Theorie gilt als eine der ersten wissenschaftlichen Theorien zur Erklärung von Emotionen. Vereinfacht dargestellt beschreibt sie die Emotionsentstehung wie folgt:

James-Lange-Theorie

Reiz (Schlange) → körperliche Reaktion (Herzschlag)
→ Verarbeitung durch das Gehirn → Wahrnehmung der Reaktion
→ Emotion → zum Beispiel Angst

Nicht die Angst verursacht den Herzschlag, sondern das Bewusstsein über die Veränderung im Körper erzeugt die Angst[152].

Im Jahre 1994 veröffentlichte der Neurowissenschaftler und Autor Antonio Damasio das Buch „Descartes' Irrtum“ und setzte Descartes' *„Ich denke, also bin ich.“* den Grundsatz *„Ich fühle, also bin ich.“* entgegen. In seinem Buch beschreibt der Wissenschaftler das menschliche Denksystem als eine neuere Erweiterung des ursprünglichen autonomen Nervensystems und als unmittelbar an den Körper geknüpft. „Du hast ein Selbstempfinden, weil dein Gehirn eine ständig aktualisierte Landkarte der inneren Zustände deines Körpers erstellt.“[153]. Damasio verdeutlicht, wie Gedanken körperliche Veränderungen verursachen, und zeigt auf, dass der Körper unmittelbar am Fühlen und am Denken beteiligt ist und beides sogar unterhalb der Bewusstseinsschwelle – nur durch Interozeption – auslösen und beeinflussen kann. Die Rolle des Körpers im Denken und im Fühlen beschreibt er in dem Konzept der Körperlandschaft: Die Körperlandschaft ist laut Damasio das fortlaufende neuronale Abbild des inneren Zustandes des Körpers im Gehirn. Es passt sich stetig den Informationen an, welche bottom-up von Körper und top-down vom Bewusstsein und den Sinnesorganen an das Gehirn gesendet werden. So verändert sich, je nachdem welche Informationen über den Zustand der inneren Organe, des Kreislaufs oder der Muskulatur empfangen werden, oder je nachdem, was wir tun und wahrnehmen, die im Gehirn repräsentierte Körperlandschaft. Diese Körperlandschaft erzeugt nach Damasio das subjektive Abbild einer Emotion. Emotionen sind in diesem Zusammenhang komplexe automatische und messbare körperliche Reaktionen auf Reize wie Schwitzen oder Herzrasen. Sie sind reflexartig und unbewusst.

Erst als eine körperliche Empfindung, in Form eines Gefühls, treten sie ins Bewusstsein[154]. Das als Gefühl wahrgenommene interozeptive Empfinden spiegelt nach Damasio die physiologische Kondition im gesamten Körper wider (Anspannung oder Entspannung), die in einem bestimmten Moment vorherrscht. Als Gefühl bezeichnet der Neurowissenschaftler die bewusste Wahrnehmung der körperlichen Reaktion. Diese Reaktion (Gefühl) informiert sowohl über den inneren Zustand des Körpers als auch über die vorherrschenden Umwelteinflüsse. Die Wahrnehmung und Beurteilung der eigenen Körperlandschaft führen zu Gefühlen wie Angst, Freude oder Schmerz. Das Empfinden dieser Gefühle fördert entsprechende Gedanken. So wird ein frisch erlebter Trennungsschmerz wahrscheinlich körperliches Unwohlsein verursachen und kummervolle Gedanken nach sich ziehen, die Geburt eines Kindes hingegen freudvolle. Die interozeptiven körperlichen Signale, die sogenannten somatischen Marker, beeinflussen Emotionen und Gefühle und dadurch alle wichtigen Denk- und Entscheidungsprozesse[154]. Für Damasio sind Gedanken das Ergebnis des Zusammenspiels von Körper und Geist. Sie entstehen durch die Verknüpfung sensorischer Informationen aus der Umwelt, interozeptiver Informationen über den Zustand des Körpers und höheren kognitiven Prozessen wie Gedächtnis und Aufmerksamkeit. Damasio spricht von „Körperlandschaft", da der ganze Körper auf Gedanken reagiert[153 154].

Und genau das ist das Problem. Ohne es zu merken, verursachen wir durch die Art, wie wir denken, messbare physiologische Veränderungen in unserem Organismus. Unterhalb der Bewusstseinsschwelle und bewusst werden wir von Gedanken geradezu überflutet. Meist spulen wir dabei immer wieder die gleichen Inhalte ab, die in manchen Fällen eine erwünschte physiologische Reaktion in uns nach sich ziehen, zum Beispiel Freude und Entspannung. Meistens jedoch ist das Gegenteil der Fall. Negative, durch Alltagsstress und Probleme provozierte Gedankenschleifen verursachen unangenehme körperliche Begleiterscheinungen und die entsprechenden Gefühle. Wie aber schaffen wir es, die stetig diskutierende Stimme im Kopf zu beruhigen und unsere Gedanken in die richtige Richtung zu lenken?

Eine gerichtete und interozeptiv durchgeführte Atempraxis kann hier rein physiologisch Abhilfe schaffen. Sie verändert auf unterschiedlichen Wegen die im Gehirn repräsentierte Körperlandschaft und fördert durch die Praxis der Aufmerksamkeitslenkung der Interozeption und der Achtsamkeit langfristig das urteilsfreie Denken. Letzteres ist insofern wichtig, als Urteile von sich selbst oder von anderen die Stressachse aktivieren und negative Emotionen und Gedanken auslösen. Innerhalb der Atempraxis haben der Einsatz des Körpers und das Spüren der Körperlichkeit zum Ziel, die emotionale Reaktion im Körper bottom-up durch die körperliche Übung langfristig zu normalisieren. Wenn sich eine bestimmte Emotion beruhigt, entspannt sich der Körper. Die unterschwellig ablaufenden neuropsychologischen Prozesse normalisieren sich und die durch die Emotion provozierten Gedanken nehmen ab. In diesem Buch wird nicht, wie zum Beispiel bei Damasio, zwischen den Konstrukten Emotion und Gefühl unterschieden. Der hier verwendete Emotionsbegriff bezieht sowohl die Reaktion im Körper als auch die bewusste Wahrnehmung dieser Reaktion und ihre Interpretation mit ein.

Je besser die Fähigkeit zur Interozeption, umso besser die Fähigkeit zur Impuls-, Emotions- und Gedankenkontrolle.

8.3.2 *Interozeption in der Atempraxis*

Das Spüren und Wahrnehmen körperlicher, psychischer und atembezogener Empfindungen sind innerhalb der Atempraxis aus unterschiedlichen Gründen von Bedeutung. Einerseits ermöglicht Interozeption das Einschätzen der eigenen Grenzen, zum Beispiel beim Praktizieren des Luftanhaltens, und zeigt deutlich auf, wie der Atemreflex und der Körper auf bestimmte Praktiken reagieren. Andererseits werden durch unterschiedliche Atemtechniken Emotionen frei, die durch Interozeption besser wahrgenommen und eingeschätzt werden können. Das Spüren und Wahrnehmen dieser Emotionen und ihrer Wirkung im Körper ist eines der Ziele der Praxis. Es gilt als Grundlage für das Erleben und die Kontrolle der Emotionen[155]. Wir alle spüren unsere Emotionen im Körper. Unsere Hände werden nass, wir fangen an zu schwitzen, das Herz klopft schneller, der Atem stockt. Das systematische und regelmäßige Nachinnenwenden der Aufmerksamkeit und die Interozeption können helfen, über den Körper die Emotionen besser zu spüren und einzuschätzen und so festgefahrene Gedankenstrukturen zu erkennen. Wenn wir wissen, welche Gedanken wir regelmäßig abspulen und wie sie sich im Körper anfühlen, bzw. welche inneren Reaktionen sie verursachen, können wir sie nach und nach mithilfe von Bewusstsein und Willen verändern. Durch den Atemrhythmus modifiziert die Atmung die Schwingungen im Gehirn und im Körper. Sie fördert durch die Zusammenführung von Körper und Bewusstsein die Top-down- und Bottom-up-Verarbeitung ebenso wie die Interozeption[156]. Es wird angenommen, dass, je besser wir die interozeptiven Informationen aus unserem Körper deuten können, wir umso besser unsere Impulse und Emotionen regulieren können. Die Zusammenführung von Körper, Bewusstsein und Verhalten in der Atempraxis hilft dem Gewebe, die durch den Stress im Körper verursachten Defizite wieder auszugleichen. Diverse Untersuchungen zur Interozeption als einem verbindenden Glied zwischen dem Körper und der Psyche zeigen auf, dass die Verarbeitung innerer Körpersignale maßgeblich die Entstehung und die Regulation von unseren Emotionen steuert[157].

Zu Beginn der Praxis und bei schlechter Stimmung kann die intensive Interozeption unbeabsichtigt dazu führen, dass sich durch den Fokus auf das Innenleben negativ gefärbte, grüblerische Gedanken einschleichen. Erst mit zunehmender Achtsamkeits- und Atempraxis lernen Praktizierende mehr Gedanken- und Aufmerksamkeitskontrolle.

Die Übung der Interozeption während der Atempraxis verstärkt die positiven Effekte der Praxis.

8.4 Säule 4

Das Hier und Jetzt – die Achtsamkeit in der Atempraxis

In der Übung der Interozeption spielt die Achtsamkeit als die vierte Säule der Atempraxis eine entscheidende Rolle. Die Einübung der Achtsamkeit in der Atempraxis führt dazu, dass wir interozeptive, innere körperliche Empfindungen und Signale sensibler und differenzierter wahrnehmen. Wenn wir Atemtechniken interozeptiv, mit nach innen gewandter fokussierter Aufmerksamkeit, achtsam praktizieren, werden durch den Fokus die Netzwerke um die Insula (siehe Seite 66) angeregt, die die Fähigkeit zur Interozeption noch zusätzlich fördern. Auch unsere Fähigkeit zur Exterozeption nimmt durch achtsame Atempraxis zu: Wir werden empfindsamer gegenüber Berührungen sowie Druck, Vibrations- und Temperaturänderungen an der Körperoberfläche. Die Verbesserung der Intero- und Exterozeption ist vor allem durch die Zunahme der Aktivität im somatosensorischen Kortex und im vorderen Inselkortex der rechten Gehirnhälfte erklärbar. Der somatosensorische Kortex ist ein Bereich der Großhirnrinde, der die Signale der Haut, der Muskulatur und der Druck- und Gelenkrezeptoren empfängt und verarbeitet. Durch eine regelmäßige Einübung der Achtsamkeit, zum Beispiel in der Atempraxis, steigen die Aktivität und somit auch die Funktionalität dieser Hirnabschnitte[89].

8.4.1 Die Grundlagen der Atemachtsamkeit

Die Praxis der Atemachtsamkeit ist in allen Kulturen zu finden. Die achtsame Beobachtung der Atmung, Atemmeditation und andere Atemformen, die mit nach innen gewandter Aufmerksamkeit geübt werden, können als achtsamkeitsbasiert betrachtet werden. Innerhalb der nach innen gewandten Atempraxis werden wir mit diversen inneren

Phänomenen konfrontiert. Die Achtsamkeit hilft uns wahrzunehmen, mit welchen Gedanken wir uns immer wieder plagen und welche Emotionen wir durch sie spüren. Sie hilft uns auch, diese Phänomene durch unser Bewusstsein zu verändern. Je nachdem, was wir denken, uns vorstellen oder mit unseren Sinnen wahrnehmen, verändert sich der innere Zustand in unserem Körper. Die Achtsamkeit hilft uns, diese Veränderung wahrzunehmen. Beobachten wir zum Beispiel achtsam unseren Atem, wird es möglich, destruktiven Gedanken und Emotionen die Aufmerksamkeit und somit die Energie zu entziehen. Achtsamkeit spielt innerhalb aller sechs Säulen der Atempraxis eine große Rolle. Von der Intention bis zur Technik soll jede einzelne Übung und die Beobachtung der Effekte zwischen den Übungen voller Achtsamkeit praktiziert werden.

Achtsamkeit innerhalb der Atempraxis fördert den neuronalen Umbau.

8.4.2 Achtsamkeit und die allgemeine psychische Gesundheit

„Achtsamkeit bedeutet, auf eine bestimmte Weise aufmerksam zu sein: bewusst, im gegenwärtigen Moment und ohne zu urteilen.“[158](Kabat-Zinn, 1985)

Achtsamkeit als psychologisches Konstrukt ist mittlerweile sehr gut erforscht. Diverse Arbeiten von zum Beispiel Jon Kabat-Zinn, dem Begründer des Programms Mindfulness-Based Stress Reduction (MBSR), Richard Davidson, Neurowissenschaftler an der Universität Wisconsin-Madison, Sara Lasar, Neurowissenschaftlerin an der Harvard Medical School, und viele andere Achtsamkeitsforscher widmen sich ausführlich, aus unterschiedlichen Blickwinkeln diesem Thema[60 161 159 158]. Ihre Untersuchungen machen deutlich, dass Achtsamkeit neuronale Mechanismen modifiziert und strukturelle Veränderungen im Gehirn verursacht. Verändert sich der innere neuronale Zustand durch eine regelmäßige Praxis der Achtsamkeit, können sich auch Wahrnehmen, Fühlen, Denken und Verhalten verändern.

Die gesundheitsfördernde und regulatorische Wirkung der Achtsamkeit soll innerhalb der Atempraxis helfen, den inneren Umbau voranzutreiben.

Achtsamkeit und die Regulation der Aufmerksamkeit

In der modernen Welt werden wir tagtäglich mit zahlreichen sensorischen Eindrücken konfrontiert. Für unser Gehirn bedeutet das, dauerhaft mit den unterschiedlichsten Reizen überflutet zu werden. Infolgedessen wird die Konzentration auf das Wesentliche durch die ständigen Ablenkungen erschwert. Das Einüben der Achtsamkeit lehrt uns Fokussierung. Die Fähigkeit, mithilfe von Achtsamkeit unsere Aufmerksamkeit auszurichten, lässt sich hirnphysiologisch dadurch erklären, dass durch die Achtsamkeitspraxis die graue Substanz in diversen Bereichen des Kortex zunimmt, insbesondere in den Regionen, die für die Aufmerksamkeit, das Gedächtnis, die Interozeption, die sensorische Verarbeitung und die Selbststeuerung zuständig sind[161]. Die graue Substanz enthält die Nervenzellkörper, aus denen der Kortex besteht. Die Praxis der Achtsamkeit scheint ferner hemmende Impulse im präfrontalen Kortex zu verstärken und eine Übererregung des limbischen Systems (siehe S. 57) zu verhindern. Die Hemmung des limbischen Systems führt nicht nur dazu, dass sich unsere Emotionen beruhigen, sondern verhilft uns auch zu einer verbesserten Konzentrations- und Aufmerksamkeitsleistung.

Achtsamkeit gibt uns die Macht über uns selbst zurück.

Achtsamkeit und die Selbstwahrnehmung

Jeder von uns hat ein ganz bestimmtes Bild von sich selbst, seinem Körper und seiner Rolle im sozialen Gefüge. Oftmals neigen wir Menschen dazu, uns mit unseren Gefühlen und Rollenvorstellungen übermäßig zu identifizieren und uns davon in unserem Denken, Fühlen und Verhalten leiten zu lassen. Insbesondere Situationen, die emotional sehr aufwühlend sind, können uns überfordern und uns das Gefühl geben, stärker zu sein als das, was wir ertragen können. Sie bringen uns an unsere psychischen Grenzen und lassen sich, je nach Kontext, nur schwer bis gar nicht kontrollieren. Achtsamkeitsbasierte Praxis führt in diesem Zusammenhang dazu, dass wir lernen, uns von unseren Emotionen zu distanzieren, diese zu beobachten und zu erkennen, aber gleichzeitig zu wissen, dass sie lediglich momentane Empfindungen sind, die kommen und gehen.

Denn: wir sind nicht unsere Emotionen!

Achtsamkeit gibt uns die Möglichkeit, uns von stressbelastenden Gedanken, angstauslösenden Empfindungen, psychosozialem und mentalem Stress zu distanzieren, und so den negativen Konsequenzen dieser mentalen Zustände zu entfliehen[162]. Eine in neuerer Zeit durchgeführte Studie konnte zeigen, dass Achtsamkeit im Alltag deutlich hilft, automatisches unbewusstes Denken zu verringern[163]. Durch die Kultivierung von Achtsamkeit können wir uns leichter von unseren Gedanken und Impulsen distanzieren und erkennen, dass wir nicht der Schmerz, die Angst oder die Euphorie sind, die wir in einem bestimmten Augenblick empfinden. Alle mentalen Zustände vergehen, unser innerer Wesenskern, d. h. unser wahres Ich, aber bleibt und ist unabhängig von den aktuellen Umständen in unserem Leben (Beispielsweise begreifen wir, dass wir nicht der Schmerz sind, den wir in einem bestimmten Moment empfinden. Trotz des Schmerzes sind wir in der Lage, ein sinnvolles und zufriedenstellendes Leben zu leben.).

Achtsamkeit führt zur Abnahme negativer automatischer Gedanken.

Achtsamkeit als Persönlichkeitsentwicklung

Regelmäßig praktizierte Achtsamkeit führt nachweislich dazu, dass die menschliche Tendenz, jede einzelne Erfahrung und jedes Erlebnis automatisch zu bewerten, nachlässt[164 165]. Insbesondere Negativbewertungen aktivieren unsere Verteidigungssysteme (PVT, siehe S. 102), da sie uns in Bedrängnis und in eine Verteidigungssituation bringen. Dazu zählt auch verbale Verteidigung. Bewertungen von sich selbst und von anderen schwächen unser autonomes Nervensystem und stören durch die Sympathikusaktivierung die innere Homöostase. Mithilfe der Achtsamkeitspraxis können die inneren Wertungen und Verurteilungen in Bezug auf sich selbst und andere nach und nach abtrainiert werden. Denn wir müssen uns erst darüber bewusst werden, dass wir uns oder jemand anderen bewerten, bevor wir in diesen Gedankenkreis aktiv eindringen und ihn verändern können. Achtsamkeitsbasierte interozeptive Praktiken wie die Atempraxis können diese Veränderungen begünstigen. Wenn wir wirklich beschließen, achtsam durch das Leben zu gehen, können wir selbstbestimmt und aktiv dazu beitragen, die Architektur unseres Gehirns nachhaltig zu verändern. Alles, was wir tun oder denken, aktiviert spezielle, dafür zuständige Bereiche im Gehirn und führt dazu, dass in diesen Bereichen die entsprechenden Strukturen zu- oder abnehmen. Stellen wir uns das menschliche Gehirn als eine Art „Organ im Training" vor: Ähnlich der Muskulatur verändert es sich, wenn wir bestimmte Übungen kontinuierlich wiederholen. Die bewusste und achtsame Lenkung der Aufmerksamkeit auf das Objekt *Atmung* kann als ein Werkzeug betrachtet werden, welches in der Lage ist, hirninterne Strukturen zu modulieren und unser Leben in eine zufriedenstellende Richtung zu verändern[166].

Achtsamkeit senkt die menschliche Neigung, sich selbst und andere zu bewerten.

Atemachtsamkeit im Alltag

Im Alltag kann Atemachtsamkeit zu jeder beliebigen Zeit praktiziert werden (siehe Übung 1). Schon eine kleine Zuwendung der Aufmerksamkeit zur Atmung hin und ein tiefer Atemzug durch die Nase stimulieren intensiver die Rezeptoren, die an den Vagus angebunden sind, und bringen unser Nervensystem und unser Gehirn in den gegenwärtigen Moment zurück. Atemachtsamkeit im Alltag zu leben, bedeutet, der Vitalfunktion Atmung mehr Wert zuzuschreiben, sich der Atmung öfter bewusst zu werden, auf sie zu achten und sich bewusst zu sein, dass jeder Atemzug über unsere Gesundheit entscheidet. Das Wahrnehmen der Atmung hilft durch die Umlenkung der Aufmerksamkeit, dem Denker die Energie abzuziehen und die Gedanken und Emotionen etwas zu beruhigen. Es bringt uns auch zurück in unseren Körper und erdet uns sozusagen. Zu lernen, seine Atmung zu beobachten und ggf. tief durchzuatmen, hilft dem Nervensystem. Im Alltag reguliert die Achtsamkeit die Interaktion zwischen dem Salienz-Netzwerk, dem Zentralen Exekutiven Netzwerk und dem Default-Mode-Netzwerk (siehe S. 69)[109]. Mit der Zeit werden wir dadurch widerstandsfähiger gegenüber unnötigen Stressreizen und können uns nach Stressphasen schneller wieder erholen.

8.4.3 *Die Bedeutung der Stille: die Meditation in der Atempraxis*

Meditation ist Stille. Diese Stille bezieht sich auf alle inneren körperlichen und psychischen Regungen und auf die Stille im Außen. Die Stille ist wichtiger für unser Gehirn, als wir uns vorstellen können. Innere und äußere Stille senken den Cortisolspiegel und erlauben dem Gehirn, weniger aktiv zu sein und weniger zu schwingen[167 168]. Es ist wie ein See, wenn völlige Windstille herrscht. Seine Oberfläche bleibt glatt, vibriert manchmal leicht. Nahen Unwetter und Regen, verändert sich die Seeoberfläche. Sie reagiert auf den herannahenden Sturm. Störgeräusche fördern physiologischen Stress sowie dementsprechende Gedanken und erzeugen im Gehirn und Nervensystem das, was das Unwetter an der Seeoberfläche erzeugt: Das Gehirn gerät in Aufruhr. Die innere Sammlung wird bei innerer und bei äußerer Unruhe erschwert. Die Atempraxis soll deshalb immer in Stille stattfinden.

Die äußere Stille fördert die innere Stille, auch bei Mäusen. Eine im Jahr 2015 veröffentlichte Studie von einer Forschungsgruppe aus Dresden und Berlin konnte aufzeigen, dass zwei Stunden Stille täglich bei Mäusen die Bildung neuer Nervenzellen um den Hippocampus anregte[169]. Interessanterweise hatten auch zwei Stunden Klaviermusik von Mozart ähnliche neurogene Effekte in den Mäusegehirnen. Mäuse werden in Experimenten gerne herangezogen, da viele ihrer grundlegenden neurobiologischen Strukturen den Strukturen des Menschen ähneln. Die Effekte können so später auf den Menschen übertragen werden. Die Exposition mit Störgeräuschen oder mit Babygeschrei zeigte keine Zunahme an Nervenzellen. Im Gegenteil. Lärm hat einen negativen Einfluss auf alle Gehirn- und Körperfunktionen. Laute Umgebungen führen zur Aktivierung der Hypothalamus-Hypophysen-Nebennieren-Achse (Stressachse, siehe S. 92) und zur Ausschüttung von Cortisol. Chronisch erhöhte Cortisolspiegel durch Lärm können das Gehirn sogar schädigen[170 171]. Menschen sollten daher täglich mindestens 30 Minuten bis zwei Stunden Stille genießen[172]. Kurze Stillepausen, wie die Kurzform der Atembeobachtung (Praxis 1., siehe S. 113), können helfen, inneren Stress zu reduzieren und die Konzentration zu verbessern. Meditation basiert auf dem Prinzip Stille und die Praxis der Atmung ist eine meditative Praxis. Es ist wichtig, dass wir uns dort, wo wir üben, in Stille gut und sicher fühlen. Stille und eine angenehme Umgebung begünstigen die neuronale Sicherheit in unserem Körper, sodass wir uns eher auf die Praxis einlassen können als in einer lauten und ungemütlichen Umgebung, die unterschwellig den Sympathikotonus fördert.

Die vorgestellte Atempraxis wird mit geschlossenen Augen, mit voller Ausrichtung der Aufmerksamkeit auf das Hier und Jetzt achtsam und meditativ durchgeführt. Das Zurückziehen aller Sinne nach innen, weg von äußeren Reizen, bildet einen wichtigen Bestandteil der Praxis. Atmung kann als Meditationsobjekt helfen, die Arbeit der Sinne zu zügeln und uns besser zu fokussieren. Zwischen den einzelnen Atemsequenzen steht immer das Nachspüren. Nachspüren bedeutet, sich der Wirkung der Atmung bewusst zu werden und alles, was gerade im Körper und im Geist passiert, zu beobachten. Dadurch sollen wir bewusst erleben und körperlich erfahren, wie Atmung an jedem einzelnen von uns wirkt. Mit zunehmender Praxis bekommt dieses Nachspüren in den Pausen immer mehr eine meditative Komponente. Das bedeutet, dass die durch die Atmung verursachte mentale Vertiefung immer intensiver und länger erlebt werden kann. Je nach Erfahrung und Bedürfnis des Einzelnen kann dieser meditative Zustand zwischen den einzelnen Atemsequenzen unterschiedlich lang praktiziert werden. Atmung als Praxis und als Meditationsobjekt verhilft seit Tausenden von Jahren in unterschiedlichen Kulturen zu der Erfahrung der Geistesstille.

Stille ist essenziell für alle grundlegenden Körper- und Gehirnfunktionen.

Meditation und das Körperbewusstsein

Während der Meditation ist auch die Interozeption von Bedeutung: Unterschiedliche Signale aus dem Körper, die normalerweise im Alltag „übersehen“ werden, gelangen ins Bewusstsein. Für diese Bewusstwerdung sind der sensorische Kortex, der nun verstärkt durchblutet wird, und die Insula verantwortlich. Der sensorische Kortex macht die objektiven Körperinformationen dem Bewusstsein zugänglich. Nehmen wir die inneren Körperempfindungen bewusst wahr, verändern sich die Aktivität und Durchblutung in diesem Bereich und langfristig auch die Funktion der Insula[173]. Beiden Bereichen wird bei der Bewusstheit körperlicher Empfindungen eine wesentliche Rolle zugeschrieben[174]. Meditation führt dazu, dass diese Bereiche bei Menschen, die regelmäßig meditieren, deutlich dicker sind und mehr Nervenzellen aufweisen als bei nicht meditierenden Personen. Durch Meditation wird in diesem Zusammenhang unsere Fähigkeit, uns selbst zu spüren und einzuschätzen, verbessert[162]. Methoden wie die Meditation, die das Körpergefühl schulen, d. h. uns unseren Körper mehr und intensiver wahrnehmen lassen, können unser Bewusstsein erweitern[175 176]. Die Wahrnehmung des eigenen Körpers reguliert zudem wesentlich unsere Emotionen und Gedanken, fördert die Motivation sowie unsere Interaktion mit den Mitmenschen[177 25].

Meditation hilft durch das Spüren des Körpers die eigenen Absichten besser einzuschätzen.

Meditation und Selbstregulation

Meditation aktiviert und verändert vor allem die Gehirnareale, die für die sogenannte exekutive Kontrolle der Aufmerksamkeit zuständig sind. Mit dem Begriff exekutive Kontrolle bzw. exekutive Funktionen (Tabelle 1, siehe S. 68) werden die geistigen Funktionen des Menschen bezeichnet, mit denen er sein eigenes Verhalten im Kontext der jeweiligen Umweltbedingungen steuert. Die exekutiven Funktionen werden vor allem durch den anterioren cingulären Kortex (ACC, siehe S. 64) und den lateralen präfrontalen Kortex gesteuert. Diese Bereiche überwachen und regeln die „Konflikte", die zwischen dem bestehen, was wir denken und fühlen, und unserem Verhalten, d. h. der Art und Weise, wie wir auf spezifische Situationen reagieren[177]. Der ACC ist ferner mit dem Erleben positiver Emotionen und der Fähigkeit, Störreize auszublenden, assoziiert. Es wird angenommen, dass der Locus coeruleus (LC, siehe S. 111) über den ACC das kortikale und das periphere Nervensystem steuert. In Meditation wurden u. a. niedrigere Noradrenalin-Spiegel im Kortex gemessen. Die Mitbeteiligung der Bereiche des präfrontalen Kortex (PFK) während der Meditation lässt auf eine bessere Fähigkeit zur Emotionsregulation schließen[178].

Meditation fördert exekutive Funktionen und die Fähigkeit, Störreize auszublenden.

Meditation und Emotionen

Meditation wirkt sich positiv auf die Funktion des Kortex und unterschiedlicher limbischer Strukturen aus. So weisen Menschen, die regelmäßig meditative Praktiken ausführen, im Vergleich zu nicht meditierenden Personen Unterschiede in den Bereichen des Kortex auf, die für höhere kognitive Funktionen und für die Kontrolle der Emotionen zuständig sind. Während der Kortex an Dichte zunimmt, verringert sich durch Meditation die Anzahle der Zellen um die Amygdala. Die Aktivierung der Amygdala führt dazu, dass ein Reiz (zum Beispiel die Wahrnehmung einer Schlange) eine ganze Reihe weiterer Reaktionen hervorruft, wie zum Beispiel die Aktivierung des autonomen Nervensystems, des endokrinen Systems (Hormonsystems). Diese autonomen Veränderungen verursachen eine entsprechende Reaktion im Verhalten wie zum Beispiel die evolutionsälteste Reaktion, die Erstarrung. Schlangen können giftig sein und reagieren auf Bewegungen. Das hat unser Organismus innerhalb der Evolution gelernt. Die ganz ohne Zutun des Bewusstseins verursachte Erstarrung als Verhaltensantwort schützt den Körper in diesem Fall davor, von der Schlange gebissen zu werden[179]. Nimmt die Dichte der Nervenzellen an der Amygdala ab, ist es naheliegend, dass ihre Reaktivität auf emotionale Reize abnimmt und wir gegenüber emotionalen Reizen unempfindlicher werden[80]. Das bezieht Reize wie die Schlange, die unser Überleben gefährden, nicht mit ein. In einem solchen Fall wird der Organismus immer mit Reaktionen antworten, die unser Überleben sichern. Im Alltag bedeutet die strukturelle Veränderung der Amygdala, dass wir uns besser gegenüber unerwarteten Reizen (wie etwa einem schreienden Unbekannten) abgrenzen können und weniger stark mit Angst, Wut oder Abwehr reagieren.

Meditation fördert Emotionskontrolle.

Meditation, Wahrnehmung und Gedächtnis

Meditation, im Speziellen Atemmeditation mit Fokus auf Nasenatmung, führt zu einer verstärkten Aktivierung des Hippocampus und einer Zunahme seines Volumens[162 180]. Der Hippocampus (siehe S. 61) ist vor allem für das bewusste Erinnern von Fakten und für die Eingliederung der Erinnerungen in das Kurz- und Langzeitgedächtnis verantwortlich.

Im Zusammenspiel mit der Amygdala moduliert er die Aufmerksamkeit und die Emotionen. Meditation stärkt auch die parahippocampalen Regionen und führt zur Zunahme des Volumens, insbesondere in den Bereichen des sogenannten parahippocampalen Gyrus und des rechtsseitigen Gyrus angularis[181]. Der parahippocampale Gyrus grenzt direkt an den Hippocampus an. Er erfasst, wo und wann was passiert, und bildet die Schnittstelle zwischen sensorischer Wahrnehmung und Gedächtnis. Er unterstützt den Hippocampus dabei, die Informationen ins Gedächtnis zu einzubetten. Der rechtsseitige Gyrus angularis vernetzt das Seh- und Hörzentrum mit höheren sensorischen und motorischen Arealen und ist an komplexen Funktionen wie Schreiben, Lesen und Rechnen beteiligt. Auch höhere kognitive Leistungen, wie zum Beispiel die Fähigkeit zur Abstraktion, werden ihm zugeordnet. Nimmt das Volumen in diesem Bereich zu, verbessern sich unsere kognitiven Fähigkeiten. Ähnliches geschieht bei der Zunahme der Aktivität im rechten Thalamus. Durch Meditation nimmt der Blutfluss zum rechten Thalamus zu. Dieser Bereich entscheidet darüber, ob Informationen ins Bewusstsein gelangen oder nicht. Beeinflussen wir ihn durch Meditation positiv, können wir effizienter aus der Vielzahl sensorischer Informationen, die auf uns einstürzen, auswählen, welche davon für unsere aktuelle Situation am bedeutsamsten sind und welche nicht ins Bewusstsein gelangen sollen.

Mediation fördert komplexe Wahrnehmungs- und Gedächtnisprozesse.

Meditation und die Botenstoffe des Nervensystems

Mehrere voneinander unabhängige Forschungsarbeiten konnten nachweisen, dass Meditation den Gamma(γ)-Aminobuttersäure-Spiegel beeinflusst[182]. Die Gamma(γ)-Aminobuttersäure (englisch gamma-Aminobutyric acid, abgekürzt GABA) ist ein hemmend wirkender Neurotransmitter, der muskelentspannend, blutdruckstabilisierend und angstlösend wirkt. Ist der GABA-Spiegel erhöht, fühlen wir uns zufriedener, ruhiger und entspannter. Auch der Serotoninspiegel im Blutplasma und im Gehirn nimmt mit zunehmender Meditationsdauer zu. Das Serotonin ist ein Neurotransmitter, welcher u. a. Stimmung, Appetit und Verhalten steuert. Ist der Serotoninspiegel niedrig, kann dies zur Entstehung von Depressionen beitragen. Ferner führt Meditation dazu, dass die Konzentration von Melatonin in unserem Blutkreislauf, speziell im Blutplasma, zunimmt. Das Melatonin ist ein Hormon, welches aus dem Serotonin entsteht und unseren Schlaf-wach-Zyklus steuert. Es ist ferner für das korrekte Funktionieren unseres Immunsystems von großer Bedeutung[183]. Forscher vermuten, dass die erhöhte Melatonin-Konzentration dazu beiträgt, dass wir uns während der Meditation „ruhig fühlen" und körperliche Schmerzen weniger stark wahrnehmen[184]. Sowohl Melatonin als auch Serotonin gelten als Stimmungsstabilisatoren und spielen eine wichtige Rolle bei der Entstehung und Behandlung affektiver Störungen wie zum Beispiel Depressionen. Sie fördern positive Emotionen sowie die Stress-Prävention und beeinflussen den Alterungsprozess[185]. Ein erhöhter Serotoninspiegel führt ferner dazu, dass mehr Dopamin ausgeschüttet wird. Das Glücksgefühl während der Meditation, von dem oft berichtet wird, ließe sich folglich durch den erhöhten Dopaminspiegel erklären[117, 47]. Während die Konzentration an Melatonin, Serotonin und Dopamin zunimmt, sinkt der Cortisolspiegel. Die Abnahme des Stresshormons deutet darauf hin, dass wir einen tieferen Zustand der Entspannung erreicht haben. Die Zunahme der Neurohormone und -transmitter und die Abnahme des Cortisols lassen darauf schließen, dass das allgemeine Wohlbefinden, einhergehend mit dem Gefühl des Glücks und der Zufriedenheit unter Meditierenden zumindest zum Teil auf die erhöhte bzw. verminderte Ausschüttung dieser chemischen Stoffe zurückzuführen ist.

Meditation reguliert die Ausschüttung diverser Neuromodulatoren und trägt zur inneren Homöostase bei.

Meditation als Instrument der Veränderung und Selbstfindung

Meditation hat das Potenzial, unser Gehirn zu modifizieren. Durch intensives Üben bewirken wir nicht nur eine positive Veränderung physiologischer Prozesse wie Blutdruck und Herzschlag, sondern lenken ferner die biochemischen Vorgänge in unserem Körper, die unser Wohlbefinden positiv beeinflussen. Meditation führt dazu, dass die Aktivität in den Bereichen, die für Interozeption, Motivation und Aufmerksamkeit zuständig sind, zunimmt. Gleichzeitig beruhigen sich Bereiche, die für die Entstehung von Angst und Stress verantwortlich sind. Meditation hat ein hohes Potenzial, uns zur Selbsterkenntnis zu verhelfen. Durch regelmäßiges Üben bekommen wir ein Instrument an die Hand, welches uns die Möglichkeit bietet, starre Gedankenmuster und unerwünschte Reaktions- und Handlungsweisen durch Dekonditionierung abzulegen und eine größere geistige Freiheit zu erlangen. Der Wachstumsprozess, der mit Atmung, Achtsamkeit und Meditation einhergeht, ist bewiesen, erfolgt allerdings langsam[88 89 162]. Einsicht, Akzeptanz und Veränderung brauchen Zeit, Disziplin und vor allem viel Geduld. Über viele Jahre hinweg haben wir gelernt, in einer bestimmten Art und Weise zu denken, zu fühlen und zu handeln. Über die Jahre sind wir über das, was wir denken, fühlen und tun, zu dem Menschen geworden, der wir heute sind: Wir reagieren auf individuelle Weise auf alles, was uns im Außen begegnet, empfinden Freude, Liebe, Angst und Wut – jeder völlig einzigartig auf seine ganz spezifische Art. Ein Vergleich der Emotionen, Gedanken und Reaktionsweisen auf das, was uns im Alltag begegnet, ist unmöglich.

Meditation kann helfen gesetzte Ziele zu erreichen.

Die Rolle der Akzeptanz in der Atem- und Meditationspraxis

Haben wir nun über eine längere Zeit meditiert und unsere persönlichen „Baustellen" erkannt, gilt es, sie mit liebevoller Akzeptanz anzunehmen. Nur durch Akzeptanz können eingefahrene Denkvorgänge, Konditionierungen und innere Konzepte nach und nach dem „wahren Wahrnehmen" (ohne Färbung durch frühere Erfahrungen) weichen[186]. Wehren wir uns hingegen gegen uns selbst, wollen mehr und akzeptieren nicht die Zeit, die wir brauchen, werden im Gehirn und in unserem Körper die gleichen Mechanismen aktiviert, die auch bei Stress zum Einsatz kommen. Denn Widerstand, Urteil und Kritik erzeugen Stress. Die Folge ist, dass statt der gewünschten Besserung eine zusätzliche Verstärkung genau der neuronalen Schaltkreise zustande kommt, die unser Leid verursachen. Die internen Muster, die wir unser Leben lang mit uns tragen, verhärten sich noch.

Meditation kann Akzeptanz lehren und erwünschte innere Veränderungen begünstigen.

8.4.4 *Die Praxis der Atemmeditation*

Gerade für Menschen mit einer starken Neigung zum Grübeln ist die Atemmeditation eine recht einfach zu praktizierende Lösung[177]. Die Konzentration auf die Atmung lenkt die Aufmerksamkeit weg von den destruktiven, sich selbst und andere abwertenden Gedanken hin zur Atmung. Die Beobachtung der eigenen Atmung fokussiert den Meditierenden und fördert Aufmerksamkeit und Konzentration.

Im Gehirn verbessert sich durch diese Praxis die Kommunikation zwischen den einzelnen Netzwerken[187]. Die Atemmeditation stärkt den anterioren cingulären Kortex (ACC) und den lateralen präfrontalen Kortex. Auch der Pons, der Informationen aus dem Körper weiterleitet und an der Entstehung des Atemrhythmus beteiligt ist (siehe Abb. 10), hat bei Menschen, die über eine lange Zeit Atembeobachtung oder -meditation praktizieren, mehr graue Substanz[144]. Die Atemmeditation führt ferner dazu, dass die Dopaminausschüttung in den limbischen Strukturen bis zu 65 Prozent zunimmt, was für mehr Antrieb und Motivation sorgt. Zudem konnte aufgezeigt werden, dass die Beobachtung des Atemvorgangs sowohl das Melatonin als auch das Serotonin verstärkt[116]. Atemmeditation kann über einen längeren Zeitraum, im Liegen (Praxis 3., Siehe S. 135) oder als Kurzmeditation im Sitzen (Praxis 2., siehe S. 134) praktiziert werden. Ist eine längere Praxis schwer in den Alltag zu integrieren, kann Atemmeditation auch als Kurzpraxis mehrmals täglich zwei bis fünf Minuten lang durchgeführt werden. Diese kurzen Zeiteinheiten reichen bereits aus, um dem Körper den Reiz zu geben, die Anspannungen zu lösen. Im Übungsverlauf wird sich der Körper so gut an diese wortwörtlichen Verschnaufpausen gewöhnen, dass er den Praktizierenden bereits während der Einnahme der richtigen Sitzhaltung in eine gewisse Entspannung versetzt.

Atembeobachtung fördert die Dopaminausschüttung und so den Antrieb und die Motivation.

Praxis 2. Atembeobachtung: Kurzform (2 bis 5 Minuten)

Praxis 2

Setzen Sie sich mit geradem Rücken auf einen Stuhl. Die Beine stehen im 90-Grad-Winkel zum Oberkörper. Ihr Rücken ist gestreckt, die Schultern sind nach hinten und unten gezogen, die Brust ist leicht geöffnet und nach vorne gewölbt. Das Kinn darf leicht Richtung Brust gesenkt werden, sodass die Halswirbelsäule entspannt ist. Die Hände liegen gelöst im Schoß. Die Arme sind ebenfalls gelockert. Sollte Ihnen auffallen, dass Ihr Rücken nicht ganz gerade ist, legen Sie sich bitte ein Kissen in den Lendenwirbelsäulenbereich. Diese kleine Hilfestellung sorgt dafür, dass sich die Wirbelsäule streckt und aufrichtet. Schließen Sie Ihre Augen und schauen mit geschlossenen Augen nach vorne.

Nun richten Sie all Ihre Aufmerksamkeit auf Ihre Atmung, spüren Sie genau, wie sich mit jedem einzelnen Einatmen die Brust hebt und mit dem Ausatmen wieder senkt. Sie greifen nicht in den Atemvorgang ein. Es gilt hier, den Atemprozess an sich zu beobachten und sich vollständig darauf zu fokussieren. Sie können, wenn Sie möchten, Ihre Aufmerksamkeit auf die Atempausen richten, also auf den Moment zwischen dem Ein- und Ausatmen, und achtsam wahrnehmen, welche Regungen es in Ihrem Körper und Ihrem Geist gibt.

Sie werden insbesondere zu Beginn der Atemmeditationspraxis merken, wie schwer es ist, die kurze Zeit von zwei bis fünf Minuten „in der Gegenwart zu verbleiben". Externe und interne Reize wie Geräusche und Körperempfindungen lenken von der Gegenwart ab. Nichtsdestotrotz soll die Aufmerksamkeit immer wieder zurück zur Atmung gebracht werden. Mit der Zeit wird die Fokussierung in der Meditation einfacher und der Meditationseffekt entsprechend größer.

Die Kurzform der Atemmeditation ist immer dann zu empfehlen, wenn Sie das Gefühl haben, den Überblick zu verlieren, wenn Ihnen die Anforderungen aus der Umwelt das Gefühl geben, Sie zu überrollen. Je öfter Sie sich diese kleine Auszeit innerhalb Ihres Alltags gönnen, umso größer ist der langfristige, präventive Effekt dieser Meditationsübung. Die Atemmeditation als Langform (30 bis 45 Minuten) kann gut abends, auch im Liegen, praktiziert werden. Sie aktiviert das parasympathische Nervensystem, insbesondere wenn der Ausatmung mehr Aufmerksamkeit gewidmet wird.

Praxis 3. Atembeobachtung: Langform (30 bis 45 Minuten)

Praxis 3

- Die Grundstellung ist hier die liegende Position in der Rückenlage. Der Körper ist dabei völlig gelöst, die Arme und Beine sind entspannt abgelegt. Die Arme liegen so weit weg vom Körper, dass die Handflächen automatisch nach oben zeigen. Die Fußspitzen fallen leicht nach außen. Sie lassen völlig los und spüren tief in Ihren Körper hinein. Im Liegen ist es zu Beginn der Meditationspraxis empfehlenswert, die Hände zur Hilfe zu nehmen. Legen Sie Ihre Handflächen daher entspannt auf Ihren Bauch. Konzentrieren Sie sich zuerst auf das Gefühl der Hände auf dem Körper. Wie fühlt es sich an? Spüren Sie das Gewicht und die Wärme Ihrer Hände auf Ihrem Bauch.
- Anschließend wandern Sie langsam mit Ihrer Aufmerksamkeit zu Ihrer Atmung. Ihre gesamte Konzentration ist dabei auf den Atemprozess gerichtet. Spüren Sie bewusst, wie sich mit jedem Einatmen die Bauchdecke hebt und mit jedem Ausatmen wieder senkt. Nehmen Sie wahr, wie der Nasenbereich mit dem Einatmen kühler wird, wie die Atemluft die Lunge füllt, wie sich beim Ausatmen die Temperatur der Atemluft verändert, sodass sie nun wärmer durch die Nase aus dem Körper herausströmt. Bemühen Sie sich dabei, die Atembewegungen lediglich zu beobachten, ohne willentlich in die Atmung einzugreifen. Gerade zu Beginn werden Sie feststellen, dass sich die Atmung in dem Moment verändert, in dem Ihre Aufmerksamkeit sich auf sie richtet. Nehmen Sie, während sie dem Atemrhythmus folgen, immer wieder Ihre Hände wahr, das Gefühl der Hände auf der Bauchoberfläche und die Bauchbewegungen, die durch die Atmung verursacht werden.
- Verbleiben Sie 30 bis 45 Minuten in der Atembeobachtung. Das Wahrnehmen der Hände auf dem Körper und das bewusste Spüren der Atmung haben zur Folge, dass wir wieder bei uns ankommen. Nehmen Sie bewusst und wertungslos wahr, was in diesem Moment in Ihrem Denken und in Ihrem Körper passiert. Bewertungen und innere Widerstände verhindern Ruhe und die innere Homöostase.

Die Atembeobachtung innerhalb der Atemmeditation dient primär dazu, die Gedanken, die Emotionen und den Körper zu beruhigen. Sie wird hier zur Lenkung der Aufmerksamkeit und zur inneren Sammlung und nicht als Atemübung genutzt. Die bewertungsfreie Beobachtung der Gegenwart hilft uns, unsere inneren Muster zu verstehen. Mit der Zeit werden wir begreifen, wie wir funktionieren und auf welche Reize oder Situationen wir mit einer erhöhten Stressantwort reagieren. Es ist in diesem Zusammenhang wissenschaftlich gut belegt, dass Gelassenheit erst entsteht, wenn die neuronalen Netzwerke im präfrontalen Kortex (exekutive Kontrolle) so gestärkt sind, dass sie die Kontrolle über das limbische System (Affekt-Emotion-Reaktion) übernehmen können[188 189]. Eine Veränderung der inneren autonomen Prozesse, wie sie zum Beispiel durch achtsame Beobachtung der Atmung zustande kommt, begünstigt anderes Fühlen, Denken und Verhalten.

Wenn sich im Inneren nichts verändert, wird sich auch im Außen wenig tun. Wenn wir uns immer gleich verhalten, dominieren bestimmte Impulse in uns unser Verhalten. Ein Wechsel, eine Veränderung dieser Impulse, kann wiederum nur über die bewusste Innenschau und über die Fähigkeit zur Introspektion, die den medialen präfrontalen Kortex aktiviert und somit stärkt, erreicht werden. Das Frontalhirn hemmt das limbische System, sodass sich die Amygdala, die die Stressreaktion mitverursacht, beruhigen kann.

8.4.5 Hindernisse und Etappen der Praxis

Die Atempraxis ist keine leichte Übung. Sie bringt uns mit all dem in Kontakt, vor dem wir gerne im Alltag weglaufen möchten. Verkörperte Erinnerungen und tief verankerte Prägungen brauchen Zeit, um sich neu auszurichten[136 1]. Traumatische Erfahrungen zum Beispiel werden oft nicht sprachlich, sondern körperlich und implizit gespeichert und treten als Muskelspannung, Veränderung in der Körperhaltung oder vegetative Reaktionen wie Schweißausbrüche oder Herzrasen auf[136]. Der Körper erinnert sich unbewusst, über bestimmte Muster im Nervensystem, über Anspannungen und durch eine Veränderung in der autonomen Regulation an das Ereignis. Geistige und körperliche Prägungen sind im neuronalen Gewebe tief verankert. Ihre Umstrukturierung erfordert Zeit, braucht Wiederholung der neuen Erfahrungen und den

Willen, immer wieder bewusst die Aufmerksamkeit auszurichten[190]. Das Praktizieren der Atmung ist deshalb ein lebenslanger Weg des Sich-selbst-Erfahrens. Je nachdem, wie intensiv wir praktizieren, werden wir zu unterschiedlichen Zeitpunkten mit verschiedenen Stufen der Versenkung in Kontakt kommen. Der Diplom-Psychologe und Vorsitzende der „Society for Meditation Research“ (SMMR e. V.) Harald Piron fasste nach der Untersuchung der Erfahrungsberichte von 40 Meditationslehrenden verschiedener Meditationsrichtungen unterschiedliche Tiefenbereiche der Meditation zusammen.

Erfahrungen während der Meditation nach Piron (2003)[191]

1. *Hindernisse*
   Trägheit, Gedankenrasen, Angespanntheit, Langeweile, Dösigkeit, übermäßige Anstrengung
2. *Entspannung*
   Ruhige Atmung, Geduld und Wohlbefinden (erste Früchte der Meditation)
3. *Personales Selbst*
   Die Stabilisierung des Geistes, Erfahrung einer inneren Mitte und des wahren Ichs oder personalen Selbst, Beobachten aller inneren und äußeren Phänomene (ohne sich mit ihnen zu identifizieren), Konzentration, Achtsamkeit, Kontrolle der Gedanken, der Emotionen und der Aufmerksamkeit
4. *Transpersonale Qualitäten*
   Auflösung von Zeit- und Körpergefühl, Hingabe, Liebe, Verbundenheit, bedingungsloses Angenommensein, Dankbarkeit, Demut und Gnade, Wachheit und Klarheit des Bewusstseins, Erfahrung grenzenloser Freude, die sich mit keinem irdischen Glück vergleichen lässt
5. *Transpersonales Selbst*
   Schwinden kognitiver Vorgänge wie Gedanken, Konzepte, Bewertungen und Unterscheidungen, Erfahrung der absoluten Wirklichkeit: Leerheit aller personalen, dinglichen und begrifflichen Konstruktionen als dauerhafte Erkenntnis.

Da sich jedes Gehirn, genetisch bedingt, unterschiedlich schnell an die Praxis anpasst, gelangt jeder unterschiedlich schnell an die erste spürbare Wirkung der Praxis. Gerade in den Anfangsstadien der Meditationsbemühungen berichteten Praktizierende von unterschiedlichen Hindernissen (siehe Punkt 1.). Die erwartete innere Ruhe und Zufriedenheit stellten sich meist erst nach längerer Übungszeit ein (siehe Punkt 2. bis 3.). Die erhoffte Glückseligkeit und Leere bedürfen vieler Jahren intensiver und regelmäßiger Übung (siehe Punkt 4. bis 5.). Die beiden letzten Punkte sind nicht das Ziel der in diesem Buch vorgestellten Atempraxis.

8.5 Säule 5

Richtig atmen – die Technik in der Atempraxis

Wie wir aus der Beschreibung der Übung der Achtsamkeit und der Atemmeditation sehen, ist die Technik innerhalb der Praxis immer wichtig. Technik bezieht sich auf die korrekte Ausführung der Atempraxis. Da wir emotionale und kognitive Aspekte wie die Aufmerksamkeit und die Kontrolle des Geistes über den Körper trainieren möchten, beschreibt die Technik die körperliche und die mentale Praxis. Die Art, wie wir mechanisch atmen, also unsere Technik in der Übung, und unsere Bemühungen, aufmerksam zu sein, entscheiden über die körperlichen und über die psychischen Erfolge unserer Praxis.

Jede Lunge und jeder Körper ist anders!

Das Wahrnehmen und Beachten der eigenen Grenzen ist wichtig. Die körperliche Technik beginnt mit der richtigen Haltung. Ein runder Rücken, eingefallene Schultern und ein eingeengter Bauchbereich machen rein anatomisch eine tiefe und langsame Atmung unmöglich. Atmung sollte bevorzugt im Sitzen praktiziert werden, dabei soll auf die Position des Körpers geachtet werden:

- Ist der Rücken gerade?
- Sind die Schultern entspannt unten?
- Ist der Rücken frei, sodass sich das Gewebe und die Lunge innerhalb der Praxis dreidimensional ausweiten können?

Das langsame Dehnen und Anspannen des Atemgewebes in der Atempraxis ist u.a. für die Effekte der Atmung verantwortlich. Die bequeme Sitzposition und die freie Mitte sind wichtig, um einerseits für die Dauer der Praxis in einem bequemen Sitz zu verweilen, aber auch damit die Atemorgane innerhalb der Praxis optimal, d. h. in alle Richtungen, arbeiten können. So werden wir nicht tief in den Bauch atmen können, wenn der Hosengürtel die Körpermitte abschnürt oder wenn wir mit krummem Rücken nach vorne gebeugt sitzen. Zur Schlafförderung ist es empfehlenswert, im Liegen zu üben. Auch bei der Liegeposition ist es wichtig zu prüfen, ob der Rücken entspannt ist, ob der Kopf und der Nacken die Verlängerung der Halswirbelsäule bilden. Wenn nötig, können unter den Kopf und die Knie Kissen oder Decken gelegt werden, um die natürliche Position der Wirbelsäule zu fördern und zum Beispiel ein Hohlkreuz zu vermeiden. Je nachdem ob wir gehen, stehen, sitzen oder liegen, verändern sich die metabolischen Ansprüche und die muskuläre Atemarbeit. Auch das Liegen auf der Seite beeinflusst die Atmung dadurch, dass die Lunge, die sich in dieser Position unten befindet, sich mechanisch nicht vollständig ausweiten kann. Es ist wichtig, sich über den Einfluss von Position, Haltung und Aktivität auf die Atmung bewusst zu sein.

Genauso wichtig ist innerhalb der Technik die Nasenatmung. Alle Übungen in diesem Buch werden nur durch die Nase praktiziert. Die Nasenatmung ist die natürliche Atmung. Der Mund wird innerhalb des natürlichen Atemprozesses lediglich dazu genutzt, bei verstopfter Nase und bei Handlungen wie Sport oder Laufen den erhöhten O_2-Anforderungen gerecht zu werden. Dem Gebiet der Nasenatmung widmen wir uns ausführlich im Kapitel 12.

Die Ein- und Ausatmung als komplexer Vorgang soll, wenn immer möglich, durch die Nase stattfinden und alle drei Bereiche der Lungen miteinbeziehen: die Brust, die Flanken und den Bauch. So soll die Lunge beim Einatmen erst nach vorne in Richtung Brust ausgedehnt werden, dann seitlich in die Flanken und erst dann nach unten tief in den Bauch. Die Ausatmung sollte erst aus dem Bauch erfolgen, gefolgt von den Flanken und als letztes durch die Brust. Auf diese Weise wird die Luft effizienter bewegt und das gesamte Atemgewebe optimal ausgedehnt und stimuliert. Je nachdem, wie lange die Ein- und Ausatmung dauern und in welcher Frequenz sie aufeinander folgen, kann das Gewebe unterschiedlich intensiv stimuliert werden. Atmen wir zum Beispiel fünf Sekunden ein und fünf Sekunden aus, was sechs Atemzügen in der Minute entspricht, ist es technisch wichtig, in der Ein- und Ausatmung die gleiche Menge an Luft zu bewegen, sodass sich die Lunge nach und nach bis zu der persönlichen Grenze gleichmäßig füllt. Das Atemgewebe soll bewusst langsam bewegt werden, sodass sich das Atemvolumen der Atemfrequenz anpasst. Es ist nicht das Ziel, die Lunge innerhalb der ersten zwei Sekunden voll zu haben und dann drei Sekunden mit voller Lunge abzuwarten, bis die vorgegebene Zeit erreicht ist. Gleichmäßig bedeutet: 1-2-3-4-5 – voll / 1-2-3-4-5 – leer. Wie alle Gewebe, passt sich auch das Atemgewebe an die neue Atembelastung an und verbessert sich in seiner Effizienz. Durch die bewusste Kontrolle der Atemdauer und -tiefe stärken wir die Zwischenrippenmuskeln (Interkostale Muskulatur) und das Zwerchfell und verbessern die neuronale Anknüpfung der Lunge an das Gehirn. Wenn sich die Atemmuskulatur an die Atempraxis anpasst, verändert sich die Atmung von Atemzug zu Atemzug. Die bessere Muskelarbeit macht die Atmung tiefer, langsamer und effizienter. Wir atmen weniger. Je nach Atemmethode variiert die Technik. Es gibt Praktiken, die durch den offenen Mund ausgeübt werden[192]. Diese Praktiken sind nicht Gegenstand dieses Buches. Die korrekte Atemtechnik soll dem Körper langfristig helfen, effizienter durch die Nase zu atmen und mit weniger Atemzügen die körperlichen Bedürfnisse zu erfüllen. Flache Atmung, so wie sie heutzutage weit verbreitet ist, und kurze schnelle Atemzüge stimulieren vor allem die oberen Lungenbereiche, die mit Sympathikusaktivierung in Verbindung stehen. Auch durch falsche Atmung kann der Körper in Stress geraten. Auf die Tiefe der Atmung zu achten, wie zum Beispiel durch kurze Phasen der Atembeobachtung wie in Übung 1 (S. 113), hilft dem Körper, solche unnötigen Stressmomente zu vermeiden und durch tiefe Atmung die innere Anspannung zu lösen.

Die richtige Technik beugt gesundheitlichen Komplikationen als Folge der Praxis vor.

8.6 Säule 6

Das Wissen um die Atmung – die Psychoedukation in der Atempraxis

Die Atmung ist ein facettenreicher physiologischer Ablauf. Die Vielschichtigkeit und Komplexität des Themas bedürfen deshalb einer besonders intensiven Auseinandersetzung mit den Inhalten. Hier kommt die Psychoedukation ins Spiel, woraus das gesamte Buch besteht. Im Zusammenhang mit der Atempraxis bezeichnet Psychoedukation die Vermittlung von Hintergrundwissen sowie technischen und kontextspezifischen Inhalten, die dazu verhelfen sollen, durch Information die persönlichen Praxisziele leichter zu erreichen[193]. Psychoedukation lehrt uns die psychophysiologischen Hintergründe hinter der Atmung und der Atempraxis und vermittelt Skills, die die Effekte der Praxis verstärken können[194]. Diese intensive Vermittlung der Inhalte hat zum Ziel, das Verständnis über die psychophysiologischen Hintergründe der Atmung zu erleichtern, mehr Selbstakzeptanz zu üben, falls nicht alles sofort klappt, und im Praxisverlauf mehr Selbstkompetenz zu erleben, dadurch, dass es möglich wird, durch innere Wandlung äußere Ziele zu erreichen. Menschen, die gezielte psychoedukative Interventionen genossen (bei Entspannungs- oder kognitiven Methoden) antworteten in 85 Prozent der Fälle mit der erwünschten Steigerung der Leistung. Offensichtlich verstärkt das Hintergrundwissen zu dem, was wir tun, unsere Motivation und unsere Praxiserfolge[195]. Das Wissen über die Atmung und die eigene persönliche Zielsetzung helfen ferner, die sich selbst auferlegten Routinen aufrechtzuerhalten[196 197]. Wenn wir wissen, wie die Ein- oder Ausatmung das Nervensystem kontrollieren, wenn wir durch Atmung körperliche und psychische Zustände in uns selbst zu verändern lernen, wirkt das auf unsere Motivation zur Praxis und auf unsere Disziplin zurück. Psychoedukation hilft dem Praktizierenden zu beobachten und zu verstehen, wie die Atmung in ihm selbst wirkt. Die gesamte hier dargestellte Theorie gehört der Säule der Psychoedukation an. Nachweislich fördert diese Form der Informationsvermittlung Verhaltensänderungen und Wohlbefinden. Diverse Studien bestätigen, dass die Vermittlung von kontextspezifischem Hintergrundwissen die intrinsche Motivation fördert, die mentale Kontrolle stärkt und so eine langfristige Leistungsoptimierung bewirken kann[197]. Natürlich ist Leistungssteigerung nicht das Hauptziel dieses Buchs, aber ein kleiner erwünschter Nebeneffekt. Mehr Leistungsfähigkeit und Motivation hilft uns in jeder Lebenslage – auch dann, wenn wir gerade beginnen, neue Routinen wie zum Beispiel die regelmäßige Atempraxis in unseren Alltag zu etablieren. Die Wirksamkeit der Intervention kann noch gesteigert werden, wenn das Wissen mit praktischen Übungen kombiniert wird[198]. Aufgrund dessen werden die wichtigsten Inhalte dieses Buches immer durch eine entsprechende Atempraxis begleitet.

Psychoedukation hilft, die Hintergründe unterschiedlicher Atemvarianten zu verstehen, und verstärkt die Motivation zur Praxis.

9

ATMUNG, GESUNDHEITSFÖRDERUNG UND PRÄVENTION

Ab dem 30. Lebensjahr verändern sich der Körper sowie die Funktionsfähigkeit und die Effizienz des Nerven- und des Muskelgewebes. Je älter wir werden, umso schlechter kann sich die Muskulatur regenerieren und reparieren. Das bezieht die Muskelkraft der Atemmuskulatur und alle anderen Muskelgewebe mit ein[199]:

Wir verlieren mit dem Alter die Fähigkeit, richtig zu atmen.

Heute ist bewiesen, dass wir etwas dagegen tun können, denn die Gesundheit und die Resilienz können auch im Alter durch eine regelmäßige und bewusste Atempraxis aufrechterhalten werden[200]. Als Reflex und als bewusste Handlung steuert die Atmung den Körper. Der Körper bestimmt über die Qualität der Atmung und über die Verwendbarkeit der Luft. Während wir atmen, nutzen wir die sogenannte Atempumpe. Dieses mechanische System besteht aus dem Atemzentrum, dem Brustkorb, der Atemmuskulatur und den Neuronen, die die Atmung über die Muskulatur steuern, um in einer bestimmten Frequenz und Tiefe zu atmen. Die Funktionsfähigkeit der Atempumpe und andere körperliche Aspekte wie die Durchlässigkeit der oberen Atemwege, die Brustwand-Mechanik, also das Zusammenspiel der unterschiedlichen Gewebe und Strukturen, die den Burstkorb während der Atmung zusammenziehen und erweitern, und der Zustand der Lunge entscheiden darüber, wie wir atmen und wie gesund wir dadurch bleiben. Viele Menschen, die an Bluthochdruck und anderen Herzerkrankungen leiden, zeigen im Alltag ungünstige Atemmuster. Und auch Atemwegserkrankungen können Folge defizitärer Atemgewohnheiten sein. Atmen wir über eine lange Zeit falsch, verändert sich das Knochengewebe im Brustkorb und die Rippen sinken ein. Die Muskelfasern um die Lunge werden schwächer. Die Anzahl der Alveolen und die elastische Kraft des übrigen Atemgewebes gehen zurück und die Lungenkapazität nimmt ab. Wenn durch die Abnahme der Skelettmuskelmasse im Alter die Lungenkapazität abnimmt, kann nicht mehr dieselbe Menge an Luft in der Ein- und Ausatmung bewegt werden wie vorher. Der O_2/CO_2-Austausch ist langfristig verändert und das CO_2 steigt. Der pH-Wert des Blutes sinkt und das Blut wird durch die Zunahme an CO_2 immer saurer. Bei einem niedrigen pH-Wert kann das Hämoglobin den Sauerstoff schlechter binden und es gelangt nicht mehr genug O_2 in den Blutkreislauf. Die Verschiebung im pH-Wert durch eine mechanisch falsche Atmung wirkt sich negativ auf die Zellatmung und auf die Funktion jeder einzelnen Körper- und Gehirnzelle aus, und das in jedem Lebensalter. Bei älteren Erwachsenen steht der Schwund der Skelettmuskelmasse und Muskelkraft in direkter Verbindung zur Mortalität[201].

Durch eine regelmäßige Atempraxis können wir die durch das Alter verursachten neuronalen Muskel- und Gewebeveränderungen verlangsamen[200]. Es ist bekannt, dass sich zum Beispiel Muskelgewebe bis ins hohe Alter an die Belastung anpasst. Atempraxis ist ein mechanischer Reiz für die Atemmuskulatur und fördert ihre Anpassung und ihre Effizienz. Jede Atempraxis, die aktiv die Lunge dehnt und die Atemmuskulatur trainiert, erhöht die Lungenkapazität, verbessert die allgemeine Resilienz und mildert durch die bessere Versorgung der Zellen die Alterserscheinungen.

Im Gehirn geht ab dem 30. Lebensjahr die Anzahl der Nervenzellen und somit unser Gedächtnis zurück, wenn wir dem nicht bewusst entgegenwirken. Auch im Körper finden sich bereits ab Mitte 20 altersbedingte Veränderungen auf zellulärer Ebene. Je älter wir werden, umso stärker ist der zelluläre Schwund in verschiedenen Organen und Geweben[201]. Umso mehr sollten wir darauf achten, dem durch neuronale Praxis wie zum Beispiel Atmung entgegenzuwirken. Eine Studie der Forschungsgruppe von Chantal Villemure, Neuropsychologin aus Montreal, konnte im Jahr 2015 aufzeigen, dass eine tiefe Zwerchfellatmung bei zum Beispiel Yoga-Praktizierenden mittleren Alters (37 Jahre) die altersbedingten Veränderungen im Gehirn aufhalten kann. Dort wo Nichtpraktizierende den typischen Rückgang der grauen Substanz aufwiesen, fanden sich bei Praktizierenden keine Veränderungen[200]. Die graue Substanz beinhaltet die Nervenzellkörper, aus denen der Kortex besteht. Bewusste Atmung kann folglich das Nervenzellwachstum in jedem Alter ankurbeln. Tiefe Atmung fördert die Entstehung neuer Neuronen (Neurogenese) und neuer Synapsen (Synaptogenese), auch um den Hippocampus (siehe S. 61), der das Gedächtnis steuert, und ist direkt mitverantwortlich dafür, wie die Gehirnnervenzellen und andere Körperzellen miteinander kommunizieren[203]. Atempraxis kann so helfen, auch im Alter ein gutes Gedächtnis zu behalten[85]. Wenn die Zellen durch falsche Atmung, durch Erkrankungen der Lunge oder Lungenfunktionsstörungen nicht richtig arbeiten können, sind sie anfälliger für allerlei Defekte. Atemhygiene kann dem vorbeugen. Die Pflege der eigenen Atmung beinhaltet Praktiken und Verhaltensweisen, die das Ziel haben, die Gesundheit der Atemwege zu fördern, Infektionen zum Beispiel durch Techniken der Nasenatmung zu vermeiden und eine optimale Lungenfunktion aufrechtzuerhalten. Bewusste Atmung als neuronales Training bietet sich in jeder Lebensphase rein physiologisch an, um die Lungengesundheit aufrechtzuerhalten und die neuronale Plastizität (S. 80) anzukurbeln. Nur ein gesunder Atemapparat stimuliert das Gehirn so, dass neue Nervenzellen entstehen können. Je nach Atmung und Technik verändern sich die Gehirndurchblutung und Gehirnaktivität in Abhängigkeit von der CO_2-Konzentration und der Gefäßspannung. Die Schwankungen im CO_2 beeinflussen bottom-up den gesamten Organismus. Die Praxis ist folglich der Reiz, der dafür sorgt, dass das Nerven- und das Atemmuskelgewebe und die angebundenen Knochengewebe und sonstigen Gewebe ihre Struktur beibehalten und ihre Funktion auch im Alter erfüllen. Über die gesamte Lebensspanne, von der Kindheit bis ins hohe Alter, bietet sich die Atempraxis als eine kostengünstige Methode an, durch eigene Intention gesünder zu werden oder gesund zu bleiben. Diverse Studien zeigen: Atemtraining und Meditation können in vielen Fällen so effektiv sein wie Medikation[47 202].

Richtiges Atmen verlangsamt den Alterungsprozess.

9.1 Flache und dysfunktionale Atmung

„Im Maße liegt die Ordnung; jedes Zuviel und jedes Zuwenig setzt an Stelle der Gesundheit Krankheit" (Sebastian Kneipp, 1889)[10]. Das gilt auch für die Atmung. Flache Atmung ist weit verbreitet und geht mit schnellen, kurzen und vor allem zu vielen Atemzügen einher. Dazu kann auch die chronische Form der Hyperventilation (siehe S. 238) gezählt werden. Eine große Anzahl der Menschen atmet, meist ohne es zu merken, flach und zu viel. Wenn wir flach atmen, nutzen wir hauptsächlich die Zwischenrippenmuskulatur (interkostale Muskulatur). Diese Art zu atmen wird deshalb als Brustatmung oder thorakale Atmung bezeichnet. Es werden vor allem die oberen Bereiche der Lunge belüftet und die Luft dringt nicht in die untere Lunge ein. Flache Atmung ist äußerlich sichtbar, da sich beim Ein- und Ausatmen die Schultern rhythmisch hoch- und herunterbewegen. Bei einer gesunden Atmung bleiben die Schultern bewegungslos. Atmen wir über Monate und Jahre hinweg falsch, hat es akkumulative Auswirkungen auf das Atemmuskelgewebe, auf den Körper und auf die Funktion jeder einzelnen Gehirnstruktur, die in den Atemprozess involviert ist[203]. Stress, intensive Emotionen, auch positive wie das Verliebtsein, können eine flache Atmung nach sich ziehen. Wenn wir über 30 Minuten sehr flach atmen, beeinflusst es die Dehnungsrezeptoren des Lungengewebes und die Dilatation der Bronchien (Erweiterung der Atemwege). Wir entwickeln asthmaähnliche Symptome[204]. Der Gasaustausch kann nur korrekt funktionieren, wenn sich die Bronchien und die Alveolen durch tiefe Atmung ausdehnen und aufblasen können.

Bei einer flachen Atmung erreicht die Einatmung nicht die Rezeptoren im Gewebe, welche das parasympathische Nervensystem aktivieren. Die positiven Effekte der Atmung, die mit der Volumenänderung im Bauchraum einhergehen, entfallen. Stattdessen werden die schnelladaptierenden Rezeptoren (Rapid adaptive Receptors, RARs) stimuliert, die sich im oberen Lungengewebe befinden und mit dem Sympathikotonus zusammenhängen. Die Anspannung nimmt zu und die Atemfrequenz muss sich beschleunigen, um die Ansprüche des Körpers zu decken. Die Atmung wird noch schneller und noch insuffizienter. Ab einer Atemfrequenz von 24 bis 25 Atemzügen pro Minute ist davon auszugehen, dass eine körperliche Erkrankung wie zum Beispiel eine Herz- oder Lungenerkrankung oder eine psychische Erkrankung wie zum Beispiel eine Angststörung vorliegt. Menschen, die unter Angststörungen leiden, atmen signifikant schneller. Forscher haben herausgefunden, dass die Atemfrequenz äquivalent zum Angstbefinden steigt[205]. Das bedeutet, dass wir umso schneller und flacher atmen, je mehr Angst wir haben. Die Aktivierung des Sympathikus und der Amygdala, die die Angst verursachen, wirkt sich direkt auf die Atemfrequenz und -tiefe aus. In der Atempraxis nutzen wir die Phasen der Atmung, also Einatmung, Postinspiration, Ausatmung und Postexpiration, um das Atemgewebe und das Nervensystem optimal zu stimulieren und über den Vagusnerv den Parasympathikus anzukurbeln.

Flache Atmung aktiviert den Sympathikus und fördert physiologischen Stress.

9.2 Die Phasen der Atmung

Der Atemprozess ist das Ergebnis vier aufeinanderfolgender Phasen: der Einatmung (Inspiration, lat. inspirare), der Postinspiration (post = nach), der Ausatmung (Expiration, lat. expirare) und der Postexpiration. Die Einatmung entsteht durch eine aktive Anspannung der inspiratorischen Pump-Muskeln (Zwerchfell, griech. Diaphragma) und Zwischenrippenmuskeln (lat. Musculi Intercostalis). Ihr folgt eine Übergangsphase, die Postinspiration (siehe S. 151), eine kurze Pause nach der Einatmung, die durch die verlängerte Anspannung des Zwerchfells stattfindet[206]. Während einer normalen, gesunden Atmung (Eupnoe) folgt der Einatmung eine passive Ausatmung und eine kurze postexpiratorische Phase, in der sich die Atemmuskulatur entspannt, da weder Einnoch Ausatmung stattfinden[67, 207]. Unsere körperliche und psychische Gesundheit hängt direkt von der Dauer und der Frequenz der Ein- und Ausatmung ab. Die Dauer der Ein- und Ausatmung beträgt im Durchschnitt 3,3–5 Sekunden und steht im Verhältnis 1:1,2 zueinander. Die Ausatmung ist dabei immer etwas länger. Dies entspricht auch der Zeit, die der Sauerstoff braucht, um in das Blut aufgenommen zu werden.

Die Einatmung erzeugt einen Unterdruck im Brustkorb, durch den die Luft in die Lunge gesaugt wird. Von dort aus fließt das mit Sauerstoff angereicherte Blut zum Herzen und wird über die linke Herzkammer in die Aorta und in die Körperperipherie gepumpt. Das Ausatmen bedingt Überdruck im Brustkorb. Das mit CO_2 versetzte Blut gelangt durch die Venen in die rechte Seite des Herzens und von dort aus in die Alveolen der Lunge (siehe Abb. 5). Das überschüssige CO_2 kann durch den Überdruck im Brustkorb aus den Alveolen ausgestoßen werden. Sowohl die Ein- als auch die Ausatmung sind deshalb unmittelbar an den Herzschlag gebunden (RSA, siehe S. 42). Bei der Einatmung hemmt das Herz-Kreislauf-Zentrum den Vagus und das Herz schlägt schneller, um das mit O_2 angereicherte Blut in den Körperkreislauf zu pumpen. Während der Ausatmung erhöht sich der Vagus-Einfluss auf das Herz und die Herzrate nimmt durch den Neurotransmitter Acetylcholin ab[34].

Die neuronalen Mechanismen, welche die Ein- und Ausatmung steuern, gehören zu den phylogenetisch ältesten aller neuronalen Funktionen und unterstützen die zwei überlebenswichtigen, unterhalb der Bewusstseinsschwelle ablaufenden Prozesse: den Gasaustausch und die Geruchswahrnehmung[209]. Jede der vier Phasen der Atmung wird im Gehirn durch bestimmte Bereiche des Atemzentrums (siehe S. 56), welches sich im Hirnstamm befindet, erzeugt. Der wichtigste Schrittmacher der Ein- und Ausatmung ist der Prä-Bötzinger-Komplex (preBötC). Zusammen mit der Insula, dem Pons und dem cingulären Kortex (insbesondere dem ACC) bestimmt er den Atemrhythmus[96]. Der Prä-Bötzinger-Komplex verhindert auch das gleichzeitige Schlucken und Atmen, sodass keine Fremdstoffe in die Lunge gelangen. Während der Ausatmung ruhen die Bereiche des Atemzentrums, die die Einatmung steuern[210].

Das Atemverhalten wird durch die interozeptiven Körpersignale wie zum Beispiel die Atemfrequenz und -tiefe, die Atemanstrengung, die CO_2-Spiegel im Blut und andere homöostatische Parameter, die über vagale Eingänge an den Hirnstamm weitergeleitet werden, beeinflusst. Die Sauerstoffsättigung im Blut beträgt fast immer bis zu 99 Prozent und hat nur wenig Einfluss auf den Atemantrieb. Die Veränderungen des CO_2-Partialdrucks, also des Drucks, den das CO_2 im gesamten

Gasgemisch ausübt (pCO_2), sind die stärksten Atmungstrigger. Je mehr CO_2 durch die Chemorezeptoren des Atemzentrums gemessen wird, desto größer ist der Atemantrieb und desto schneller wird die Atemfrequenz.

❧

Das individuelle Atemmuster passt sich den subjektiven CO_2-Schwankungen und weiteren Bedingungen wie Wachstum und Reifung, Schwangerschaft, Alter, Krankheit und Verletzung an. Durchschnittlich atmet ein gesunder Mensch 12- bis 16-mal pro Minute ein- und aus. Das sind ca. 23.000 Atemzüge am Tag. Die bewegte Luftmenge wird in Litern bzw. Millilitern pro Minute (ml/Min) gemessen. In der normalen Atmung bewegen wir pro Ein- und Ausatemzug ca. 500 Milliliter Luft (Atemzugvolumen – AZV). Am Tag sind es ca. 12.000 Liter, was ungefähr die Menge der Luft ausmacht, die in einen Heißluftballon passt. In Ruhe verbraucht der Mensch pro Minute ca. sechs bis acht Liter Luft (Atemminutenvolumen – AMV). Je nachdem, was wir gerade tun und wie anstrengend die Tätigkeit ist, vergrößert sich das Atemminutenvolumen, also der Sauerstoffverbrauch und die Frequenz und Tiefe der Atmung. In Ruhe verbraucht der Mensch ca. 400 Milliliter Sauerstoff die Minute. Joggen wir, steigt der Sauerstoffverbrauch auf 36 Liter die Minute an, bei intensiver körperlicher Tätigkeit wie zum Beispiel Leistungssport sogar auf 100 bis 125 Liter pro Minute. Der Atemrhythmus und das Muster der Atemmuskel-Aktivität hängen mit dem individuellen Körper- und Gesundheitszustand zusammen[67]. Die Atemrate kann auf Stress hinweisen und sowohl die körperliche Gesundheit als auch das Verhalten beeinflussen[136]. Die wichtigsten Messwerte der Atmung und ihre Erklärung sind Tabelle 3 zu entnehmen. Alle Angaben sind vom Körperbau, Geschlecht und von der Körperlage (gehen, stehen, sitzen, liegen etc.) abhängig und betragen bei Frauen im Durchschnitt 20 bis 25 Prozent weniger als bei Männern.

Tabelle 3

Atemgrößen

Totalkapazität (TK)	Das Luftvolumen, das sich nach einer vollständigen Einatmung in der Lunge befindet (ca. 6.000 ml): Inspiratorisches Reservevolumen + Atemzugvolumen + exspiratorisches Reservevolumen + Residualvolumen = 6 l
Atemzugvolumen (AZV)	Das Volumen, das mit jedem Atemzug bewegt wird (ca. 0,5 l)
Atemminutenvolumen (AMV)	Atemzugvolumen x Anzahl der Atemzüge pro Minute: z. B. 0,5 AZV x 14–16 Atemzüge/Minute = ca. 7,5 l/Min.
Inspiratorische Kapazität (IK)	AZV + IRV: Das Luftvolumen, das nach einer maximalen Ausatmung eingeatmet werden kann (ca. 3.600 ml bei Männern und ca. 2.400 ml bei Frauen)
Inspiratorisches Reservevolumen (IRV)	Die Luft, die nach der Einatmung zusätzlich noch eingeatmet werden kann (ca. 3.000 ml)
Exspiratorisches Reservevolumen (ERV)	Die Luft, die nach der Ausatmung zusätzlich noch ausgeatmet werden kann (ca. 1.100 ml)
Vitalkapazität (VK)	Atemzugvolumen + inspiratorisches und exspiratorisches Reservevolumen (ca. 3.000 bis 6.000 ml)
Residualvolumen (RV)	Die Luftmenge, die nach einer vollständigen Ausatmung noch in der Lunge bleibt (1200 ml)
Funktionelle Residualkapazität (FRK)	Die Luft, die nach einer normalen Ausatmung noch in der Lunge bleibt (2300 ml)

9.3 Die Bedeutung der Einatmung (Inspiration) im Atemprozess

Das Einatmen der Luft, auch Inspiration genannt, dient in erster Linie dazu, den Körper mit frischem Sauerstoff zu versorgen. Sie ist ein aktiver Vorgang, der durch das komplexe Zusammenspiel unterschiedlicher Muskel- und Bindegewebsstrukturen zustande kommt.

Als wichtigster Atemmuskel spannt sich in der Einatmung das Zwerchfell an, während seine Kuppeln abflachen (siehe Abb. 19). Es dehnt die Lunge nach unten aus und verstärkt den Saugeffekt, der die Luft in die Lunge befördert. Die Interkostalmuskulatur hebt die Rippen an und dehnt den Brustkorb zusätzlich seitlich aus. Bei der Einatmung muss die Luft unterschiedliche Widerstände und elastische Kräfte überwinden, die sich der Ausdehnung der Lunge widersetzen. Der Atemwiderstand ist von der Viskosität (Fließfähigkeit) des Lungen- und des Thoraxgewebes und vom Atemwiderstand in den Bronchien und Alveolen der Atemwege bestimmt[66].

Nachdem die Atemluft alle Widerstände überwunden hat, wird sie durch den Unterdruck im Brustkorb in die Lunge eingesogen, wo sie nach dem Einatmen einen Augenblick verweilt (Postinspiration). Diese kurze Zeit, in der die Luft in der Lunge verbleibt, hat im Atemprozess eine besondere Bedeutung: Sie fördert den Gasaustausch in den Alveolen, da sie die Verweildauer der Luft in der Lunge erhöht. Die Postinspiration verringert die Wahrscheinlichkeit des Atemwegskollapses und sorgt dafür, dass die Alveolen sich wieder aufblasen können. Nur in dieser Phase kommt es zum Auftreten von Ausstoßreflexen wie Husten und zu nicht atemgebundenen Verhaltensweisen wie Schlucken[67]. Die Postinspiration ist lediglich im Wachzustand messbar. Während einer Narkose und im Schlaf setzt die postinspiratorische Phase aus, was auf die Beteiligung des Bewusstseins im Atemprozess hindeutet. In der Atempraxis nutzen wir aktiv die Phase der Postinspiration, insbesondere wenn wir die Luft nach dem Einatmen kurz anhalten. Ist die Lunge stark durch die Einatmung gedehnt, senden die sich in den Wänden der Bronchien und Bronchiolen befindenden Dehnungsrezeptoren über den Nervus Vagus neuronale Impulse an die Lunge, die die Einatmung stoppen[213]. Dieser Mechanismus ist als der Hering-Breuer-Reflex bekannt und wird aktiv, wenn das Atemzugvolumen um mehr als 1500 Milliliter überschritten wird. Der **Hering-Breuer-Reflex** setzt immer bei einer maximalen Einatmung ein und kann im Selbstexperiment direkt erfahren werden (siehe Praxis 5).

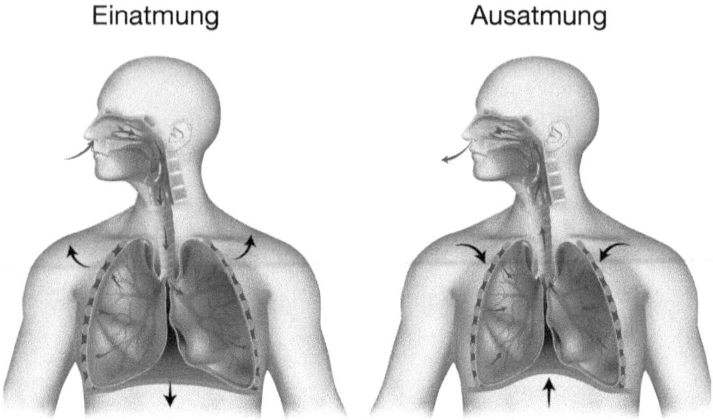

Abbildung 19: Ein- und Ausatmung (© Alila Medical Media - adobestock.com)

9.3.1 Die Brust- und die Bauch- oder Zwerchfellatmung

Innerhalb der Einatmung wird zwischen der Brustatmung (thorakale Atmung) und der Bauchatmung (diaphragmale Atmung) unterschieden. Die Brustatmung ist flach. Die Luft verbleibt vor allem im oberen Teil der Lunge, wodurch diese im Ganzen nicht richtig ventiliert wird. Brustatmung kann daher unsere Gesundheit langfristig schädigen. Atmen wir nur in die Brust, werden die Zwischenrippenmuskeln genutzt, um den Brustkorb zu dehnen und zu heben, ohne dass tief genug geatmet wird. Das Zwerchfell dehnt die Lunge nicht komplett aus und die Luft dringt nicht in die unteren Lungenspitzen ein. In den oberen Lungenbereichen befinden sich die RARs, die schnell adaptierenden Rezeptoren, die die Noradrenalin-Sekretion und den Sympathikus anregen und vor allem eine schnelle Einatmung ermöglichen. Brustatmung fördert folglich mehr Brustatmung und verstärkt den physiologischen Stress im Organismus.

Von Bauchatmung oder Zwerchfellatmung spricht man, wenn das Zwerchfell die Einatmung aktiv beeinflusst und durch seine Anspannung das Lungengewebe nach unten und zur Seite ausweitet, sodass Rezeptoren reagieren können, die erst ab einem bestimmten Lungenvolumen aktiv werden.

Die Zwerchfellatmung hat zahlreiche positive Effekte, die sich sowohl im Körper als auch in der Psyche zeigen. Nach nur vier Wochen Praxis und insgesamt 20 Praxiseinheiten einer tiefen Zwerchfellatmung, also 5 Einheiten/Woche in einer Dauer von 20 Minuten pro Einheit, in der Frequenz von vier Atemzügen pro Minute (ca. siebeneinhalb bis acht Sekunden pro Ein- und Ausatemzug, siehe Übung 8, S. 176) zeigten die Praktizierenden eine größere Toleranz gegenüber negativen Emotionen und Affekten. Sie fühlten sich emotional stabiler als zu Beginn der Intervention. Auch ihre Aufmerksamkeitsfähigkeit verbesserte sich signifikant[212]. Die Messung des Cortisol-Levels nach einer tiefen Zwerchfellatmung zeigte eine Abnahme des Stresshormons nach nur einer Praxis. Hohe Cortisol-Levels stehen mit negativen Emotionen in Verbindung[211].

Die tiefe Zwerchfellatmung wird in östlichen Traditionen wie dem Yoga und dem Tai-Chi schon seit vielen Jahrtausenden genutzt, um eine Entspannungsreaktion auszulösen. Innerhalb der vergangenen Jahrzehnte hat die Atmung auch im Westen immer mehr das Interesse der Forschung geweckt. Die Anpassung von Atemfrequenz und -tiefe zur Linderung psychischer Beschwerden und ihre Nutzung für mehr psychische Gesundheit hat bereits begonnen[213][214].

9.3.2 Atemräume

Um flache Atmung und Brustatmung zu vermeiden, ist es wichtig zu wissen, wie die Atemluft fließt und wie sie sich in der Lunge verteilt, vor allem wenn wir tief atmen. Dazu ist es hilfreich, mit den Atemräumen zu arbeiten und so die Atmung aktiv zu führen und zu vertiefen. Wir haben zwei große Atemräume, die wir in der Atmung nutzen: die Brust und den Bauch. Diese Atemräume können um drei weitere ergänzt werden, wenn wir bewusst in die Tiefe atmen: die Flanken, den Rücken und das Brustbein. Das Spüren und Wahrnehmen der Atemräume soll dazu beitragen, durch Achtsamkeit und Interozeption das Bewusstsein über die eigene Atmung zu verbessern und die eingeatmete Luft mittels Bewusstsein in der Lunge optimal zu verteilen. Oftmals sind wir uns der Tatsache nicht bewusst, dass die Luft nur im oberen Bereich verbleibt. Das Bewusstsein über die mechanischen Möglichkeiten der Lunge und das aktive Einatmen, zum Beispiel in die Flanken oder in den Bauch, vergrößert das Lungenvolumen noch zusätzlich und verbessert langfristig die persönliche Fähigkeit, richtig zu atmen.

Praxis 4. Atemräume wahrnehmen

Praxis 4

- Setzen Sie sich mit geradem Rücken auf einen Stuhl. Die Beine stehen im 90-Grad-Winkel zum Oberkörper. Ihr Rücken ist gestreckt, die Schultern sind nach hinten und unten gezogen, die Brust ist leicht geöffnet und nach vorne gewölbt. Das Kinn darf leicht Richtung Brust gesenkt werden, sodass die Halswirbelsäule entspannt ist. Die Hände liegen gelöst im Schoß. Die Arme sind ebenfalls gelockert. Sollte Ihnen auffallen, dass Ihr Rücken nicht ganz gerade ist, legen Sie sich bitte ein Kissen in den Lendenwirbelsäulenbereich. Diese kleine Hilfestellung sorgt dafür, dass sich die Wirbelsäule streckt und aufrichtet. Schließen Sie Ihre Augen und schauen mit geschlossenen Augen nach vorne.
- Nun richten Sie all Ihre Aufmerksamkeit auf Ihre Atmung, spüren Sie genau, wie sich mit jedem einzelnen Einatmen die Brust hebt und mit dem Ausatmen wieder senkt. Legen Sie nun eine Hand auf den Unterbauch und eine auf den Oberbauch. Atmen Sie aktiv in den Oberbauch ein, während Sie gleichzeitig sanft auf den Unterbauch drücken und so die tiefe Bauchatmung verhindern. Atmen Sie langsam aus dem Oberbauch aus, der untere Bauchbereich bleibt stabil.
- Legen Sie nun Ihre Hände auf die Flanken. Atmen Sie langsam und tief erst in den Oberbauch und dann in die Flanken ein, sodass sich der Brustkorb weitet. Beobachten Sie die Bewegung der Flanken, die sich beim tiefen Einatmen auseinanderziehen, und spüren Sie den dadurch entstehenden Druck in ihren Händen. Atmen Sie langsam erst aus dem Oberbauch und dann aus den Flanken aus. Nutzen Sie die Zwischenrippenmuskeln, um die Ausatmung noch zu verstärken.
- Atmen Sie nun langsam und tief erst in den Oberbauch, dann in die Flanken und dann in den Unterbauch ein. Legen Sie dabei die Hände dorthin, wo sich die Atemluft gerade befindet. Beginnen Sie mit der Einatmung in den Oberbauch und legen die Hände als erstes auf den Oberbauch. Atmen Sie tiefer ein. Wenn die Luft in den Flanken angekommen ist, wandern Ihre Hände zu den Flanken. Verstärken Sie die Einatmung aktiv und leiten Sie die Luft in den Unterbauch, die Hände wandern zum Unterbauch. Die Hände folgen immer der Atmung. Atmen Sie in gleicher Reihenfolge gleichmäßig wieder aus (Unterbauch – Flanken – Oberbauch).

❧ Atmen Sie nun langsam und tief erst in den Oberbauch, dann in die Flanken, dann in den Unterbauch und als letztes in den Rücken ein. Legen Sie dabei die Hände immer dorthin, wo sich die Atemluft gerade befindet (Oberbauch – Flanken – Unterbauch – Rücken). In gleicher Reihenfolge atmen Sie wieder aus, die Hände folgen Ihrer Atmung (Rücken – Unterbauch – Flanken – Oberbauch).

❧ Mit dem nächsten Einatmen erweitern wir die Praxis um das Brustbein: Atmen Sie tief in den Oberbauch, dann in die Flanken, dann in den Unterbauch, dann in den Rücken und als letztes in das Brustbein ein. In gleicher Reihenfolge (Brustbein – Rücken – Unterbauch – Flanken – Oberbauch) atmen Sie wieder aus, die Hände folgen der Atmung.

❧ Wiederholen Sie die Übung fünf- bis zehnmal. Auf diese Art und Weise können Sie sich der Möglichkeiten Ihrer Lunge und der Atembewegung aktiv bewusst werden. Mit der Zeit werden die Hände nicht mehr nötig sein. Sie werden lernen, die Luft bewusst in einen bestimmten Bereich der Lunge zu leiten und diesen Bereich auch ohne Ihre Hände zu spüren.

❧ Im Alltag hilft diese Übung dabei, besser darauf zu achten, richtig in die gesamte Lunge zu atmen.

Wenn das Lungenvolumen von 3.000 bis 6.000 Millilitern bei tiefer Atmung deutlich überschritten wird, kommen die langsam adaptierenden Rezeptoren (Slow adaptive Receptors – SARs) zum Einsatz. Ihre Aktivierung fördert die körperliche Erholung[133].

9.3.3 Aktivierung der SARs-Rezeptoren durch verlängerte Einatmung

Die langsam (slow) adaptierenden Rezeptoren (SARs) kommen zum Einsatz, wenn tief ein- und passiv ausgeatmet wird (siehe Praxis 5) und wenn tief ein- und langsam mittels Muskelkraft ausgeatmet wird (siehe Praxis 6 und 7). Die SARs senden hemmende, elektrische Impulse aus, die sich im neuronalen und nicht-neuronalen Gewebe ausbreiten. Diese Impulse sind umso stärker, je mehr das Atemzugvolumen überschritten wird (Hering-Breuer-Reflex, siehe S. 151)[133]. Die Dauer und Frequenz der hemmenden neuronalen Impulse können durch bewusste Verlängerung der Einatmung verstärkt werden. Die durch die SARs erzeugte Erregung synchronisiert die rhythmische Aktivität der Zellen des Herz-Lungen-Zentrums mit dem Nervensystem, sodass die Signale zwischen dem Gehirn, dem Herzen und dem Körper – top-down und bottom-up – besser verarbeitet werden können. Somit spielen die SARs eine große Rolle in der autonomen Steuerung. Das Dehnen des Lungengewebes und die Aktivierung der SARs spiegeln sich im ganzen Gehirn wider. Das Gehirn schwingt langsamer und gleichmäßiger. Langsame Gehirn-Oszillationen werden als parasympathische Dominanz gewertet[101]. Die SARs-Aktivierung scheint besonders die Synchronisation im Hypothalamus und im Hirnstamm zu fördern. Der Hirnstamm regelt alle überlebenswichtigen Prozesse im Körper. Der Hypothalamus als wichtige Steuerungszentrale koordiniert die Hormonausschüttung und wichtige körperliche und psychische Abläufe. Tiefe Atmung hat über den Einfluss auf den Hypothalamus einen direkten Einfluss auf hormonelle Vorgänge. Der Hypothalamus ist auch für die Sekretion der Gamma(γ)-Aminobuttersäure (GABA, siehe Tabelle 1, S. 68) verantwortlich. GABA ist ein hemmender Neurotransmitter, der die Zusammenarbeit des Herzens mit dem Atemzentrum im Hirnstamm koordiniert. Durch GABA beeinflussen die SARs die Erregbarkeit des Nervengewebes positiv, sodass sich alle neuronalen und nicht-neuronalen Prozesse synchronisieren können (Homöostase, siehe S. 114)[136 133]. GABA hemmt die Erregungsübertragung in der Amygdala und hat einen großen Einfluss auf die Ausprägung der Stressreaktion und auf unsere Emotionen[215]. Sind die GABA-Rezeptoren in der Amygdala blockiert, verspüren wir Angst. Tiefe Einatmung fördert das Feuern der hemmenden GABA-Neurone und verstärkt die hemmende Wirkung des GABA auf die Amygdala. Durch die Aktivierung des GABA-Systems kann tiefe Einatmung helfen, den Angstkreislauf zu durchbrechen und die Erregung der Amygdala zu senken[216]. Je niedriger die Atemfrequenz, umso stärker die Kopplung zwischen Hypothalamus und Hirnstamm und somit die parasympathische Reaktion[133].

Durch die Aktivierung der SARs und des Parasympathikus fördert tiefe Einatmung die GABA-Sekretion und beeinflusst so die körperliche und mentale Entspannung.

9.3.4 Gesundheitsfördernde Effekte tiefer Einatmung

Unterschiedliche Untersuchungen konnten zeigen, dass tiefe, langsame Einatmung auf verschiedene physiologische und psychologische Variablen einwirkt. Das Praktizieren von Atemtechniken, die die Einatmung fördern, stärkt die Atemmuskulatur und vergrößert das Atemvolumen um bis zu 20 Prozent. Die Atmung als Prozess kann so dauerhaft effizienter ablaufen.

Wenn Menschen ab 60 Jahren Atempraxis an fast allen Tagen der Woche ausüben, nehmen die Atemmuskelaktivität und Effizienz um 30 bis 80 Prozent zu. Der Fokus auf der Einatmung stärkt die Interkostalmuskulatur und beeinflusst die Dicke des Zwerchfells positiv[199]. Auch bei jungen Erwachsenen, Sportlern oder Sängern führt Atemmuskeltraining zu messbaren physiologischen und leistungsbezogenen Verbesserungen[217 218]. Bei gesunden Personen weitet und schützt eine tiefe Einatmung die Bronchien und die Alveolen, da sie sie aufbläst und vor dem Kollabieren bewahrt[206].

Im Gehirn aktiviert eine lange Einatmung den motorischen und den sensorischen Kortex, da die Veränderung im Volumen mit einer bewussten muskulären Bewegung und mit der Wahrnehmung dieser Bewegung in Verbindung steht[136]. Die starke Dehnung des Atemgewebes fördert die hemmenden Impulse im Locus coeruleus (LC, siehe S. 111) und begünstigen einen niedrigen Noradrenalinspiegel, wodurch die Sympathikusaktivierung abnimmt[219]. Die Nervenzellen des Locus coeruleus, der die Noradrenalin-Sekretion steuert, stehen direkt mit den Nervenzellen des Prä-Bötzinger-Komplexes in Verbindung, der für die Einatmung verantwortlich ist. Es ist wahrscheinlich, dass der LC auf jede einzelne Einatmung mit einer angepassten Noradrenalinausschüttung reagiert[206]. Kehren wir diesen Prozess um und vertiefen – Atemzug für Atemzug – bewusst die Einatmung, beeinflussen wir direkt durch Willen und Bewusstsein die Ausschüttung des Stresshormons Noradrenalin positiv[101]. Tiefe Einatmung scheint ferner die mit dem Parasympathikus assoziierten hemmenden Impulse im Atem- und Herzzentrum sowie in Bereichen des Kortex und in der Amygdala zu fördern und den Parasympathikus verstärkt zu aktivieren[47]. Verlängern und vertiefen wir bewusst unsere Einatmung, beruhigen sich der Herzschlag, unsere Gedanken und Emotionen. Dadurch begünstigt tiefe Einatmung nachweislich das emotionale Erinnern und eine angemessene Reaktion auf affektive Reize[220]. Die Hemmung des Sympathikus lässt sich besonders von der Mitte der Einatmung bis zur Mitte der Ausatmung feststellen (siehe Abb. 20), also während der zweiten Hälfte der Einatmung und der ersten Hälfte der Ausatmung, wenn die Dehnung der Lunge am stärksten ist[47].

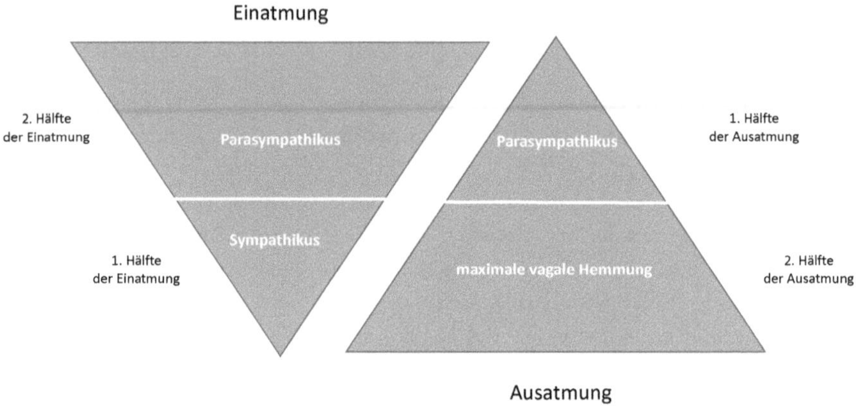

Abbildung 20: Sympathikus und Parasympathikus bei tiefer Atmung nach Seals et al., (1990).

Forscher konnten in einem Experiment an Mäusen beweisen, dass tiefe Atmung bei den Nagetieren sowohl das Stress- als auch das Angstniveau senkte[221]. Mäuse werden in der Forschung gerne genutzt, da ihr Erbgut zu 95 Prozent mit dem des Menschen übereinstimmt. Wenn tiefe Einatmung im Experimental-Setting die Maus entspannt, entspannt sie auch den Menschen. Wird die Praxis tiefer Einatmung im Alltag regelmäßig ausgeführt, ist anzunehmen, dass sich mit der Zeit das Gewebe an die tiefe Atmung anpasst und dass der hemmende Effekt der Atmung noch zunimmt. Ein innerer Konditionierungsprozess setzt ein, dessen Ziel es ist, tiefes Einatmen direkt mit dem Auslösen der körperlichen Entspannungsreaktion zu verknüpfen. Der bewusste Impuls, der das Halten der Luft in der Lunge nach sich zieht, wird kortikal-vagal gesteuert. Das Gehirn, insbesondere der Kortex, beruhigt den Körper über den Vagusnerv. Übernehmen die Bahnen des ventralen Vagus (siehe S. 104) die Kontrolle über die körperinternen Prozesse, setzt biochemisch der Prozess der Erholung ein.

Praxis 5. Tiefe Einatmung

Praxis 5

- Setzen Sie sich mit geradem Rücken auf einen Stuhl. Die Beine stehen im 90-Grad-Winkel zum Oberkörper. Ihr Rücken ist gestreckt, die Schultern sind nach hinten und unten gezogen, die Brust ist leicht geöffnet und nach vorne gewölbt. Das Kinn darf leicht Richtung Brust gesenkt werden, sodass die Halswirbelsäule entspannt ist. Die Hände liegen gelöst im Schoß. Die Arme sind ebenfalls gelockert. Sollte Ihnen auffallen, dass Ihr Rücken nicht ganz gerade ist, legen Sie sich bitte ein Kissen in den Lendenwirbelsäulenbereich. Diese kleine Hilfestellung sorgt dafür, dass sich die Wirbelsäule streckt und aufrichtet. Schließen Sie Ihre Augen und schauen mit geschlossenen Augen nach vorne.
- Richten Sie nun Ihre Aufmerksamkeit auf Ihre Atmung und atmen Sie tief aus. Mit dem nächsten Einatmen füllen Sie die Lunge in sechs Sekunden vollständig, bis Sie merken, dass die Grenzen der Lunge erreicht sind. Die Einatmung soll so gleichmäßig wie möglich stattfinden. Es soll immer die gleiche Menge an Luft bewegt werden (1-2-3-4-5-6).
- Halten Sie nach dem Einatmen die Luft ein bis zwei Sekunden in der Lunge, um die postinspiratorische Phase aktiv zu verlängern. Dann lassen Sie das Atemuskelgewebe los, sodass die Luft ganz von alleine passiv die Lungen durch die Nase verlässt.
- Mit dem nächsten Einatmen füllen Sie die Lunge langsam in sieben Sekunden Millimeter für Millimeter bis zur Atemgrenze und halten ein bis zwei Sekunden die Luft an. Es soll dabei nicht tiefer eingeatmet werden, sondern die gleiche Luftmenge soll in längerer Zeit bewegt werden. Lassen Sie wieder los, sodass die Atemluft passiv die Lungen verlassen kann.
- Mit dem nächsten Einatmen füllen Sie die Lunge in acht Sekunden ganz langsam und gleichmäßig und halten nach der Einatmung kurz die Luft in der Lunge. Achten Sie darauf, die Einatmung auf acht Sekunden zu verteilen, sodass keine lange Atempause notwendig wird. Lassen Sie wieder los und atmen Sie passiv durch die Entspannung im Gewebe aus. Verbleiben Sie 10 bis 15 Atemzüge in der Übung. Das stufenweise Ausdehnen der Einatmungsdauer bildet innerhalb der Übung eine Art Warm-Up und bereitet das Atemgewebe auf die Atemübung in der Acht-Sekunden-Frequenz vor.

9.4 Die Bedeutung der Ausatmung (Exspiration) im Atemprozess

Die Hauptfunktion der Ausatmung (Exspiration, siehe Abb. 19) im Atemprozess ist es, das CO_2 und die verbrauchte Luft, die aus Stickstoff, Sauerstoff, Edel- und anderen Gasen sowie Wasserdampf besteht, auszuscheiden. Mit dem an die Ausatmung gebundenen Sprechen, Singen oder Husten werden außerdem Aerosole und Partikel ausgeschieden, die die Übertragung von Atemwegserkrankungen begünstigen. Deswegen ist es so wichtig insbesondere beim Husten oder Niesen den Mundbereich zu verdecken. Jeder natürlichen Ausatmung folgt eine postexspiratorische Phase als Übergang zur Einatmung, die das Atemgewebe vor der nächsten Kontraktion kurz entspannt. Sie dient dem Druckausgleich in den Lungen und stellt optimale Bedingungen für die nächste Einatmung her. Die kurze Phase nach der Ausatmung sorgt ferner für eine optimale Energieeffizienz und für mechanisches Gleichgewicht im Atemprozess. Ähnlich der postinspiratorischen Phase verhindert die postexspiratorische Phase den Atemwegskollaps und unterstützt den Gasaustausch. Die Dauer der Postexspiration beeinflusst die gesamte Atemfrequenz. Bei Meditierenden wurde beobachtet, dass sich diese Phase verlängert. Eine längere Phase der Postexspiration reguliert sowohl innerhalb der Spontanatmung als auch innerhalb der Atempraxis die Funktionen des autonomen Nervensystems und fördert die parasympathische Dominanz[87].

In der Ausatmung steigen die CO_2-Spiegel und die Sauerstoffzufuhr sinkt. Man geht davon aus, dass durch den geringeren O_2-Spiegel im Blut die Zellatmung kurzzeitig weniger aktiv ist[222]. In der Einatmung nimmt die Zellatmung wieder zu. Die Ausatmung durch die Nase befeuchtet die Nasengänge und gibt der Nasenschleimhaut die Feuchtigkeit zurück, die sie während der Einatmung verloren hat. Auf diese Weise wird die Nasenschleimhaut während der Ausatmung vor dem Austrocknen geschützt, wodurch ihre korrekte Funktion gewährleistet wird. Während einer normalen Atmung ist die Ausatmung ein passiver Vorgang. Das Zwerchfell entspannt sich, seine Kuppen wölben sich nach oben. Erst ein erhöhter Verbrauch an Sauerstoff, einhergehend mit einer zunehmenden CO_2-Produktion, wie zum Beispiel unter körperlicher Belastung oder psychischem Stress oder als Reaktion auf Stoffwechselstörungen wie Hypoxie (Sauerstoffmangel im Blut) oder Hyperkapnie (erhöhter CO_2-Gehalt im Blut), wird die Ausatmung zu einem aktiven Vorgang. Die Atemhilfsmuskeln, die abdominalen und interkostalen Muskeln, werden rekrutiert, um die Kompression der Brusthöhle zu erleichtern[223]. Das Leeren der Lunge unter das übliche Volumen durch die aktive Muskelanstrengung verstärkt den Saugeffekt der Einatmung, da diese auf ein geringeres Volumen aufbaut[66]. Durch das „Mehr-Atmen" bei Anstrengung gewährleistet der Organismus die Homöostase der Blutgase. Erhöhte CO_2-Spiegel fördern den Sympathikotonus und provozieren Atemhunger, der die Einatemmuskulatur aktiviert und so die Einatmung auslöst. Die Frequenz der Atmung nimmt durch eine aktive Ausatmung zu, damit das überschüssige CO_2 ausgeatmet wird. Auch über das Seufzen steuert der Körper unterhalb der Bewusstseinsschwelle den Gasaustausch und reagiert so u. a. auf hohe CO_2-Spiegel.

9.4.1 Seufzer und sprachliche/parasprachliche Äußerungen

Wenn wir seufzen, verlängert sich aktiv die Ausatmung, gefolgt von einer Atempause (Apnoe). Das Atemzugvolumen erhöht sich kurzfristig um das Doppelte. Es ist bekannt, dass die Atmung beim Menschen alle fünf Minuten, bei Tieren alle zwei Minuten durch einen automatischen Seufzer unterbrochen wird. Seufzer sorgen dafür, dass die Alveolen in der Lunge aufgeblasen bleiben und nicht kollabieren[66]. Alveolen sind mit Flüssigkeit ausgekleidet. Kollabieren sie, brauchen sie einen sehr hohen Inspirationsdruck, um die Oberflächenspannung zu überwinden und sich wieder aufzublasen. Seufzer sind deshalb für eine gesunde und normale Lungenfunktion unerlässlich[66]. Verändert sich die Frequenz der Seufzer, wie bei Angststörungen, Panikstörungen und posttraumatischer Belastungsstörung, spricht man von Hyperventilationssyndrom.[67] Die Betroffenen atmen zu viel. Exzessives Seufzen ist heute ein diagnostisches Merkmal dieser Störungen.

Seufzer begleiten die Sehnsucht und Erleichterung. Auch unangenehme Gemütsregungen wie Kummer, Resignation und Enttäuschung gehen mit Seufzern einher und sind an die Ausatmung geknüpft. Die ausgleichende Wirkung der Seufzer können wir im Alltag bewusst nutzen und eine messbare physiologische Veränderung und psychische Erleichterung in uns selbst bewirken[224]. Auch wenn wir lachen oder weinen, aber auch singen oder sprechen (Lautproduktion) oder Blasinstrumente spielen, also wenn wir aktiv die Ausatmung nutzen, um einen genau kontrollierten Luftstrom zu erzeugen, fördern wir die Aktivität des ventralen Vagus und die körperliche und psychische Entspannung[25]. In diesem Zusammenhang wurde festgestellt, dass das Timing der Ausatmung nicht nur von körperlichen, sondern auch von kognitiven und affektiven Parametern abhängt: Die Ausatmung richtet sich nach dem, was wir fühlen oder gerade tun[137].

9.4.2 Ausatmung und Gewichtsabnahme

Atmung als Prozess hat während des Fastens oder bei einer Diät eine besondere Bedeutung, da Atmung sehr viel mit dem Zellstoffwechsel und mit der Fettverbrennung zu tun hat. Tatsächlich nutzt jede Körperzelle O_2, um Stoffe, auch Fett, zu verbrennen. Als Stoffwechselprodukt gibt sie CO_2 ab, welches wir dann abatmen. Die meisten Menschen sind der Meinung, dass bei einer Gewichtsabnahme das Fett in Muskelmasse umgewandelt oder mit dem Kot ausgeschieden wird. Andere denken, dass es in Wärme und in Energie umgewandelt wird und so den Körper verlässt. Das aber widerspricht dem physikalischen Gesetz über die Erhaltung der Masse[225]. Dieses besagt, dass es keine Umwandlung der Materie im chemischen Sinne gibt, sondern lediglich eine Neuverteilung der Atome. Lassen wir zum Beispiel eine Kerze in einem geschlossenen Gefäß langsam abbrennen und wiegen den Behälter vor und nach dem Abbrennen, werden wir feststellen, dass das Gewicht des Behälters konstant bleibt und sich lediglich die Form der Kerze verändert. Wenn das Wachs der Kerze verbrennt, wird es zu Kohlendioxyd und Wasserdampf, die im Glas eingeschlossen bleiben. Es geht hier nichts verloren. Verbrennt die Kerze auf normalem Wege, gibt sie alle chemischen Bestandteile direkt an die Atmosphäre ab. Und tatsächlich verlässt auch ein großer Teil des Körperfetts den Körper, allerding nicht durch den Verdauungstrakt, sondern über die Ausatmung. Es verändert seine Form, nicht aber seine chemischen Bestandteile. Forscher haben berechnet, dass 84 Prozent des abgenommenen Fettes den Körper als CO_2 verlässt und 16 Prozent als Wasser (Urin, Tränenflüssigkeit, Schweiß, Atmung usw.). Aus Fett wird im Metabolismus CO_2 und H_2O. Demzufolge ist, rein chemisch gesehen, die ausgeatmete Luft schwerer als die eingeatmete Luft. Neben CO_2 geben wir mit dem Ausatmen bis zu 70 Prozent der entstandenen Schlackenstoffe ab. Deswegen ist die Ausatmung besonders wichtig, wenn wir auf Diät sind, wo wir vermehrt Schlacken bilden und ausscheiden müssen.

Tiefes Ausatmen während der Diät unterstütz den Stoffwechsel und die Gewichtsabnahme.

9.4.3 Gesundheitsfördernde Effekte tiefer Ausatmung

Eine längere Ausatmung bewirkt eine stärkere parasympathische Reaktion im Körper als eine rhythmisch gleiche Atemfrequenz oder eine tiefe Einatmung[226]. Sie hemmt die SARs-Aktivität und fördert durch Erhöhung der Herzrate und des Blutdrucks die Sensibilität der Barorezeptoren, die den Parasympathikus-Einfluss auf das Herz erhöhen[137]. Eine Studie untersuchte die Effekte einer verlängerten Ausatmung von sechs Sekunden, gefolgt von einer Einatmung in vier Sekunden nach der Spontanatmung. Die parasympathische Nervenfunktion war während der verlängerten Ausatmung signifikant aktiviert[227]. Es wird angenommen, dass der Effekt auf die aktive Nutzung des Zwerchfells während einer verlängerten Ausatmung zurückzuführen ist. Die Rezeptoren des Zwerchfells sind an den Vagusnerv angebunden, wodurch der Entspannungseffekt erklärt werden kann. Auch die optimale Leistungsfähigkeit bei Denkaufgaben kann durch bewusste Ausatmung beeinflusst werden. Atmen wir nur ein ganz klein wenig tiefer aus, beeinflusst diese Modifikation der Atemfrequenz direkt unsere Denkfähigkeit. Nur in relativer Ruhe ist das Gehirn in der Lage, anspruchsvolle Aufgaben optimal zu lösen. Es konnte gezeigt werden, dass die Frequenz *Ausatmung fünfeinhalb Sekunden– Einatmung viereinhalb Sekunden* die exekutiven Funktionen wie die Inhibition (Hemmung, also die Fähigkeit, die Aufmerksamkeit, die Gedanken, Emotionen und das Verhalten zu kontrollieren), das Arbeitsgedächtnis (die Fähigkeiten, Informationen im Gedächtnis zu behalten und damit zu arbeiten) und die kognitive Flexibilität fördert[228]. Alle beschriebenen Fähigkeiten sind wesentlich im Arbeitsleben und für die Leistungssteigerung. Die leicht verlängerte Ausatmung scheint das Gehirn positiv zu stimulieren. Die Forscher schlussfolgern, dass diese Form der Atmung genutzt werden könnte, um die allgemeine exekutive Performance zu verbessern. Unterschiedliche Atemtechniken wie zum Beispiel die Stoßatmung (siehe S. 241), die Wim-Hof-Methode (siehe S. 25) oder die Tummo-Atmung (siehe S. 18) setzen den Fokus auf die Ausatmung und fördern so autonome und kognitive Funktionen. Die größten messbaren Effekte einer längeren Ausatmung finden sich in der Frequenz 1:2, also wenn die Ausatmung doppelt so lang ist wie die Einatmung[129].

Praxis 6. Aktives Ausatmen: 4 Sekunden ein – 7 Sekunden aus

Praxis 6

Setzen Sie sich mit geradem Rücken auf einen Stuhl. Die Beine stehen im 90-Grad-Winkel zum Oberkörper. Ihr Rücken ist gestreckt, die Schultern sind nach hinten und unten gezogen, die Brust ist leicht geöffnet und nach vorne gewölbt. Das Kinn darf leicht Richtung Brust gesenkt werden, sodass die Halswirbelsäule entspannt ist. Die Hände liegen gelöst im Schoß. Die Arme sind ebenfalls gelockert. Sollte Ihnen auffallen, dass Ihr Rücken nicht ganz gerade ist, legen Sie sich bitte ein Kissen in den Lendenwirbelsäulenbereich. Diese kleine Hilfestellung sorgt dafür, dass sich die Wirbelsäule streckt und aufrichtet. Schließen Sie Ihre Augen und schauen mit geschlossenen Augen nach vorne. Bringen Sie Ihre Aufmerksamkeit nun in den Körper, zur Atmung, und stellen Sie den inneren Fokus auf das Hier und Jetzt her.

Mit dem nächsten Ausatmen leeren Sie vollständig die Lunge und versuchen, auch die Atemreserve in der unteren Lunge durch das Anspannen der Bauchmuskulatur und der Interkostalmuskulatur abzuatmen. Mit dem nächsten Einatmen füllen Sie die Lunge langsam und gleichmäßig in vier Sekunden (1-2-3-4) bis zu Ihrer persönlichen Grenze. Wenn Sie merken, dass Sie nicht weiter einatmen können, leeren Sie die Lunge langsam und gleichmäßig in sieben Sekunden (1-2-3-4-5-6-7), Millimeter für Millimeter.

Üben Sie diese Atmung zehn bis zwölf Minuten in einer ruhigen Umgebung mit nach innen gewandter Aufmerksamkeit. Nach der Praxis verweilen Sie einige Minuten in Ruhe, um die Effekte der Atmung bewusst an sich selbst zu spüren. Zwischen dem Ein- und Ausatmen gibt es innerhalb dieser Übung keine bewusste Pause.

Wenn zu Beginn der Praxis das Ausatmen in sieben Sekunden schwerfällt, kann als Eingewöhnung in sechs Sekunden ausgeatmet werden.

9.5 Resonanzatmung

Tiefe Atmung von fünfeinhalb bis sechs Sekunden pro Atemzug (AZ) oder fünf bis sechs Atemzüge pro Minute, also 0,1 Hertz (Hz), wird als Resonanzatmung oder als kohärente Atmung bezeichnet. Diese Atemfrequenz ist langsamer als die Alltags-Atemfrequenz von 12 bis 20 AZ/Minute und gilt als die optimale Atemfrequenz für das Herz. Bei dieser Atemfrequenz wurde die größte Synchronisation zwischen dem Herzen und der Atmung gemessen, was der größten Arbeitseffizienz entspricht[229]. Die Atemfrequenz von fünf bis sechs Atemzügen pro Minute (0,1 Hz) beeinflusst direkt das autonome Nervensystem, das Herz, die Hormonausschüttung und darüber die Stimmung[200 132]. Forscher haben festgestellt, dass unterschiedliche religiöse Gesänge wie das Ave Maria und Yoga-Mantras eine kardiorespiratorische Synchronizität verursachen, die immer in der Frequenz von 0,1 Hertz zustande kommt. 0,1 Hertz erzeugt Gleichklang im Herz-Kreislauf-System und synchronisiert die durch die Sinusarrhythmie verursachten Schwingungen des Herzens. Auch die Herzratenvariabilität (HRV, siehe S. 43) wird maximal gefördert, wenn 5,5- bis 6-mal pro Minute ein- und ausgeatmet wird. Die Resonanzatmung stimuliert die Barorezeptoren. Die Herzratenvariabilität und der Blutdruck als von den Baroreflexen abhängig werden durch tiefe Ein- und Ausatmung normalisiert[137]. Die Optimierung der Aktivität der Barorezeptoren sorgt ferner dafür, dass der Gasaustausch in den Alveolen effizienter wird[230 66].

Die optimale Atemfrequenz für das Herz beträgt fünfeinhalb bis sechs Sekunden pro Atemzug oder fünf bis sechs Atemzüge die Minute.

9.5.1 Resonanzatmung als Chance bei Sucht

Die Resonanzatmung beeinflusst die Konzentration des Gehirnhämoglobins und die Gehirnaktivität. So nimmt durch tiefe Ein- und Ausatmung die Erregbarkeit des linken anterioren cingulären Kortex (ACC, siehe S. 64) ab[94]. Zusammen mit der linken Insula (siehe S. 66) und dem Thalamus (siehe S. 62) reagiert dieser Bereich als Salienz-Netzwerk (siehe S. 72) auf emotional besetzte Reize und auf Gefahrenreize mit der Aktivierung der Stressachse. Dieses Netzwerk entscheidet, wie ein innerer Filter darüber, worauf die Aufmerksamkeit gerichtet wird. Wenn das Salienz-Netzwerk weniger empfindlich reagiert, zeugt das von einer größeren Resistenz affektiven, emotional besetzten Reizen gegenüber. Eine größere Resistenz ist grade in der Suchtbehandlung von Bedeutung. Wenn Menschen mit einer Alkoholsucht in der Frequenz sechs Atemzüge pro Minute atmen, senkt sich die Empfindlichkeit des Salienz-Netzwerks für Alkoholreize. Nach der Resonanzatmung zeigen Betroffene als Reaktion auf Triggerreize, wie eine Flasche Bier, weniger neuronale Aktivität im visuellen Kortex als die nicht atmende Kontrollgruppe. Stattdessen steigt die Aktivität in Gehirnbereichen, wie dem cingulären Kortex, die mit Verhaltenskontrolle und nach innen gerichteter Aufmerksamkeit in Verbindung stehen und die Verbindung von Gehirn und Körper repräsentieren[231]. Die Forscher schlussfolgern, dass Resonanzatmung ggf. eingesetzt werden könnte, um das Craving neuronal zu lindern. Die Fähigkeit, Suchtdruck besser kontrollieren zu können und auch innerlich weniger stark auf Reize zu reagieren, sind Ziele jeder Suchttherapie. Der Einfluss tiefer Atmung auf Suchtverhalten konnte u. a. bei Sportlern nachgewiesen werden[232 233]. Das Suchtverhalten war umso niedriger, je höher die Herzratenvariabilität (HRV) war. Eine hohe HRV scheint Suchtdruck zu mildern. Tiefe Atmung verstärkt die vagale Aktivierung und so die Homöostase in Ruhephasen[101 131]. Ein entspannter Körper verspürt weniger Suchtdruck.

Resonanzatmung fördert die Resistenz gegenüber Suchtreizen und lindert den Suchtdruck.

Praxis 7. Resonanzatmung

Praxis 7

- In dieser Übung soll in fünfeinhalb bis sechs Sekunden tief und vollständig eingeatmet werden. Nach dem Einatmen soll die Luft ca. eine Sekunde in der Lunge gehalten werden. Die Ausatmung soll aktiv stattfinden, sodass die Luft in fünfeinhalb bis sechs Sekunden gleichmäßig, Millimeter für Millimeter aus der Nase ausströmt. Der Fokus dieser Übung liegt auf der Ein- und auf der Ausatmung.
- Setzen Sie sich mit geradem Rücken auf einen Stuhl. Die Beine stehen im 90-Grad-Winkel zum Oberkörper. Ihr Rücken ist gestreckt, die Schultern sind nach hinten und unten gezogen, die Brust ist leicht geöffnet und nach vorne gewölbt. Das Kinn darf leicht Richtung Brust gesenkt werden, sodass die Halswirbelsäule entspannt ist. Die Hände liegen gelöst im Schoß. Die Arme sind ebenfalls gelockert. Sollte Ihnen auffallen, dass Ihr Rücken nicht ganz gerade ist, legen Sie sich bitte ein Kissen in den Lendenwirbelsäulenbereich. Diese kleine Hilfestellung sorgt dafür, dass sich die Wirbelsäule streckt und aufrichtet. Schließen Sie Ihre Augen und schauen mit geschlossenen Augen nach vorne.
- Richten Sie Ihre volle Aufmerksamkeit auf die Atmung und kommen Sie im Hier und Jetzt an. Nach einer kurzen Phase des Ankommens atmen Sie vollständig durch die Nase aus. Versuchen Sie auch, die Atemreserve im unteren Lungenbereich abzuatmen.
- Füllen Sie mit dem nächsten Einatmen die Lunge in fünfeinhalb bis sechs Sekunden vollständig. Die Einatmung soll so gleichmäßig wie möglich stattfinden. Es soll immer die gleiche Menge an Luft bewegt werden (1-2-3-4-5-6).
- Dann atmen Sie genauso langsam in sechs Sekunden wieder aus (1-2-3-4-5-6). Verbleiben Sie zehn bis zwölf Minuten in der Übung. Die Dauer der Praxis darf natürlich nach Belieben ausgedehnt werden.
- Nach der Praxis verbleiben Sie einige Minuten mit der Aufmerksamkeit nach innen gerichtet, um den Effekten der Übung im Körper und im Geist nachzuspüren.

9.6 Das tiefe Atmen: der Schlüssel zur umfassenden Gesundheit?

Eine tiefe und langsame Atmung unterstützt den Körper auf allen Ebenen dabei, gesund zu bleiben. Leider nutzen wir im Alltag nur ca. zehn bis fünfzehn Prozent unseres Atemvolumens und das, obwohl tiefe Atmung unsere inneren Organe massiert und unseren Gesundheitszustand allgemein erhöht.

9.6.1 Tiefes Atmen fördert die körperliche Gesundheit

So vergrößert tiefe Atmung die Muskelkraft des Diaphragmas und verbessert so signifikant die Qualität der Ruheatmung. Im Alltag sollte mit 40 bis 60 Prozent der Diaphragma-Kraft geatmet werden. Das Diaphragma ist anatomisch mit der Lendenwirbelsäule, den unteren Rippen und indirekt mit dem Beckenboden verbunden. Dieses innere Korsett trägt maßgeblich zur Körperhaltung und der Stabilität des Cores bei, indem es die Wirbelsäule stützt[234].

Dem Core gehören Strukturen, wie das Zwerchfell, die Beckenbodenmuskulatur, der tiefe Bauchmuskel (M. transversus abdominis) sowie Muskeln, die segmental (einzelne Abschnitte betreffend) an der Wirbelsäule entlang verlaufen und die einzelnen Wirbelkörper stabilisieren (M. multifidi), an. Diese Muskeln befinden sich tief unter den großen Rückenmuskeln (M. erector spinae). Zusammen mit der tiefliegenden Rückenmuskulatur sind sie an der Feinsteuerung, der Stabilität und der reflexartigen Haltearbeit beteiligt. Diese muskuläre Anbindung des Zwerchfells an die Wirbelsäule und das Becken verdeutlicht, warum Atmung innerhalb der Skoliosebehandlung nach Katharina Schroth (S. 20) Knochengewebe verändern und Wirbelsäulenverkrümmungen lindern kann. Falsche Körperhaltung hingegen hindert das Zwerchfell in seiner normalen Funktion und wirkt sich ungünstig auf die Wirbelsäule, den Beckenboden und rückwirkend auf die Atmung aus. Der positive Effekt eines gut funktionierenden Zwerchfells ist in der Osteopathie und Atemphysiotherapie gut belegt[235]. Auch Neurologie und Intensivmedizin profitieren von einem gesunden Diaphragma. So spielt das Zwerchfell bei der Kontrolle des Atem- und Hustenreflexes eine zentrale Rolle und beeinflusst die

Zeit, die der Körper braucht, um sich nach Operationen zu erholen. Auch die Weaning-Erfolge, also die Zeit, die der Patient braucht, um sich von der mechanischen Beatmung zu entwöhnen, hängen direkt mit der Dicke des Zwerchfells zusammen[236]. Mechanische Beatmung und auch flache Atmung, die das Zwerchfell nicht morphologisch stimulieren, führen zur schnellen Abnahme der Muskelmasse um das Diaphragma. Eine tiefe Zwerchfellatmung hingegen fördert die muskuläre Struktur, Kraft und Kapazität des Zwerchfells und stimuliert das darunterliegende Bauchgewebe und die Bauchorgane. Die Kraft des Zwerchfells in tiefer Atmung wird deshalb auch zu Heilzwecken genutzt. In China und in Russland werden seit vielen Jahren Erkrankungen des Verdauungstraktes wie zum Beispiel Magen- und Darmgeschwüre und Magensenkungen mittels tiefer Atmung behandelt. Mehrere Stunden am Tag führen dort die Patienten Übungen im Rahmen der ihnen auferlegten Atemroutine durch[4].

Eine im Jahre 1958 veröffentlichte Statistik fasst die Erfolge zusammen, die durch Atmung in diesen Sanatorien erreicht werden konnten (Tabelle 4 und 5, Quelle: Palos (1963), S. 164–165). Es ist darauf hinzuweisen, dass es sich bei diesen Erhebungen um klinische Beobachtungsstudien handelte, primär Kohortenstudien, die eine Gruppe von Menschen über eine längere Zeit beobachteten, und um Fallserien, die den Allgemeinzustand eines bestimmten Patienten erhoben haben, ohne diesen statistisch zu erfassen oder mit anderen Patienten zu vergleichen.

Tabelle 4

Erfolge der Atemtherapie bei Magen- und Darmerkrankungen (Sanatorium Schanghai, 1958):

Krankheit	Zahl der behandelten Fälle	Völlig geheilt	Deutliche Besserung	Gebessert	Nicht gebessert	Positiv beeinflusst
Zwölffingerdarmgeschwüre	21	13	7	1	0	100 %
Zwölffingerdarmgeschwüre mit Magensenkung	12	4	6	2	0	100 %
Magensenkung	8	5	2	1	0	100 %
Insgesamt	41	22	4	4	0	100 %

Die dokumentierten Erfolge lassen sich wissenschaftlich erklären. In der Bauchhöhle entsteht durch tiefe Einatmung eine Veränderung des intraabdominalen Drucks (IAP), sodass die inneren Bauchorgane verschoben werden. Das Absinken und Anheben des Zwerchfells bei der Atembewegung und die dadurch entstehenden Druckveränderung beeinflussen primär die Leber, die Milz, den Darm, und die Nieren. Der Magen liegt größtenteils im linken Oberbauch und ist nicht primär von den Druckwellen betroffen, die vom Zwerchfell ausgehen. Trotzdem kann Atempraxis helfen den Magen zu heben, wenn eine Magensenkung (Gastroptose) vorliegt. Atempraxis kräftigt das Zwerchfell und erzeugt durch den kontrollierten Abdominaldruck einen Hebeimpuls. Insbesondere tiefe Zwerchfellatmung, wie die Praxis der Resonanzatmung, kann das Absinken des Magens verringern. Zudem werden die Verdauungsorgane und die durch das Zwerchfell verlaufende Hohlvene sowie die Lymphgefäße durch die Druckänderung im Bauchraum in ihrer Durchlässigkeit und Aktivität modifiziert. Das wirkt sich auf die Durchblutung und auf die Bewegung aller Körperflüssigkeiten aus.

Tabelle 5

Erfolge der Atemtherapie bei besonderen Symptomen, die die Magen- Darmerkrankungen begleiteten:

Symptom	Zahl der behandelten Fälle	Völlig geheilt	Gebessert	Nicht gebessert	Positiv beeinflusst
Appetitlosligkeit	15	13	2	0	100 %
Depressionen	4	4	0	0	100 %
Nervöse Erschöpfung („Nervenzusammenbruch")	8	8	0	0	100 %
Aufstoßen	32	19	13	0	100 %
Erbrechen von Magensäure	27	20	6	1	96 %
Leibschmerzen	40	22	16	2	95 %
Aufgetriebener Leib	39	26	12	1	97 %
Malignöses Erbrechen (Hyperemesis)	2	1	0	1	50 %
Schwarzer Stuhl	3	3	0	0	100 %

Durch die Anspannung der Gefäße und der Lymphe trägt eine tiefe Atmung rein mechanisch zum Herzkreislauf bei. Nach nur einer Atempraxis nimmt die kardiovaskuläre Synchronizität zu[226]. Die respiratorische Sinusarrhythmie (siehe S. 42) und die Herzratenvariabilität (siehe S. 43) profitieren von tiefer Atmung. Körperliche Anstrengung oder Stress hingegen führen dazu, dass der Herzrhythmus konform der Atemfrequenz steigt. Zahlreiche Erkrankungen des Herz-Kreislauf-Systems gehen mit defizitären Atemmustern einher. Viele Untersuchungen beweisen die positiven Effekte einer tiefen Atmung auf Lungen- und Herz-Kreislauferkrankungen[237 238]. Durch den Einfluss auf das Herz hilft tiefe Atmung, den Herzschlag Schlag für Schlag zu verlangsamen und die Anspannung im Gefäßsystem zu senken. Bewusste Atemführung lindert den physiologischen Stress, senkt deutlich den psychischen Arousal und trägt folglich maßgeblich zur allgemeinen Gesundheit bei.

9.6.2 Tiefes Atmen unterstützt das Nervensystem

Tiefe Atmung reguliert das zentrale und das autonome Nervensystem. Es wird angenommen, dass das autonome Nervensystem auf die dehnungsinduzierten hemmenden Signale des Lungengewebes (SARs, siehe S. 155), der Rezeptoren der Bronchien, der Bauchmuskeln (insbesondere des Zwerchfells) und der Nervenenden der Nase reagiert, die an den Vagusnerv angebunden sind. Deshalb sind innerhalb der Praxis sowohl eine tiefe, langsame Atmung als auch die Nasenatmung von Bedeutung[133]. Besonders groß ist die hemmende Wirkung der Atmung auf das Nervensystem bei langsamer, tiefer und regelmäßiger Ein- und Ausatmung, wenn die Grenzen des Lungengewebes erreicht werden (Hering-Breuer-Effekt). Atmen wir tiefer, nimmt der O_2-Verbrauch ab und mit ihm die Herzrate und der Blutdruck. Gleichzeitig nehmen durch tiefe Atmung die Theta-Wellen im Gehirn zu[239]. Die Erhöhung der Theta-Amplitude durch langsame Atmung zeugt von Parasympathikus-Dominanz und Regeneration. Alpha- und Beta-Wellen weisen hingegen auf Aufmerksamkeit und geistige Aktivität hin.

9.6.3 Tiefes Atmen verbessert die neuronale Verstärkung

Langes tiefes Atmen verbessert die Gehirn-Hämoglobinwerte und die Sauerstoffversorgung und wirkt so unmittelbar auf die neuronale Verstärkung ein. Die neuronale Verstärkung ist der Prozess, bei dem die Signalübertragung zwischen den Nervenzellen effizienter, stärker oder wahrscheinlicher wird. Diese neuroplastische Anpassung kann durch Atempraxis, durch das Lernen neuer Inhalte sowie durch das Wiederholen einer bestimmten Erfahrung zustande kommen[240 46] und sagt aus, wie gut Informationen innerhalb des Nervensystems weitergeleitet werden. Je besser die neuronale Verstärkung, desto effektiver die Informationsverarbeitung zwischen den Neuronen. Tiefe Atmung verändert das Zellmembranpotenzial (elektrische Spannung zwischen dem Inneren und dem Äußeren einer Zelle), wirkt sich dadurch positiv auf die Hyperpolarisation der Zellulärmembranen aus und fördert die Effizienz des einzelnen Neurons[47]. Die elektrische Entladung eines einzelnen autonomen Nervs involviert sofort andere Nervenzellen und beeinflusst die Informationsverarbeitung im gesamten Körper. Mit jedem Einatmen kommt es zu einer Hyperpolarisation der Zelle. Die negative Spannung der Zellmembran erhöht sich. In dieser Zeit kann die Zellmembran keine neue Spannung aufnehmen und wird so geschützt. Die Hyperpolarisation wird durch den Parasympathikus gesteuert und hemmt die sympathisch verursachte Depolarisation. Die Ausatmung geht mit einer Depolarisation der Zelle einher, die ab einer bestimmten Spannung in der Membran dazu führt, dass sich die Ionenkanäle der Zellmembran öffnen und ein Aktionspotenzial ausgelöst wird. Die Information wird als Erregung an die benachbarten Neurone weitergeleitet und breitet sich aus[46]. Während der Depolarisation ist das sympathische Nervensystem aktiv. Die Depolarisation der Zellmembran gilt zum Beispiel als Voraussetzung für die Kontraktion der Herz- und der Skelettmuskulatur[241]. Nimmt die Depolarisierungsrate der Zellmembranen des Sinusknotens zu, nimmt auch die Herzfrequenz zu[242]. Verändern sich der Rhythmus und die Tiefe der Atmung, werden die autonomen Nerven direkt stimuliert und die neuronale Verstärkung verbessert sich[101]. Studien zeigen, dass eine leichte Stimulierung des Nervus Vagus, wie zum Beispiel durch tiefe Atmung, eine langanhaltende Hyperpolarisation der Neurone im zerebralen Kortex nach sich zieht[47 87 243]. Das bedeutet, dass eine langsame, tiefe, bewusste Atmung weitläufig das neuronale Feuern hemmt und die Regeneration fördert.

9.6.4 Tiefes Atmen beruhigt aufgebrachte Emotionen

Die Atemaktivität und die Reaktionen des ANS stehen in einer direkten Beziehung zur emotionalen Erfahrung[244]. Ein tiefer, regelmäßiger, bewusst erzeugter Atemrhythmus kann ein Umschalten im Nervensystem bewirken und starke Emotionen lindern. Über die Involvierung des Nervus vagus fördert tiefe Atmung das GABAerge System: das bezieht alles ein, worauf der Neurotransmitter Gamma-Aminobuttersäure (GABA) im Nervensystem Einfluss nimmt. Die hemmende Wirkung des GABA auf die Erregungsübertragung im Gehirn mildert starke emotionale Reaktionen und scheint den Sympathikus fast vollständig zu hemmen[221 224]. Langsame, tiefe, interozeptive Atmung und unterschiedliche Formen der Meditation, auch Atemmeditation, senken die Erregung und Depolarisation in der Amygdala und reduzieren die Aktivität im Hippocampus und Thalamus[47 85]. Sind diese Gehirnareale weniger aktiv, nimmt die Intensität der Emotion ab. Zahlreiche Untersuchungen belegen den positiven Einfluss tiefer Atmung auf stressbedingte Erkrankungen wie Angststörungen, Depressionen und Epilepsie, wo Stress die Anfälle triggern kann[47 90]. Über die Resonanz der tiefen Atmung mit dem Default-Mode-Netzwerk (siehe S. 69) ermöglicht sie ein waches Bewusstsein und hat ähnliche Effekte wie Meditation. Nachweislich kann tiefe Atmung auf diese Weise helfen, Gedankenkreise zu durchbrechen und die Symptome der Depression signifikant zu lindern[245]. Da tiefe Atmung die Erregung im Default-Mode Netzwerk reduziert und gleichzeitig das Zentrale Exekutive Netzwerk (siehe S. 71) stimuliert, beeinflusst sie rein neurologisch die typischen AD(H)S-Symptome wie Gedankenrasen, motorische Unruhe, Hyperaktivität, Aufmerksamkeitsdefizite und emotionale Instabilität. Gleichzeitig fördert tiefe Atmung die Leistungs- und Denkfähigkeit. Im Experimentalsetting verbesserten sich nach fünf Minuten tiefen Atmens die Ergebnisse in kognitiven Aufgaben und die Genauigkeit in der Ausführung dieser Aufgaben[246 247]. Sicherlich spielt hier der Einfluss der tiefen Atmung auf die hemmenden GABA-Neurone eine Rolle. Wenn wir tief atmen, werden neben GABA diverse andere Neurotransmitter und Hormone wie Serotonin und Melatonin freigesetzt und verteilen sich im ganzen Gewebe[248]. Der Einfluss der tiefen Atmung auf die Neuromodulatoren senkt bei Menschen mit Angststörungen die Häufigkeit und die Stärke von Panikattacken und lindert signifikant das Gefühl der Angst[249]. Wenn wir weniger als 10-mal pro Minute tief ein- und ausatmen, nimmt das Gefühl der Angst und des Arousals ab[87]. Tiefe Atmung kann deshalb bei Posttraumatischer Belastungsstörung (PTBS) helfen, die Stärke von PTBS-Symptomen positiv zu beeinflussen[250]. Sie hemmt die Aktivität/ Reaktivität des sympathiko-adrenalen Systems und der Hypothalamus-Hypophysen-Nebennieren-Achse (Stressreaktion, siehe S. 92) und lindert schnell die durch die Stressreaktion erzeugte körperliche und mentale Erregung[47 251]. Die Noradrenalin- und Cortisolausschüttung stoppen. Das Dopamin und die 5-Hydroxyindolessigsäure (ein Metabolit von Serotonin, welches zur Bestimmung von Serotonin verwendet wird) nehmen gleichzeitig zu[47]. Dopamin ist ein wichtiges Glückshormon, welches Motivation, Freude und Antrieb koordiniert. Serotonin als ein erregender Neurotransmitter steuert u. a. Schmerz, Gedächtnis, Essverhalten und Thermoregulation. Ist nicht genug Serotonin im Körper vorhanden, beeinflusst das sofort den Melatonin-Level negativ. Das Melatonin steuert u. a. den Schlaf-wach-Rhythmus und steigt, wenn das Tageslicht abnimmt. Eine Studie, die die Melatonin-Levels nach der Praxis langsamen tiefen Atems erfasste, stellte fest, dass nur eine Session tiefer Atmung bei den Praktizierenden die Melatonin-Produktion ankurbelte[252].

9.7 Wann darf nicht zu tief geatmet werden?

Tiefe Atmung gilt allgemein als gesundheitsfördernd. Es gibt allerdings bestimmte Erkrankungen und Zustände, bei denen gar nicht oder nur mit Vorsicht tief geatmet werden darf. Dazu zählen Rippenbrüche oder Prellungen im Brustkorb, aber auch akute Zustände, wie eine Rippenfellentzündung. Bei chronischen Lungenerkrankungen wie Asthma und COPD (Chronisch obstruktive Lungenerkrankung) kann tiefes Atmen die Symptome auslösen[253]. Auch Menschen nach einem Lungenkollaps, wo Luft in den Pleuraspalt gelangte, sollten tiefes Atmen nicht praktizieren, da es einen neuen Lungenkollaps provozieren kann. Tiefe Atmung beeinflusst direkt das Herz. Nach einem Herzinfarkt oder bei einer instabilen Angina Pectoris sollte diese Praxis deshalb nicht durchgeführt werden. Auch Menschen, die dazu neigen, spontan zu hyperventilieren, sollten auf eine zu tiefe Atmung verzichten und zuerst mit der Resonanzatmung beginnen[254].

Praxis 8. Tiefe Ein- und Ausatmung

Praxis 8

In dieser Übung soll in acht Sekunden tief und vollständig eingeatmet und ohne bewusste Atempause in acht Sekunden wieder vollständig ausgeatmet werden. Sowohl die Ein- als auch die Ausatmung sollen aktiv stattfinden, sodass in acht Sekunden gleichmäßig, Millimeter für Millimeter, die Luft durch die Nase herein- und wieder herausfließt. Der Fokus dieser Übung liegt auf der Ein- und auf der Ausatmung.

Setzen Sie sich mit geradem Rücken auf einen Stuhl. Die Beine stehen im 90-Grad-Winkel zum Oberkörper. Ihr Rücken ist gestreckt, die Schultern sind nach hinten und unten gezogen, die Brust ist leicht geöffnet und nach vorne gewölbt. Das Kinn darf leicht Richtung Brust gesenkt werden, sodass die Halswirbelsäule entspannt ist. Die Hände liegen gelöst im Schoß. Die Arme sind ebenfalls gelockert. Sollte Ihnen auffallen, dass Ihr Rücken nicht ganz gerade ist, legen Sie sich bitte ein Kissen in den Lendenwirbelsäulenbereich. Diese kleine Hilfestellung sorgt dafür, dass sich die Wirbelsäule streckt und aufrichtet. Schließen Sie Ihre Augen und schauen mit geschlossenen Augen nach vorne. Richten Sie langsam den Fokus auf die Atmung und beobachten einige Augenblicke lang den Atemvorgang, ohne aktiv in ihn einzugreifen.

Atmen Sie vollständig durch die Nase aus und versuchen Sie, auch die Atemreserve im unteren Lungenbereich abzuatmen. Füllen Sie mit dem nächsten Einatmen die Lunge in sechs Sekunden vollständig. Die Einatmung soll so gleichmäßig wie möglich stattfinden. Es soll immer die gleiche Menge an Luft bewegt werden (1-2-3-4-5-6). Dann atmen Sie genauso langsam in sechs Sekunden wieder aus.

Mit dem nächsten Einatmen füllen Sie die Lunge langsam in sieben Sekunden, Millimeter für Millimeter, bis zur Atemgrenze und atmen in sieben Sekunden langsam wieder aus.

Mit dem nächsten Einatmen füllen Sie die Lunge in acht Sekunden, ganz langsam und gleichmäßig. Achten Sie darauf, die Einatemluft auf die acht Sekunden zu verteilen, sodass keine lange Atempause notwendig wird. Atmen Sie langsam in acht Sekunden

wieder aus. Verbleiben Sie 10 bis 15 Atemzüge in der Übung. Die Dauer der Praxis darf natürlich nach Belieben ausgedehnt werden.
❧ Das stufenweise Steigern der Einatemdauer bildet innerhalb der Übung eine Art Warm-up und bereitet das Atemgewebe auf die Atemübung in der Acht-Sekunden-Frequenz vor. Wenn zu Beginn der Übung das Ein- und Ausatmen in acht Sekunden schwerfällt, kann auch in sechs oder sieben Sekunden geübt werden, bis sich das Gewebe an die neue Atemanstrengung gewöhnt hat.

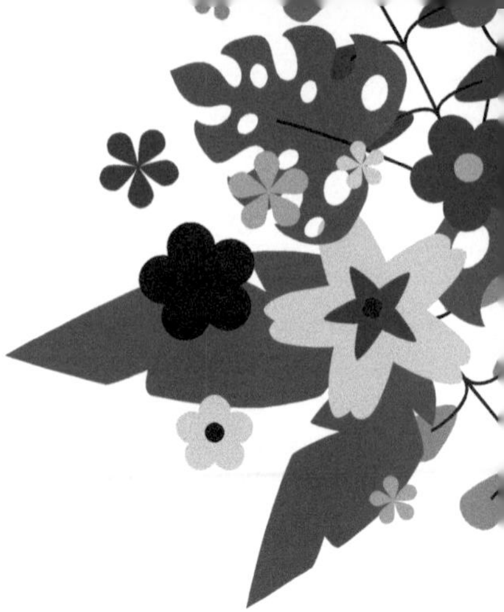

10

ATEMWEGE:
MUND VERSUS NASE

Wir haben zwei Möglichkeiten ein- und auszuatmen: durch die Nase oder durch den Mund. Ursprünglich war die Nasenatmung die angeborene, richtige Atmung. Sie spielt seit der Geburt eine entscheidende Rolle. Der Riechsinn, der phylogenetisch älteste Sinn, ist gerade bei Neugeborenen und Babys ganz besonders gut ausgeprägt und überlebenswichtig. Babys erkennen zum Beispiel den Geruch der Mutter und anderer Personen. Der mütterliche Geruch auf dem T-Shirt beruhigt ein Baby, selbst wenn die Mutter abwesend ist[255]. Würden Neugeborene beim Trinken durch den Mund atmen, wären sie außerdem der ständigen Gefahr ausgesetzt, während der Nahrungsaufnahme zu „ertrinken“. Auch Tiere atmen vorwiegend durch die Nase. Nur bei erhöhter Aktivität oder Hitze nutzen Tiere Mundatmung, um den erhöhten Sauerstoff-Ansprüchen gerecht zu werden oder um den Organismus zu kühlen.

10.1 Ein kurzer Ausflug in die Evolution der Atmung

Über die gesamte Evolution hat sich die Art zu atmen der Umwelt angepasst und verändert. Die ersten Wirbeltiere, die vor mehr als 500 Mio. Jahren im Wasser lebten, hatten bereits eine Nase, nutzten sie aber nur zum Riechen. Das Atmen fand über die Kiemen statt. Mit dem Übergang zum Landleben vor ca. 400 Mio. Jahren begannen erste Landtiere wie Reptilien und Amphibien, gefolgt von frühen Säugetieren, Luft durch die Nase aufzunehmen.

Vor ca. 250–300 Mio. Jahren hat sich als evolutionärer Sprung das Zwerchfell herausgebildet und läutete den Übergang vom kostalen Pumpen zum muskulären Zwerchfellsystem ein[256]. Das kostale Pumpen beschreibt die Atmung ohne Zwerchfell. Es wird bis heute als die thorakale Atmung (siehe auch Brustatmung S. 146) bezeichnet und kommt vor allem dann zum Einsatz, wenn zum Beispiel durch Erkrankungen, Schmerzen, Schonhaltung oder Angst eine tiefe Zwerchfellatmung nicht möglich ist. Mit dem aufrechten Gang vor ca. 2. Mio. Jahren veränderte sich der Brustkorb und die Atmung passte sich der aufrechten Haltung an. Durch diese evolutionäre Anpassung wurde der Atemvorgang effizienter, sodass der Körper besser mit Sauerstoff versorgt werden kann.

Auch die Nasenform hat sich innerhalb der Evolution dem Klima und der Umwelt angepasst. Diese Anpassung an die Umweltbedingungen begann vor etwas zweihunderttausend Jahren mit der Verbreitung des modernen Homo sapiens aus Afrika in anderen Klimazonen[257]. Menschen, die in feuchtem und warmem Klima leben, haben breitere und flachere Nasen, wodurch die warme Außenluft besser gekühlt werden kann. In kalten und trockenen Klimazonen, wie zum Beispiel in Mitteleuropa während der Eiszeit, haben sich große, breite und hervorstehende Nasen, wie die des Neandertalers herausgebildet[258]. Kalte Luft konnte so besser erwärmt und befeuchtet werden. Nordeuropäer haben oft schmale und lange Nasen, da das heutige Klima feuchter und nicht so kalt ist wie das Klima zur Zeit des Neandertalers.

Die wichtigsten Prinzipien und fundamentalen Atemmuster, die sich im Laufe der menschlichen Atem-Evolution als am effizientesten, gesündesten und anpassungsfähigsten für unser Überleben und Wohlbefinden erwiesen haben, sind eine langsame, leise und rhythmische Zwerchfellatmung durch die Nase. Obwohl sich unsere Atemwege innerhalb von Millionen von Jahren an Bewegung, Klima und Umwelt angepasst haben, zeigen sich durch moderne Lebensweisen Rückbildungen im Atemgewebe und Fehlanpassungen im Atemprozess, wie z. B. die Mundatmung. Auch der evolutionäre Sprung zur tiefen Zwerchfellatmung weicht durch unterschiedliche Faktoren des modernen Lebens, wie mangelnder Bewegung und andauerndem Stress wieder der Brustatmung. Es scheint so, als ob sich die menschliche Atemqualität mit fortschreitender Evolution zurückentwickelt.

Die Evolution der Atmung und Intelligenz

Ähnliche Beobachtungen machen Forscher hinsichtlich der Intelligenz und stellen fest, dass bestimmte Parameter des IQs beim modernen Menschen von Generation zu Generation abnehmen. Seit den 70er Jahren sinkt der Intelligenzquotient (IQ) um ca. 3 Punkte pro Jahrzehnt[259]. Dieser Rückgang ist nicht genetisch bedingt und scheint an Umweltbedingungen und äußere Einflüsse gebunden zu sein[260]. Es sieht so aus, als würde die moderne Lebensweise sowohl schädliche Atemmuster als auch einen Intelligenzverlust im Bevölkerungsdurchschnitt begünstigen.

Vermutlich spielt in diesem Zusammenhang die Effizienz der Atmung eine Rolle[261]. Eine anatomisch korrekte Atmung steht in einer direkten Verbindung mit diversen höheren Gehirnfunktionen[145 3 101]. Thorakale Atmung (Brustatmung, S. 146) und Mundatmung (siehe S. 182) hingegen scheinen sowohl das Körper- und Gehirngewebe als auch die kognitive Entwicklung und die allgemeine Leistungsfähigkeit zu schwächen. Es ist deshalb anzunehmen, dass der Intelligenzverlust zumindest teilweise mit ungünstigen Anpassungen der Atmung an das moderne Leben und an die Bedingungen der modernen Industrie- und Leistungsgesellschaft zusammenhängt. Viele Menschen atmen zu oft, zu viel und zu flach. Die äußeren und inneren Strukturen der menschlichen Atemwege passen sich so zum Beispiel durch Mundatmung, einen chronisch krummen Rücken beim Sitzen und Bewegungsmangel ungünstig an die neuen Anforderungen des leistungsbezogenen Industrielebens an.

10.2 Die globale Luftverschmutzung und Intelligenz

Aber auch die globale Luftverschmutzung beeinflusst die Struktur der Atemwege und die Atmung als Prozess, da sie zur Verdickung der Schleimhäute durch Feinstaub und Allergene führt und die Nasengänge verengt. Die verstopfte Nase fördert die gesundheitsschädigende Mundatmung, verändert die Atemmuster im Schlaf und verursacht neben Schlafapnoe (Atemaussetzer im Schlaf) diverse andere psychische und körperliche Erkrankungen. So beschleunigt, zum Beispiel, die durch eine verstopfte Nase nachts auftretende, intermittierende Hypoxie (wiederholt auftretender Sauerstoffmangel im Blut und im Körpergewebe) durch z.B. Schlafapnoe und die daraus resultierenden Schlafstörungen nachweislich das genetische Altern und beeinflussen ungünstig diverse Gehirnstrukturen[264 265 266].

Die Schadstoffbelastung der Luft ist nicht nur für unser Atmungssystem schädlich. Auch im Zusammenhang mit Intelligenz gilt Luftverschmutzung als Risikofaktor, da sie die Gehirnentwicklung ungünstig beeinflusst[262 263]. Ohne sich darüber bewusst zu sein, atmen viele Menschen heutzutage besonders in Städten tagein tagaus schadstoffbelastete Luft und schädigen so ihre Gesundheit und ihr Gehirn. Selbst epigenetische Veränderungen werden durch Luftverschmutzung und durch falsche Atmung vermutet, da Atmung und Umwelt direkt den Zellstoffwechsel, die Stressreaktion und alle Entzündungsprozesse beeinflussen, die epigenetische Veränderungen bedingen.

Eine langsame leise und rhythmische Zwerchfellatmung durch die Nase ist die evolutionsgeschichtlich effizienteste Art zu atmen.

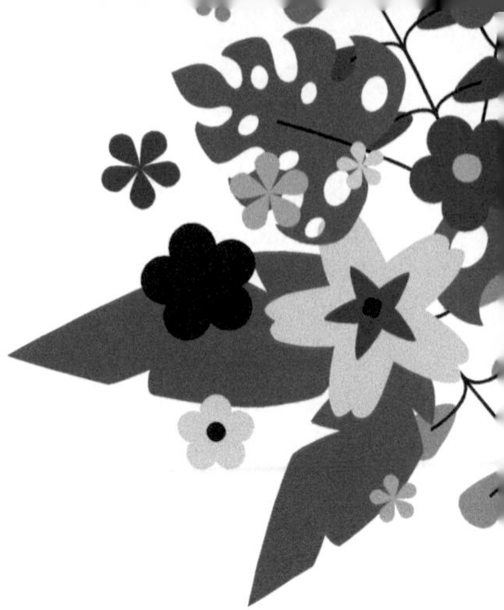

11 ATMUNG DURCH DEN MUND

Der Mund gehört in erster Linie dem Verdauungstrakt an. Die Hauptfunktion des Mundes und der Mundhöhle zusammen mit dem Kiefer ist die Zerkleinerung und die Vorbereitung der Nahrung auf die Verdauung. Neben der Nahrungsaufnahme koordiniert der Mund über die Bewegung der Luft durch den Rachen das Erzeugen von Lauten und ist für die Sprache wichtig. In der Atmung hat der Mund nur eine sekundäre Funktion. Lediglich bei erhöhten metabolischen Ansprüchen wie Stress oder Sport nutzt der Körper zusätzlich den Mund, um den Mehrverbrauch an O_2 zu bedienen und CO_2 auszustoßen. Im Alltag sollte Mundatmung nicht die Atemform sein, die überwiegt. Durch Atmung verliert der Mensch täglich ca. 400 Milliliter Flüssigkeit. Atmen wir durch den Mund, erhöht sich der Flüssigkeitsverlust um weitere 40 Prozent, da die Feuchtigkeit nicht an die Nasenschleimhäute zurückgegeben werden kann. Die Atemwege vertrocknen und der Gasaustausch und alle daran geknüpften Funktionen werden beeinträchtigt. Durch Mundatmung und das Wegfallen der Klimatisierung der eingeatmeten Luft wird das Selbstreinigungssystem der Bronchien (das mukoziliäre System) beeinträchtigt, das zur Beseitigung eingedrungener Fremdkörper (z. B. Allergien auslösende Pollen, toxische Partikel, Bakterien, Pilzsporen, Staub) dient. Diese Stoffe können während der Mundatmung ungehindert in die Lunge und von dort aus in die Blutbahn eindringen. Durch den fehlenden Atemwiderstand im Mundraum gelangen außerdem zu große Luftmengen in die Lunge. Die eingeatmete Luft kann also nicht zur Genüge befeuchtet, gereinigt und erwärmt werden und trifft ungefiltert, trocken und kalt auf das Lungengewebe. Mundatmung kann durch die Trockenheit, die sie im Mundraum erzeugt, zu chronischen Schleimhautentzündungen in der Mundhöhle, im Rachen, im Kehlkopf und in den Nasennebenhöhlen führen. Auch die Zähne trocknen aus und demineralisieren. Die Zahnhartsubstanz wird geschädigt, sodass Karies und anderen Zahndefekte leichter entstehen können[266]. Die Luftröhre (Trachea) und die Bronchien sind ebenfalls von der Austrocknung betroffen. Beeinträchtigungen der Atemwege bis hin zu Lungenfunktionsstörungen können Folgen von Mundatmung sein. Wird tagsüber mit dem Mund geatmet, ist davon auszugehen, dass auch nachts die Atmung überwiegend durch den Mund stattfindet. Das Schlafen und Atmen mit offenem Mund fördert die Reizung der Schleimhäute und verhindert einen erholsamen Schlaf. Nächtliche Weckreaktionen durch Mundtrockenheit und Schnarchen sind häufige Begleiterscheinungen, wenn mit offenem Mund geschlafen wird[267 268]. Mundatmung stellt ein weitverbreitetes multifaktorielles Problem dar, von dem 17 Prozent der erwachsenen Bevölkerung betroffen sind[269]. Als multifaktoriell wird sie bezeichnet, da sie durch eine Vielzahl interagierender Ursachen entsteht und ihre schädlichen Auswirkungen auf verschiedenen Ebenen im Körper zum Ausdruck kommen. Bei Erwachsenen steht Mundatmung in einer direkten Verbindung zu Demenz und Entzündungserkrankungen[270 271]. Neben Immunschwäche und Bluthochdruck sind Angststörungen und AD(H)S-Symptome weitere mögliche Folgen von Mundatmung[264 270]. Vermutlich hat Mundatmung teils genetische Ursachen. Aber auch falsche Atemgewohnheiten, eine dauerhaft verstopfte Nase durch Allergien oder Polypen und falsche Essgewohnheiten sind Faktoren, die Mundatmung bedingen.

Mundatmung fördert Lungenfunktionsstörungen und diverse andere psychische und körperliche Symptome.

11.1 Mundatmung bei Kindern

Unter Kindern ist Mundatmung mit 12 bis 53,3 Prozent, je nach Studie, sehr weit verbreitet und hat oftmals negative Folgen für den kindlichen Organismus[271]. Beobachtungen zeigen, dass mehr als die Hälfte der Schulkinder regulär durch den Mund atmet[272]. 25 Prozent dieser Kinder entwickeln ab sechs Jahren atembezogene Schlafstörungen. Kinder, die dauerhaft durch den Mund atmen, zeigen physische Deformationen. Ihr Kopf und ihre Wirbelsäule nehmen durch Mundatmung eine andere Form an[273]. Die Gesichtsmuskulatur, die durch Nasenatmung stimuliert werden soll, atrophiert und nimmt ab. Die Gesichtsknochen, insbesondere der Kieferknochen und das Kiefergelenk entwickeln sich nicht richtig und die Zähne verteilen sich nicht korrekt im Kiefer. Während der Mundatmung fehlt den morphologischen Strukturen des Gesichts, die seine Form und sein Aussehen bestimmen, wie zum Beispiel der Mundhöhle und dem Gaumen, der nötige Reiz[277]. Experimente der siebziger und achtziger Jahre an Rhesusaffen belegen die morphologischen Veränderungen durch Mundatmung. Für die Dauer von sechs Monaten wurde den Tieren die Nase mit Silikon gestopft, wodurch sie gezwungen waren, durch den Mund zu atmen. Die Mundatmung beeinflusste bei den Rhesusaffen die Zahnbögen, die Kinn- und Gesichtswinkel und andere Parameter des Gesichtsschädels. Das Gesicht wurde schmaler, der Kiefer schlaffer[274].

❧

Diverse Untersuchungen bestätigen die morphologischen Veränderungen durch Mundatmung auch bei Kindern[269]. Ungefähr 90 Prozent aller mundatmenden Kinder haben deformierte Nasen- und Mundhöhlen. Das Gewebe wird nicht mehr richtig stimuliert und bildet sich zurück. Atmen Kinder durch den Mund, wird die Zahnsubstanz nicht zur Genüge mineralisiert und die Mikrobiota im Mund verändert sich. Diese wichtigen Bakterien gehören zu der körpereigenen Apotheke. Vertrocknen die Mundschleimhäute können diese Bakterien die Mundhöhle nicht mehr schützen und diverse Erkrankungen des Rachens, der Mundhöhle und vor allem der Zähne, wie zum Beispiel Karies, können die Folge sein[269]. Die unbefeuchtete kalte Luft schädigt neben der Mundschleimhaut und den Zähnen auch die oberen und unteren Atemwege und kann bei Kindern zu Lungenerkrankungen wie Asthma, zu Otitis, aber auch zu Neurodermitis führen. Um dem vorzubeugen, ist die Nasenatmung im Kindesalter besonders wichtig, sodass sie – wenn nötig – mit ärztlicher und atemtherapeutischer Unterstützung eingeübt werden sollte. Im Gehirn stört Mundatmung die Sauerstoffversorgung des präfrontalen Kortex und begünstigt so AD(H)S-Symptome[270 271]. Die hämodynamische Reaktion im Gehirn, insbesondere die Sauerstoffbelastung im präfrontalen Kortex, ist bei mundatmenden Kindern viel höher. Viele dieser Kinder entwickeln diverse körperliche und psychische Beschwerden und Sprachstörungen und schneiden auch bei schulischen Leistungen schlechter ab als nasenatmende Kinder.[271] Wird das kindliche Gehirn nicht durch Nasenatmung stimuliert, kann es sich nicht richtig entwickeln und Störungen wie AD(H)S können eine Folge sein[273 270].

Bis heute fragen nur sehr wenige Ärzte:innen sowohl bei Erwachsenen als auch bei Kindern nach, wie man atmet. Auch in Kindergärten und Schulen wird nicht auf Nasenatmung geachtet. Dabei sollte jede:r Erzieher:in informiert sein und jedes Schulkind im Biologieunterricht die fundamentalen Prinzipien der Atmung *langsam, leise, rhythmisch, tief in den Bauch und durch die die Nase* kennenlernen. Die Kindheit bietet sich an, um auf spielerischem Wege die richtige Atmung einzuüben. Psychischen Störungen wie dem Aufmerksamkeitsdefizit-/Hyperaktivitätssyndrom (AD(H)S) und körperlichen Erkrankungen wie dem metabolischen Syndrom im Alter könnte so schon ab Kindheit aktiv durch Aufklärung vorgebeugt werden.

Mundatmung im Kindesalter stört eine normale psychische und physische Entwicklung.

11.2 Auswirkungen der Mundatmung auf das Gehirn

Mundatmung beeinflusst fundamentale neuronale Schwingungen im Gehirn negativ, die nur während und nach der Nasenatmung gemessen werden können[275 223]. Ratten, die dauerhaft durch den Mund atmen, entwickeln weniger neue Gehirnnervenzellen. Infolgedessen brauchen sie länger als die durch die Nase atmende Ratten, um den Ausweg aus einem Labyrinth zu finden[261]. Die Forscher schlussfolgern, dass Mundatmung die allgemeine Intelligenz negativ beeinflusst, da sie die Entstehung von Gehirnnervenzellen hemmt. Die funktionelle Konnektivität innerhalb koordinierender Hirnregionen verändert sich und das Gehirn wird durch Mundatmung anders und weniger vernetzt und weniger leistungsfähig. Ein großer Teil der Menschen leidet unter irgendeiner Art von Atemproblemen. Zahlreiche Krankheiten wie AD(H)S, Angstzustände und Asthma hängen direkt mit Mundatmung oder mit dem Atemrhythmus zusammen und können gemildert werden, wenn man seine Art zu atmen verbessert. Eine regelmäßige Atempraxis kann helfen, die durch die Mundatmung bedingten körperlichen und psychischen Symptome zu lindern und ohne Medikamente zufriedener zu leben. Unsere alltägliche Atmung hat positive oder negative Folgen für unser Immunsystem und unsere Gesundheit, für unsere Emotionen und alle kognitiven Prozesse, wie die Fähigkeit zur Aufmerksamkeit und zur Problemlösung[220].

Mundatmung verändert die natürlichen Schwingungen im Gehirn und wichtige Gehirnfunktionen.

Praxis 9. Selbsterfahrung: Fünf Minuten Mundatmung

Praxis 9

- Setzen Sie sich mit geradem Rücken auf einen Stuhl. Die Beine stehen im 90-Grad-Winkel zum Oberkörper. Ihr Rücken ist gestreckt, die Schultern nach hinten und unten gezogen, die Brust leicht geöffnet und nach vorne gewölbt. Das Kinn darf leicht in Richtung Brust gesenkt werden, sodass die Halswirbelsäule entspannt ist. Die Hände liegen entspannt im Schoß. Die Arme sind ebenfalls gelockert.
- Schließen Sie Ihre Augen und öffnen Sie ganz bewusst Ihren Mund: Atmen Sie tief und langsam durch den Mund ein und aus. Beobachten Sie dabei das Gefühl im Mund, den Geschmack der Luft, das Gefühl auf der Zunge und erleben Sie aktiv, wie Mundatmung die Mundhöhle austrocknet und das Atmen erschwert.

Diese Praxis ist eine reine Selbsterfahrung und sollte nicht im Alltag praktiziert werden.

Die Atmung im Alltag und in der Atempraxis sollte aus unterschiedlichen Gründen immer durch die Nase stattfinden. Bereits in Indien, China oder Tibet wurde vorwiegend durch die Nase praktiziert. Und offenbar sind sich auch die Ureinwohner Amerikas der gesundheitsfördernden Folgen der Nasenatmung bewusst. Vor 160 Jahren beobachtete der Künstler und Forscher Georg Catlin indigene Völker in Nord- und Südamerika und dokumentierte seine Schlussfolgerungen über ihre Atmung in der Publikation „Der Atem des Lebens" (1861)[277]. Aufgrund der Wichtigkeit seiner Beobachtungen wurde der Beitrag später in „Schließe deinen Mund und rette dein Leben" umbenannt und im Jahre 1925 durch Dr. Edward H. Angle nochmals publiziert[278]. Catlin beobachtete, dass die Indigenen vorwiegend durch die Nase atmeten. Sie hatten perfekt geschnittene Gesichter und weiße, gerade, kariesfreie Zähne, ganz im Gegensatz zu ihren nicht indigenen Zeitgenossen. Alle Stammesangehörigen erfreuten sich der allerbesten Gesundheit. Aus seinen Beobachtungen schlussfolgerte Catlin, dass Nasenatmung zur Aufrechterhaltung der allgemeinen Gesundheit und zur Vermeidung von Krankheiten ausschlaggebend ist. Bei den indigenen Völkern achteten die Mütter darauf, dass ihre Kinder von Anfang an durch die Nase atmeten. Nachts schlossen sie absichtlich ihrem Nachwuchs mechanisch die Münder, um Nasenatmung zu fördern und Mundatmung zu reduzieren[278]. Und tatsächlich fördert die mechanische Stimulation der Nasenschleimhaut durch den Luftstrom während der Nasenatmung das Gewebe und führt nachweislich zu mehr Nasenatmung.

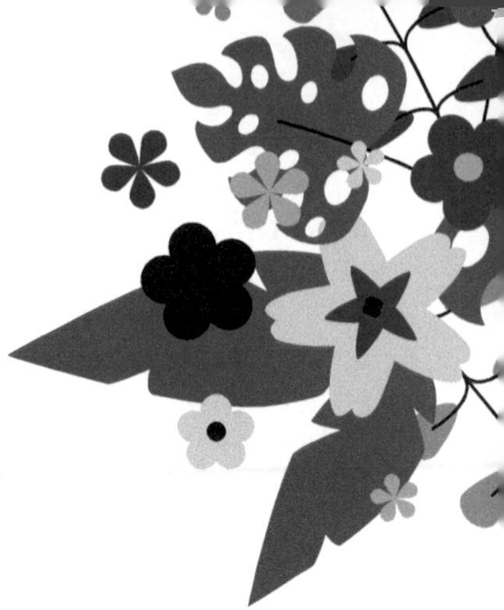

12

ATMUNG DURCH DIE NASE

Anatomisch lässt sich unser Riech- und Atemorgan, die Nase, in einen äußeren und einen inneren Teil unterteilen. Der innere Teil bezieht sich auf das knöcherne Nasenskelett. Der äußere Teil, die Nase, bildet ein wesentliches Erkennungsmerkmal unseres Gesichts. Jede Nase ist in ihrer Erscheinung anders. Die inneren Strukturen ähneln einander (siehe Abb. 21). Zum Inneren der Nase gehören die Nasenhöhlen, die durch eine Nasenscheidewand getrennt sind. Diese lassen sich in den Nasenvorhof und in die Nasenhaupthöhle unterteilen und sind über eine schmale Öffnung mit den Nasennebenhöhlen verbunden. Atmen wir durch die Nase ein, muss die Luft hohe Atemwiderstände überwinden, die durch das Innere der Nase durch die Nasenscheidewand und die Nasenschleimhaut erzeugt werden.

Die meisten Atemanstrengungen entstehen durch die Filterfunktion der Nase[20]. Auch die Anspannung in den Bronchien und somit der Gasaustausch sind von den Widerständen der Nase abhängig. Die Sauerstoffaufnahme kann so um 10 bis 20 Prozent erhöht werden. Atemwiderstände stärken das Atemgewebe, insbesondere das Zwerchfell und andere Atemmuskeln, und stimulieren und beeinflussen direkt diverse knöcherne Strukturen und sogar die Stabilität der Wirbelsäule. Auch die Nasennebenhöhlen profitieren von den Atemwiderständen innerhalb der Nasenatmung (siehe Abb. 22).

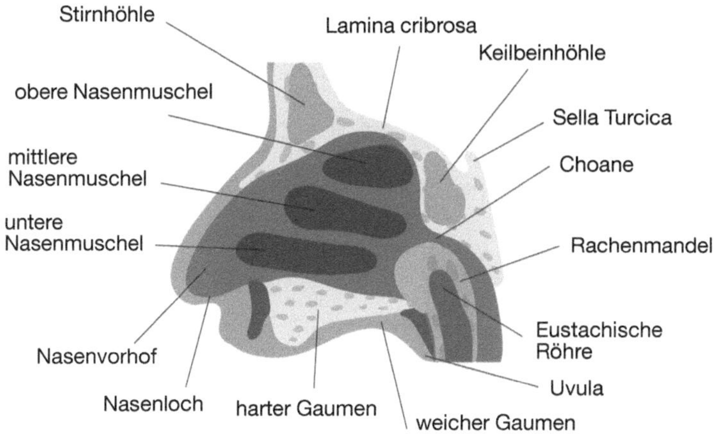

Abbildung 21: Aufbau der Nase (© Oksana - adobestock.com)

Die Praxis der Nasenatmung stimuliert das Nasengewebe und führt zu mehr Nasenatmung.

Die immunologischen Strukturen der Nase

Die Nasennebenhöhlen sind im Gesichtsknochen gelegene, luftgefüllte Hohlräume mit einer besonderen Bedeutung für das Immunsystem. Sie setzen Stickstoffmonoxid (NO) frei[279 280 281]. NO reagiert auf Mikroorganismen und hilft biochemisch, diese zu vernichten[282]. Neben der Immunabwehr sorgt NO dafür, dass die Zellen mit Sauerstoff versorgt werden. Es regelt die Anspannung der Bronchien und der Blutgefäße und ist in den Augen vieler Forscher genauso wichtig für den Organismus wie Sauerstoff und Kohlendioxid. Die Nebenhöhlen (siehe Abb. 22) sind wie die Nasenhöhle mit einem feinen Epithel, der Nasenschleimhaut, ausgekleidet. Die Nasenschleimhaut bereitet die Luft auf das Eindringen in die Lunge vor. Sie reinigt, erwärmt und befeuchtet die eingeatmete Luft, sodass diese bis auf 30 °C aufgewärmt die Lunge erreicht.

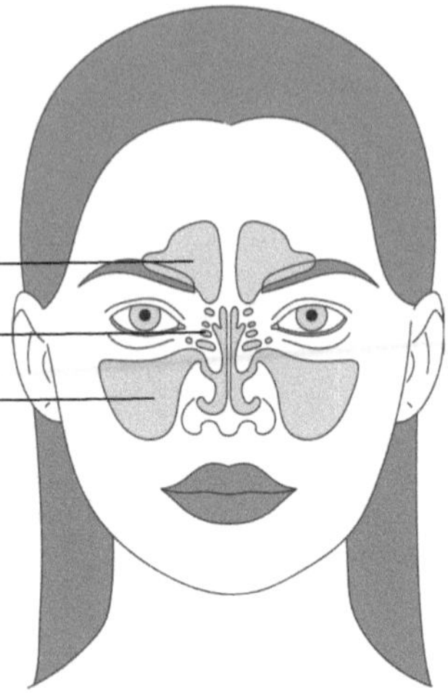

Abbildung 22: Nasennebenhöhlen *(© Bulgakova Kristina - adobestock.com)*

Bei der Ausatmung wird ein Teil der Wärme und Feuchte der Atemluft in den Nasenwegen zurückgewonnen, wodurch sie nicht austrocknen. Aufgrund der Befeuchtungsfunktion der Atemwege ist eine gesunde und normale Atem- und Lungenfunktion physiologisch an die Nasenatmung gebunden[283]. Die Nasenschleimhaut besteht aus Flimmerhärchen und kleidet außer dem Nasenvorhof, in dem die Nasenhaare wurzeln, fast die gesamte Nasenhöhle und die Nebenhöhlen ein. Die Dichte der Nasenhaare im Vorhof, die grobe Partikel aus der Luft filtern, steht mit der Entwicklung von Asthma in Zusammenhang. Je mehr Nasenhaare im Nasenvorhof wachsen, umso größer ist die Filterfunktion und umso geringer die Wahrscheinlichkeit, Asthma zu entwickeln[284]. Das Flimmerepithel der Nasenschleimhaut filtert Tierhaare, Pollen und Krankheitserreger (Viren, Bakterien oder Pilze). Unter der Nasenschleimhaut befindet sich ein lymphatisches Gewebe (NALT = Nasal Associated Lymphoid Tissue), welches Lymphozyten enthält (weiße Blutkörperchen, die zum Immunsystem gehören). Diese immunologischen Strukturen des Nasenepithels reagieren auf Krankheitserreger und Mikroorganismen und schützen den Körper. Bei gesunden Nasenatmern ist die Nasenschleimhaut immer gut durchblutet. Sie enthält zahlreiche Kapillaren, die in einem Venenplexus münden. Die Füllung dieser Blutgefäße reguliert die Schwellung des Naseninneren und die Volumenänderung in den Wänden der Nasenmuscheln, wodurch der Luftstrom modifiziert wird. Bei der Nasenschleimhaut wird zwischen der respiratorischen und der Riechschleimhaut unterschieden.

Nasenatmung fördert die Stickstoffmonoxidfreisetzung in den Nasennebenhöhlen und unterstützt maßgeblich die Funktionen des Immunsystems.

Die respiratorische Nasenschleimhaut

Die respiratorische Nasenschleimhaut (Regio Respiratoria) befindet sich in den oberen und in den unteren Atemwegen. Sie kleidet als ein feines Flimmerepithel fast die gesamte Nasenhöhle aus. Die Dicke des Epithels nimmt im Bronchialbaum in Richtung der Alveolen kontinuierlich ab. Die respiratorische Schleimhaut enthält seromuköse Drüsen (Serum und Schleim produzierende Drüsen), die das Nasensekret bilden und die Schleimhaut vor dem Austrocknen schützen. Die Bewegung des Nasensekrets hängt mit der Bewegung der Flimmerhärchen (Zilien, siehe Abb. 23) zusammen. Zilien gehören zu den Abwehrmechanismen des Atmungssystems. Die feinen Flimmerhärchen im Naseninneren, die sich ständig zeitversetzt wie Gras im Wind hin- und herbewegen, reinigen fortwährend die Naseninnenräume von Schmutz und Schadstoffen. Sie bewegen sich etwa 16 Schläge pro Sekunde, wobei sich der Rhythmus der Zilien am Naseneingang vom Rhythmus der Zilien im Naseninneren unterscheidet. Das Flimmerepithel reinigt, erwärmt und befeuchtet ca. 13.000 Liter Einatemluft täglich. Bei Reizung durch Schadpartikel wird der Niesreflex aktiv und Schmutzpartikel und Fremdkörper werden mit dem Nasensekret ausgeschieden. Der Schleim in der Nase ist ständig in Bewegung und sinkt ca. 1,5 Zentimeter die Minute und 50 Meter pro Tag den Rachen hinunter in den Magen, wo die Magensäure die Fremdkörper sterilisiert.

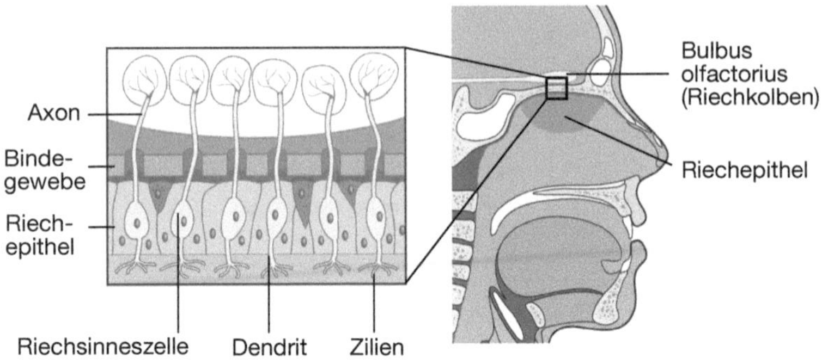

Abbildung 23: Nasenschleimhaut *(© Draw Man - adobestock.com)*

Nasenatmung befeuchtet die Atemwege und reinigt die Luft von Schmutz und Schadstoffen.

12.1 Das Riechen

Die Riechschleimhaut ist im oberen Nasengang (Riechgang) und im Nasendach zu finden. Sie enthält Rezeptoren und Riechzellen (die Kinozilien), an deren Zellmembran sich die Duftstoffrezeptoren befinden. Ihre Funktion ist die Geruchswahrnehmung. Zehn bis zwölf Millionen Riechsinneszellen leiten die Geruchsinformation über Geruchsnerven an den Riechkolben (Bulbus Olfactorius, siehe Abb. 23) und an das Gehirn weiter. Das Riechzentrum, ein phylogenetisch sehr altes Zentrum. Es umgeht teilweise subkortikale Strukturen, die kognitives Verhalten steuern, um direkt motivationale und affektive Verarbeitungszentren wie den orbitofrontalen Kortex und die Amygdala zu erreichen. Als einziger Sinnesreiz wird der Geruch nicht durch den Thalamus gefiltert, sondern erzeugt unmittelbar eine innere Reaktion. Verdorbene Nahrungsmittel werden zum Beispiel anhand des Geruchs identifiziert. Wird ein Geruch erkannt, verändert sich sofort der Atemrhythmus beim Menschen und beim Tier (z. B. Schnüffelverhalten bei Tieren). Die durch die Blut-Sauerstoff-Homöostase bestimmte Atmung wird zu einem für die Geruchswahrnehmung optimierten Schnüffel- oder

Riechmuster[285 286]. Der Geruchssinn ist im Gehirn unmittelbar mit den Strukturen des limbischen Systems (S. 57) verbunden, wodurch uns unterschiedliche Gerüche in unterschiedliche emotionale Zustände versetzen können.

Der Geruchssinn ist unmittelbar an das limbische System geknüpft und kann Emotionen auslösen.

Der Riechkolben

Der Riechkolben (lateinisch bulbus olfactorius) hilft, den identifizierten Geruch zu verarbeiten. Als ein wichtiger Bestandteil des Nasengewebes verbindet er die Nasenatmung mit dem Gehirn. Dieses paarige Organ befindet sich orbital (nach oben hin) unter dem Frontallappen (siehe Abb. 23). Es ist bei allen Wirbeltierarten gleichartig aufgebaut. Zusammen mit dem Riechstrang oder der Riechbahn (Tractus olfactorius) und dem Geruchskortex (olfaktorischer Kortex) ist der Riechkolben für die Verarbeitung von Gerüchen verantwortlich. Während wir mit der Nase atmen, wird der Riechkolben mechanisch stimuliert und beeinflusst durch weitreichende Schwingungen (Oszillationen) die Funktion wichtiger Gehirn-Netzwerke[267 283]. Über die mechanische Stimulation des Riechkolbens reguliert die Nasenatmung die Verbindung zwischen dem Atemrhythmus und dem Rhythmus im Gehirn. Das Gehirn schwingt in Abhängigkeit von der Nasenatmung. Sie gilt deshalb als der fundamentale Link zwischen der Gehirnaktivität und dem ANS und ist am Denken und am Fühlen beteiligt[101]. Wird zum Beispiel bei Mäusen der Riechkolben entfernt, nehmen die atembedingten Gehirnschwingungen um bis zu 80 Prozent ab[275 285]. Das ganze Gehirn schwingt nicht mehr angemessen, was wichtige Netzwerkfunktionen negativ beeinflusst. Mundatmung stört die riechkolbenbedingte rhythmische Aktivität. Das Gehirn wird weniger stimuliert. Atmen wir vorwiegend durch die Nase, bleibt im Gehirn ein Aktivitätsmuster selbst dann bestehen, wenn keine Geruchswahrnehmung stattfindet. Das deutet darauf hin, dass die Nasenatmung als Reiz die Oszillationen im Gehirn fördert. Der Riechkolben überträgt die Atmungsrhythmen direkt an den dorsomedialen präfrontalen Kortex. Dieser Bereich ist für die respiratorische Kontrolle des angstbezogenen Einfrierverhaltens verantwortlich[287]. Er wird durch den dorsalen Vagus (siehe S. 103) aktiviert, wenn wir mit Horror konfrontiert sind und wenn unser Körper erstarrt und in den Überlebensmodus schaltet. Sogar unterhalb der Bewusstseinsschwelle beeinflusst die Nasenatmung unsere Schutzmechanismen.

Nasenatmung fördert über den Riechkolben die rhythmische gesunde Aktivität im Gehirn.

Praxis 10. Beobachtung und Vertiefung der Nasenatmung

Praxis 10

Das Ziel der folgenden Übung ist es, sich der eigenen Nase als Bestandteil des Gesichts und als Atemorgan bewusst zu werden. Meist wissen wir gar nicht, wie wir atmen und welches Nasenloch durchlässiger ist. Das Wissen um die eigene Atmung und um die eigenen Atem-Defizite ist wichtig, um mittels spezifischer Atemtechnik die morphologischen Atemveränderungen, wie undurchlässige Nasengänge, angehen zu können.

Setzen Sie sich mit geradem Rücken auf einen Stuhl. Die Beine stehen im 90-Grad-Winkel zum Oberkörper. Ihr Rücken ist gestreckt, die Schultern nach hinten und unten gezogen, die Brust leicht geöffnet und nach vorne gewölbt. Das Kinn darf leicht Richtung Brust gesenkt werden, sodass die Halswirbelsäule entspannt ist. Die Hände liegen entspannt im Schoß. Die Arme sind ebenfalls gelockert. Schließen Sie Ihre Augen und schauen mit geschlossenen Augen nach vorne.

❧ Richten Sie nun all Ihre Aufmerksamkeit auf Ihre Nase und spüren Sie einige Augenblicke bewusst die Luft im Naseninneren.

- ❧ Sind Ihre Nasenlöcher gleich durchlässig?
- ❧ Wie fühlt sich beim Atmen das rechte und wie das linke Nasenloch an?
- ❧ Ist Sekret im Gaumen?
- ❧ Fließt Sekret den Rachen herunter, wenn Sie atmen?
- ❧ Wenn ja, auf welcher Seite stärker?

❧ Vertiefen Sie nun aktiv die Ein- und Ausatmung. Spüren Sie, wie sich der Luftstrom in der Nase verstärkt und wie die Luft beim Einatmen kalt die oberen Nasengänge passiert und warm mit der Ausatmung wieder austritt.

❧ Nehmen Sie alles wahr, was Sie jetzt gerade im Naseninneren, im Rachen und im Gaumen wahrnehmen können. Werden Sie sich der Durchlässigkeit der Nase bewusst und lernen Sie Ihre Nase und die Nasenatmung aktiv kennen.

12.2 Die Nasenlöcher

Die Nase besteht aus zwei Nasenhöhlen, die in zwei Nasenlöchern münden. Die Nasengänge spielen eine große Rolle bei der Regulation der Körpertemperatur, des Blutdrucks und des Hormonhaushalts und sie beeinflussen die Stimmung, die Emotionen und den Schlaf.

Je nach Klima und Lufttemperatur verändert sich die Form der Nase. In feuchter und warmer Umgebung haben die Nasen eher große Nasenlöcher. In kalten Regionen sollen die Nasenlöcher eher kleiner sein, um die Atemluft besser zu erwärmen[288] (Evolution der Atmung, siehe S. 178). Bei 80 Prozent der Menschen herrscht eine Asymmetrie zwischen dem rechten und dem linken Nasenloch. Eines ist fast immer rein anatomisch durchlässiger als das andere[288]. Die beiden Seiten der Nase übernehmen unterschiedliche Funktionen und sind unterschiedlich mit dem autonomen Nervensystem verknüpft. Es wurde festgestellt, dass sich die Nasenlöcher in ihrer Durchlässigkeit abwechseln. Vermutlich dient der Wechsel in der Anschwellung, also der Nasenzyklus, unter anderem dem Schutz der Lunge.

Nasenzyklus

Der ultradiane Nasenzyklus ist ein biologischer, vom Körper vorgegebener Rhythmus. Erstmalig wurde er durch Richard Kayser (1895) beschrieben[290]. Dass er auftritt, ist aber schon viel länger bekannt. Das abwechselnde Schließen und Sich-wieder-Öffnen der Nasenlöcher findet sich bereits in alten tantrischen Texten von vor 1300 Jahren: „An manchen Tagen dehnt das rechte Nasenloch sich aus und begrüßt die Sonne, an anderen dehnt sich das linke Nasenloch aus und begrüßt den Vollmond." Nach diesem Text wiederholen sich diese Rhythmen bei allen Menschen gleich. Tatsächlich pulsieren die Nasenlöcher im eigenen Rhythmus. Dieser Zyklus ist individuell lang und kann je nach Person zwischen dreißig Minuten und viereinhalb Stunden betragen. Tagsüber wechseln sich die Nasenlöcher in diesen Intervallen in ihrer Anschwellung ab, nachts ca. alle drei Stunden. Je nach Stimmung, Geisteszustand und metabolischem Stress reguliert das Nervensystem bei jedem Menschen ganz individuell das Pulsieren der Nasenlöcher. Die Arbeits- und Regenerationsphasen im

Nasenzyklus entstehen durch das periodische An- und Abschwellen der Schleimhaut. Durch das zyklische Öffnen und Schließen der Nasengänge reguliert der Körper die Luftaufnahme. Ist die eine Nasenhälfte aktiv, befindet sich die andere Nasenhälfte in der Pause. In der Arbeitsphase ist die Nasenschleimhaut abgeschwollen. Die Luft kann ungehindert fließen. In dieser Zeit trocknet die Luft die Schleimhaut aus, sodass ein erhöhter Befeuchtungsbedarf besteht. In der Ruhephase schwellen die Schleimhäute an. Es kann weniger Luft den Nasengang passieren, wodurch die Feuchtigkeitsabgabe der Schleimhaut reduziert wird. Die Nasenschleimhaut kann sich regenerieren und wird mit Feuchtigkeit versorgt. Der Wechsel im An- und Abschwellen hat auch Vorteile für das Riechen, da so die Duftstoffe gebunden werden können, die sich nur langsamen an die Geruchsrezeptoren binden (siehe Abb. 23).

Je nachdem, ob das rechte oder das linke Nasenloch aktiv ist, wird entweder die rechte oder die linke Lunge vermehrt belüftet. Das gilt sowohl für den natürlichen ultradianen Nasenzyklus als auch für das mechanische Verschließen der Nase. Das rechte Nasenloch fördert die Ventilation der rechten Lunge. Gleichzeitig erhöht sich die Durchblutung des linken Lungenflügels, da sich die sympathikusbedingte Dilatation und Spannung der Lunge vor allem auf die rechte Seite konzentriert. Das linke Nasenloch beatmet die linke Lunge und fördert die Durchblutung rechts. Auf diese Weise kann sich ein Lungenflügel im Wechsel erholen. Wird durch ein verstopftes Nasenloch der Nasenzyklus gestört und die Lunge dauerhaft einseitig mehr ventiliert, wächst die Wahrscheinlichkeit, dass sich diese Seite der Lunge entzündet[291]. Heftige Emotionen, Sexualität, Krankheiten oder Stress bringen den Nasenzyklus aus der Balance. Bei Entzündungen beschleunigt er sich. Somit steht der Nasenzyklus mit allen psychischen und körperlichen Prozessen direkt in Verbindung.

Der Nasenzyklus wird durch das zentrale und das autonome Nervensystem verursacht und ist an die Dominanz der jeweiligen Gehirnhälfte gebunden, die die Anschwellung des Naseninneren koordiniert. Das bedeutet, dass, wenn die rechte Gehirnhälfte dominant ist, das linke Nasenloch aktiv ist und umgekehrt. Durch die Asymmetrie in der Nasenatmung beeinflusst der Nasenzyklus die Gehirndurchblutung und die Gehirnaktivität entgegengesetzt. Gleichzeitig wird die Aktivität und Dominanz der Gehirnhemisphären durch die Anschwellung der Nase beeinflusst. Unterhalb der Bewusstseinsschwelle, von äußeren Reizen unabhängig, steuert der Hypothalamus über den Sympathikus durch die Vasokonstriktion (Gefäßspannung) den Zyklus der Nasenschleimhaut und die Durchblutung des Gehirns. Wenn die Anschwellung der Naseninnenwände wechselt, wechselt entgegengesetzt auch die Dominanz der Hemisphäre.

In der Atempraxis kann der Nasenzyklus und die Dominanz eines Nasenlochs von Ärzten und Psychologen genutzt werden, um Symptome neurologischer Erkrankungen wie Epilepsie, Schizophrenie oder Schlaganfälle zu behandeln. Diese Erkrankungen gehen mit einer Imbalance in der Durchblutung zwischen den Gehirnhälften einher und können von dem durchblutungsmodifizierenden Effekt einer einseitigen Nasenatmung profitieren. Auch Störungen, die durch Dysbalancen des autonomen Nervensystems entstehen, können durch die Atmung durch ein bestimmtes Nasenloch gelindert werden[294 289].

Das Erkennen der Dominanz im Nasenzyklus kann Ärzten und Psychologen helfen, neurologische Symptome komplementär zu behandeln.

Tabelle 8

Einfluss einseitiger Nasenatmung auf die Gehirndurchblutung nach Singh et al., (2016)

Atemtechnik	linke Hemisphäre	rechte Hemisphäre	Folge
rechtsseitige Atmung	↑ oxyHb	↔ oxyHb oder ↓ oxyHb	Signifikante Aktivierung im linken PFK
linksseitige Atmung	↔ oxyHb	↓ oxyHb	leichte Reduktion der Aktivität im rechten PFK

12.3 Die Atmung durch ein Nasenloch

Das Ein- und Ausatmen durch nur ein Nasenloch kommt aus der indischen Yoga-Medizin, deren Ursprünge sich auf ca. 3000 Jahre v. u. Z. nachverfolgen lassen. Schon damals war diese Art der Atmung eine therapeutische Praxis[292]. Seit etwa 80 Jahren beschäftigt sich die moderne Wissenschaft mit der Atmung durch die Nase, speziell mit der einseitigen Nasenatmung. Immer mehr Studien zeigen diverse Vorteile einseitiger Atmung auf die körperliche und die psychische Gesundheit. So wird durch den Einsatz eines Nasenloches die eine Hälfte der Lunge besser ventiliert. Dieses Wissen kann zum Beispiel bei Lungenfunktionsstörungen von Bedeutung sein, die ggf. von einseitiger Beatmung profitieren. Die Wirkung der Atmung durch ein Nasenloch wird noch verstärkt, wenn zusätzlich auf ein hohes Luftvolumen und eine niedrige Frequenz geachtet wird, also wenn wir tief und langsam atmen. So können sowohl die Rezeptoren des oberen Nasenganges als auch die Dehnungsrezeptoren der Lunge und des Zwerchfells einseitig besser stimuliert werden. Im Gehirn scheint das tiefe Atmen durch das rechte oder durch das linke Nasenloch höhere emotionale und kognitive Gehirnprozesse unterschiedlich zu beeinflussen[293]. Die Einatmung rechts regt die Oszillationen und die Aktivität im Gehirn an, wogegen die Einatmung links den gegenseitigen Effekt verursacht: Die Schwingungen im Gehirn nehmen ab und die Gehirnaktivität beruhigt sich[296]. Ferner gilt die linke Hemisphäre, nicht aber explizit der linke präfrontale Kortex, als mit dem Parasympathikus assoziiert, die rechte Hemisphäre hingegen als an den Sympathikus angebunden[58 59]. Wird nun bewusst durch ein Nasenloch geatmet, reagiert im EEG die entgegengesetzte Hemisphäre. Das Einatmen links beeinflusst die Durchblutung und das Hämoglobin in der rechten Gehirnhälfte und umgekehrt (siehe Tabelle 8, S. 198)[61]. Es ist wichtig darauf hinzuweisen, dass einseitige Atmung viel umfassender wirkt, als in diesem Buch dargestellt werden kann. Die Prozesse dahinter sind hochkompliziert und bis zum heutigen Tage nicht ausreichend erforscht.

Je nachdem, ob durch das rechte oder linke Nasenloch geatmet wird, wird das Nervensystem unterschiedlich stimuliert.

12.3.1 Atmung durch das rechte Nasenloch

Die Atmung durch das rechte Nasenloch aktiviert das sympathische Nervensystem. Atmen wir durch das rechte Nasenloch ein, nimmt die Erregung im Kortex zu, die Körpertemperatur steigt und der Kreislauf beschleunigt sich. Der Cortisolspiegel, der Blutdruck und die Herzfrequenz steigen[294]. Im Gehirn lässt sich diese Form der Atmung vor allem an der Aktivität im linken präfrontalen Kortex (PFK) messen, dessen Durchblutung und O_2-Gehalt steigen[294 61]. Der linke präfrontale Kortex (siehe S. 51) steht mit Eigenschaften wie Logik, Sprache, Mathematik, Lesen, Schreiben, Wahrnehmung von Mustern, Urteilen (z. B. soziale Rangstellung) in Verbindung und koordiniert die drei grundlegenden Konzepte der Zeitorganisation Vergangenheit, Gegenwart und Zukunft[59]. Nach der Praxis der Atmung durch das rechte Nasenloch verbessern sich in mehreren Studien ferner die sprachlichen Fähigkeiten der Teilnehmer. Das Sprachzentrum ist in der linken Gehirnhälfte verankert und wird offensichtlich kontralateral durch die rechtsseitige Atmung stimuliert[297]. Es konnte auch gezeigt werden, dass eine erhöhte Aktivität im linken Frontalhirn zu einer positiven Grundstimmung, einer erhöhten Aufmerksamkeit und einer besseren Emotionsregulationsfähigkeit führt. Die Atmung durch das rechte Nasenloch aktiviert diesen Bereich. Erhöht sich die Aktivität im linken PFK, nehmen positive Emotionen zu und die Funktionen des Immunsystem verbessern sich, welches vermehrt an die Funktion der linken Gehirnhälfte angebunden ist[295 60 62]. Die Aktivität des PFK wird durch die Neurotransmitter Noradrenalin und Serotonin kontrolliert. Das Noradrenalin-System ist über den Locus coeruleus direkt mit der Atmung verknüpft und kann bei Bedarf die Aktivität im PFK hemmen. Die Serotoninausschüttung ist an die Sympathikusaktivierung geknüpft, die durch die Hypophysen-Nebennieren-Achse koordiniert wird und stimulierend auf den PFK wirkt. Tiefe rechtsseitige Atmung scheint das Serotoninsystem im PFK anzuregen. Die stimmungsaufhellende und anregende Wirkung der Atmung durch das rechte Nasenloch lässt sich vermutlich teilweise darüber erklären[61]. Bei Menschen, die unter Depressionen leiden, wurde festgestellt, dass bestimmte Bereiche im linken Frontalhirn weniger aktiv sind, als es bei Gesunden der Fall ist[295]. Wenn wir rechts einatmen, beeinflussen wir sowohl diverse Neurotransmitter und Hormone als auch die Durchblutung und die Sauerstoffsättigung der linken Gehirnhälfte. Durch die Aktivierung der linken Hemisphäre, des linksseitigen anterioren cingulären (ACC, siehe S. 64) und des lateralen präfrontalen Kortex, kann die rechtsseitige Atmung helfen, depressive Verstimmungen zu lindern und gedrückte Stimmung aufzuhellen[296 297].

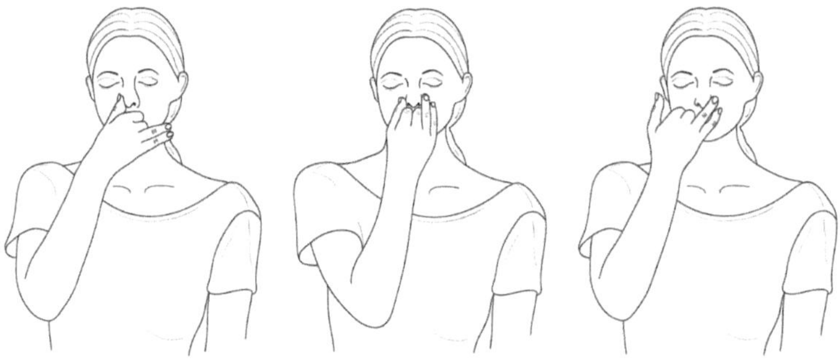

Abbildung 24: Wechselatmung – Handposition (© Oli - adobestock.com)

Bei einer schizophrenen Patientin konnte nachgewiesen werden, dass während der Halluzinationen das linke Nasenloch aktiver war als das rechte. Der Einfluss der linksseitigen Atmung auf die autonomen Funktionen und auf die Erregung der rechten Gehirnhälfte stand bei der Patientin direkt mit den Halluzinationsepisoden in Verbindung. In der rechten Gehirnhälfte ist die kreative Vorstellungskraft verankert. Halluzinationen sind imaginäre Vorstellungsbilder, die meistens entstehen, wenn Parasympathikusdominanz vorherrscht. Um die linke Hemisphäre und den Sympathikus anzuregen, wurde die Patientin aufgefordert, durch das rechte Nasenloch zu atmen. Und tatsächlich verhalf die Atmung durch das rechte Nasenloch dazu, die Halluzinationssymptome zu reduzieren[298]. Die Atmung durch das rechte Nasenloch schließt das Einatmen rechts und das Ausatmen rechts ein[299]. Je nachdem kann auch rechts ein und links ausgeatmet werden. Die Differenz zwischen den beiden Variationen beeinflusst vermutlich leicht das Nervensystem. Untersuchungen, die explizit diese beiden Formen der rechtsseitigen Atmung vergleichen, liegen meines Wissens nach bisher nicht vor.

Praxis 11. Atmung durch das rechte Nasenloch

Praxis 11

- Setzen Sie sich mit geradem Rücken auf einen Stuhl. Die Beine stehen im 90-Grad-Winkel zum Oberkörper. Ihr Rücken ist gestreckt, die Schultern sind nach hinten und unten gezogen, die Brust ist leicht geöffnet und nach vorne gewölbt. Das Kinn darf leicht Richtung Brust gesenkt werden, sodass die Halswirbelsäule entspannt ist. Die Hände liegen gelöst im Schoß. Die Arme sind ebenfalls gelockert. Sollte Ihnen auffallen, dass Ihr Rücken nicht ganz gerade ist, legen Sie sich bitte ein Kissen in den Lendenwirbelsäulenbereich. Diese kleine Hilfestellung sorgt dafür, dass sich die Wirbelsäule streckt und aufrichtet. Schließen Sie Ihre Augen und schauen mit geschlossenen Augen nach vorne. Nun richten Sie all Ihre Aufmerksamkeit auf Ihre Atmung,
- Beugen Sie den Zeige- und den Mittelfinger. Der Ringfinger und der kleine Finger bleiben gestreckt (siehe Abb. 24). Atmen Sie tief durch die Nase ein und komplett durch beide Nasenlöcher aus. Verschließen Sie nach der Ausatmung kurz beide Nasenlöcher, indem Sie Ihren Ringfinger an den linken Nasenflügel legen und gleichzeitig mit dem Daumen das rechte Nasenloch verschließen. Der Zeigefinger und der Mittelfinger sind gebeugt unter der Nasenspitze. Üben Sie dabei keinen Druck auf die Nasenwand aus. Halten Sie die Luft bei leerer Lunge einen Augenblick an.
- Lösen Sie nun den Daumen und öffnen Sie das rechte Nasenloch und atmen langsam und tief fünf Sekunden lang ein, bis Sie merken, dass die Dehnungsgrenze der Lunge erreicht ist, und atmen Sie durch die gleiche Seite der Nase vollständig in fünf Sekunden aus. Achten Sie immer darauf, die Luft so gleichmäßig wie möglich zu bewegen.
- Wiederholen Sie diesen Vorgang einseitig für ca. fünf Minuten. Haben Sie fünf Minuten lang praktiziert, verweilen Sie noch einen Augenblick in der Sitzmeditation. Ihre Aufmerksamkeit ist auf die Atmung gerichtet. Spüren Sie bewusst der Wirkung nach, die diese Praxis in Ihrem Körper und in Ihrem Geist hinterlassen hat.

Kurze Sequenzen der rechtsseitigen Atmung wirken fördernd auf den Körper. Das fünf Minuten lange Einatmen und Ausatmen durch das rechte Nasenloch aktiviert den Sympathikus und lindert das für Depressionen typische Morgentief. Kurze Episoden erwärmen den Körper, unterstützen die Verdauung und erhöhen den Blutzuckerspiegel. Eine Studie zeigte sogar, dass das Ein- und Ausatmen rechts die Herzrate und den Sauerstoffverbrauch erhöht und nach nur vier Wochen Praxis zu einer Gewichtsabnahme führt[239]. Auch das Immunsystem profitiert von der Atmung durch das rechte Nasenloch. In Experimenten an Ratten wurde herausgefunden, dass die Immunfunktion schwerer geschädigt ist, wenn die linke Hemisphäre Läsionen aufweist[300 301]. Als Läsionen werden innerhalb der Medizin unterschiedliche Schädigungen, Verletzungen oder Veränderungen eines Gewebes bezeichnet, die eine normale Funktion einschränken. Die tiefe Einatmung rechts fördert die Durchblutung und Aktivität der linken Hemisphäre und somit auch ihre anatomische Struktur und die Immunfunktion. Rechtsseitige Atmung kann helfen, Erkrankungen der Augen vorzubeugen. Unterschiedliche Untersuchungen konnten aufzeigen, dass der Augeninnendruck um bis zu 23 Prozent sinkt, wenn wir durch das rechte Nasenloch atmen[302]. Ein hoher Augeninnendruck kann Krankheiten des Sehapparates, von einem Glaukom bis hin zur Schädigung des Sehnervs, verursachen, die durch eine kurzzeitige Praxis der rechtsseitigen Atmung vermieden werden können.

Kurze Sequenzen einer tiefen rechtsseitigen Atmung scheinen das Serotoninsystem im PFK anzuregen und eine positive Stimmung zu fördern.

Trotz zahlreicher positiver Effekte der rechtsseitigen Atmung ist diese Praxis mit Vorsicht zu genießen. Im Gegenteil zu kurzen Sequenzen, die sich förderlich auf den Körper auswirken, kann diese Art der Atmung, wenn zu lange und zu oft praktiziert, den Körper nachteilig beeinflussen und sogar schädigen.

12.3.2 Nebenwirkungen der Atmung durch das rechte Nasenloch

Die Atmung durch das rechte Nasenloch soll mit Vorsicht praktiziert werden. Eine Studie, die Personen untersuchte, die täglich eine Stunde lang durch das rechte Nasenloch atmeten, konnte zeigen, dass nach sechs Wochen Praxis alle sympathikusbezogenen kardialen Parameter wie Herzrate, Blutdruck etc. im Vergleich zu den Messungen vor der Praxis zugenommen hatten. Auch die Herzratenvariabilität litt nach sechs Wochen täglicher Praxis und nahm ab. Die Forscher schlussfolgerten, dass die Atempraxis durch das rechte Nasenloch den vagalen Einfluss auf das Herz senkt, den Sympathikotonus erhöht und – übertrieben praktiziert – die Gesundheit gefährden kann[302]. Wenn der sympathische Zweig des autonomen Nervensystems über längere Zeit in seiner Aktivität überwiegt, entstehen durch eine chronische Stimulation Anspannung, Nervosität, Reizbarkeit, Angst und Panik[303]. Die Aktivierung kann auch Schlafstörungen fördern und Durchschlafstörungen begünstigen. Menschen, die unter Schlafproblemen leiden, sollten auf diese Praxis ganz verzichten.

Die forcierte Atmung durch das rechte Nasenloch ist auch unter bestimmten medizinischen und physiologischen Umständen kontraindiziert. Dazu gehören Allergien, Nasenbluten oder andere Verletzungen, die die Nase verstopfen. Menschen, die unter Herz-Kreislauf-Erkrankungen wie Bluthochdruck (Hypertonie) oder unter Herzerkrankungen wie instabiler Angina Pectoris oder Herzrhythmusstörungen leiden oder gerade einen Herzinfarkt erlebt haben, sollten auf rechtsseitige Atmung verzichten. Bei Entzündungen, Fieber oder einer Schilddrüsenüberfunktion (Hyperthyreose) verstärtk rechtsseiteige Atmung den inneren Stress und enzieht dem Heilungsprozess durch die Aktivierung des Sympathikus und die Zunahme der Körpertemperatur wichtige Energie. Das Freisetzen von entzündungsfördernden Botenstoffen als Folge dieser Belastung kann die Immunantwort ungünstig beeinflusst und die Symptome verschlimmern[304 306].

Wichtig: Die Nebenwirkungen treten nur auf, wenn die Praxis übermässig, exklusiv oder unbalanciert stattfindet. Kurze Sequenzen dieser Atmung sind durchaus stimulierend und empfehlenswert.

Die Atmung durch das rechte Nasenloch erhöht kurz- und langfristig den Sympathikotonus und kann dadurch die Gesundheit gefährden.

12.3.3 Atmung durch das linke Nasenloch

Die Atmung durch das linke Nasenloch aktiviert das parasympathische Nervensystem, entspannt das Gehirn und beruhigt aufgebrachte Emotionen. Sie wirkt blutdrucksenkend, kühlend und angstlösend[294]. Zahlreiche Untersuchungen zeigen, dass die linksseitige Atmung die Vagus-Dominanz erhöht, die Herzratenvariabilität verbessert und die Herz-Kreislauf-Gesundheit fördert[302]. Nach sechs Wochen regelmäßiger Praxis steigt sowohl die Leistungsfähigkeit des Herzens (myokardiale Leistung) als auch die Verwendbarkeit des Sauerstoffs. Die Parameter, die die Herzratenvariabilität bestimmen, verbessern sich nach nur einer Atempraxiseinheit[304]. Erhöht sich die HRV, zeugt das von einer Parasympathikus-Dominanz. Es wird angenommen, dass die Atmung durch das linke Nasenloch das Gehirn und das Nervensystem – auch subkortikal – intensiver beeinflusst als die Atmung durch das rechte Nasenloch oder die Wechselatmung. Innerhalb eines gesunden Nasenzyklus aktiviert die linksseitige Atmung den Parasympathikus und entzieht dem rechten präfrontalen Kortex die neuronale Energie[302 303]. Forscher haben herausgefunden, dass der Sauerstoffverbrauch und das sauerstoffgesättigte Hämoglobin (oxyHB) in der rechten Gehirnhälfte sinken, wenn wir durch das linke Nasenloch atmen (siehe Tabelle 8, S. 198)[61]. Die Veränderung der Erregung und Durchblutung der rechten Hemisphäre beeinflusst die kognitiven Fähigkeiten wie das räumliche Denken positiv, die der rechten Hemisphäre zugeschrieben werden (siehe S. 51). Auch das Gedächtnis scheint von der linksseitigen Atmung zu profitieren[305]. Eine Studie konnte zeigen, dass eine siebentägige tägliche Praxis der linksseitigen Atmung in der Dauer von 45 Minuten pro Einheit sowohl das Abrufen vorhandener Informationen aus dem Gedächtnis erleichtert als auch hilft, neue Inhalte im Gedächtnis zu behalten[305].

Die durch den ultradianen Zyklus bedingte Dominanz der Hemisphäre in Relation zum Nasenloch ist auch für das Immunsystem relevant. Die Atmung durch das linke Nasenloch bedingt Parasympathikotonus und eine leichte Entspannung der rechten Gehirnhälfte. Die rechte Hemisphäre wird inaktiver, da sich die Aplha- und Beta-Wellen-Aktivität im rechten Temporallappen verändert (siehe Tabelle 9, S. 217). Dieser steht mit visuellen, räumlichen und emotionalen Inhalten in Verbindung[306]. Die Alpha-Wellen im Temporallappen nehmen zu, die

Beta- und Gamma-Wellen im präfrontalen Kortex nehmen gleichzeitg ab, was von Vagusaktivierung und vom Parasympathikotonus zeugt. Die linksseitige Atmung scheint auch das Immunsystem positiv zu beeinflussen. Forscher nehmen in diesem Zusammenhang an, dass eine Überaktivierung oder abnormale Aktivität in einer der Hemisphären das Immunsystem nachteilig beeinflusst und Krankheiten fördern kann[295]. Linksseitige Atmung hemmt die Cortisolsekretion, die die Immunantwort unterdrückt. Dauerhaft erhöhte Cortisol-Level sinken, wodurch das Immunsystem wieder normal reagieren kann. Für die Gesundheit ist es wichtig, dass das linke Nasenloch und die rechte Gehirnhemisphäre dominant sind und der Parasympathikotonus vorherrscht. Dabei ist es nicht wichtig, ob die Mehratmung links natürlich durch den ultradianen Zyklus oder mechanisch in der Atempraxis verursacht wird.

Je nach Studie wird durch das linke Nasenloch ein- und durch das linke Nasenloch ausgeatmet oder links ein- und rechts ausgeatmet. Der Unterschied zwischen beiden Atemvarianten ist nicht klar definiert. Bei der folgenden Atempraxis wird fünf Minuten lang bewusst über das linke Nasenloch ein- und über das gleiche Nasenloch wieder ausgeatmet. Natürlich steht es jedem frei, an sich selbst die Variation „links ein und rechts aus" auszuprobieren und die Wirkung der Übung zu erleben.

Praxis 12. Atmung durch das linke Nasenloch

Praxis 12

Setzen Sie sich mit geradem Rücken auf einen Stuhl. Die Beine stehen im 90-Grad-Winkel zum Oberkörper. Ihr Rücken ist gestreckt, die Schultern sind nach hinten und unten gezogen, die Brust ist leicht geöffnet und nach vorne gewölbt. Das Kinn darf leicht Richtung Brust gesenkt werden, sodass die Halswirbelsäule entspannt ist. Die Hände liegen gelöst im Schoß. Die Arme sind ebenfalls gelockert. Sollte Ihnen auffallen, dass Ihr Rücken nicht ganz gerade ist, legen Sie sich bitte ein Kissen in den Lendenwirbelsäulenbereich. Diese kleine Hilfestellung sorgt dafür, dass sich die Wirbelsäule streckt und aufrichtet. Schließen Sie Ihre Augen und schauen mit geschlossenen Augen nach vorne. Nun richten Sie all Ihre Aufmerksamkeit auf Ihre Atmung, spüren Sie genau, wie sich mit jedem einzelnen Einatmen die Brust hebt und mit dem Ausatmen wieder senkt.

Beugen Sie den Zeige- und den Mittelfinger der rechten Hand. Der Ringfinger und der kleine Finger bleiben gestreckt (siehe Abb. 24). Atmen Sie tief durch die Nase ein und komplett durch beide Nasenlöcher aus. Legen Sie nun Ihren rechten Daumen an den rechten Nasenflügel. Üben Sie dabei keinen Druck auf die Nase aus. Mit dem Ringfinger verschließen Sie nun auch das linke Nasenloch und halten die Luft nach dem Ausatmen einen Augenblick an.

Lösen Sie nun den Ringfinger und öffnen Sie das linke Nasenloch. Atmen Sie durch das linke Nasenloch fünf Sekunden lang langsam und tief ein und fünf Sekunden lang langsam und komplett aus.

Wiederholen Sie diesen Vorgang einseitig für ca. fünf bis zehn Minuten (links einatmen – links ausatmen oder links einatmen und rechts ausatmen). Haben Sie fünf Minuten lang praktiziert, verweilen Sie noch einen Augenblick in der Sitzmeditation und lassen Ihre Aufmerksamkeit auf die Atmung gerichtet. Spüren Sie bewusst der Wirkung nach, die die Übung in Ihrem Körper und in Ihrem Geist hinterlassen hat. Diese Übung kann beliebig lang praktiziert werden, ohne den Körper zu schädigen.

Der Effekt kann noch verstärkt werden, wenn die Ausatmung links länger ist als die Einatmung, zum Beispiel vier Sekunden links ein- und sieben Sekunden links ausatmen.

Die Atmung über das linke Nasenloch wird vor allem empfohlen, wenn wir unter starker Nervosität leiden, von geistiger Unruhe geplagt sind oder, wie zum Beispiel vor Prüfungen, aufgeregt sind[307]. Der Blutdruck sinkt und unser Körper und unser Geist können sich beruhigen. Linksseitige Atmung wirkt schlaffördernd und stimmungsregulierend, lindert die innere Unruhe und beruhigt den Sympathikus[300].

Die Atmung durch das linke Nasenloch aktiviert den Parasympathikus und senkt den Spiegel des Stresshormons Cortisol.

12.3.4 Wechselatmung

Eine Methode, die besonders intensiv die einzelnen Nasenlöcher stimuliert, ist die Wechselatmung. Dabei handelt es sich um eine sehr alte Praxis, die wie die einseitige Atmung zu den Pranayama gehört. Das erste Mal schriftlich dargestellt wird sie als Nadi Shodhana im Jahre 1300 in Indien. Die Praktizierenden dieser Zeit waren überzeugt, dass sie durch Nadi Shodhana ihre Energiekanäle reinigen und ein höheres Bewusstsein erreichen[2].

Wechselatmung und körperliche Gesundheit

Das Ein- und Ausatmen durch ein Nasenloch im Wechsel beeinflusst den Nasenzyklus und wird durch den Nasenzyklus rückwirkend beeinflusst, da dieser periodisch die Durchlässigkeit der Nasenlöcher kontrolliert. Die einseitige Einatmung verstärkt den Luftstrom zu einer bestimmten Nasen- und Nasennebenhöhle. Als morphologischer Reiz aktiviert die Atemluft dort das Nasenepithel, wodurch sich dieses in seiner Funktion verbessert. Der verstärkte Luftstrom und die größere Menge an Feuchtigkeit beim Ausatmen durch ein Nasenloch fördern die Durchblutung und die Funktion der Nasenschleimhaut und der Nasennebenhöhlen auf dieser Seite. Die Stickstoffmonoxid-Produktion und die Immunabwehr werden gefördert. Wenn wir Wechselatmung praktizieren, wird das Luftvolumen, das sich sonst auf zwei Nasenlöcher aufteilt, aktiv durch ein Nasenloch bewegt. Eine größere Luftmenge trifft verstärkt auf einen Lungenflügel. In der Wechselatmung ventilieren wir durch den Wechsel des Nasenlochs auch die jeweilige Seite der Lunge im Wechsel. Die Wechselatmung wirkt förderlich auf die Herz-Kreislauf-Funktionen und auf das Herz und hilft ausgezeichnet gegen Bluthochdruck[308]. Wird die Wechselatmung in der Frequenz der Resonanzatmung (fünfeinhalb bis sechs Sekunden pro Ein- und Ausatemzug) praktiziert, verstärkt sich der positive Effekt der Wechselatmung auf unsere Stimmung und auf das Herz-Kreislauf-System noch zusätzlich[309 310].

Wechselatmung und das Gehirn

Nachweislich regt die mechanische Stimulation des Nasengewebes durch die Veränderung des Naseninnendrucks, wie zum Beispiel in der Wechselatmung, den Riechkolben (Bulbus Olfactorius) an und beeinflusst die Gehirnaktivität[220]. Das Bewegen der großen Luftmenge durch ein Nasenloch erreicht die Rezeptoren im Naseninneren besser und fördert sowohl den Riechsinn als auch die vagalen Rezeptoren im oberen Nasengang.

Wird das Nasenepithel im Experiment durch geruchlose Luft stimuliert, kommt dies im Gehirn in Delta- und Theta-Wellen zum Ausdruck (siehe Tabelle 9, S. 217)[311]. Delta-Wellen von 0,2 bis 3 Hertz zeugen von einem tiefen und traumlosen Schlaf oder von Trance. Sie sind für Heilungsprozesse und für die Stärkung des Immunsystems wesentlich, da in dieser Phase diverse Wachstumshormone ausgeschüttet werden. Sie werden durch tiefe und langsame Nasenatmung erzeugt und weisen auf die Parasympathikus-Dominanz und Regeneration hin. Theta-Wellen von 4 bis acht 8 Hertz lassen sich im Schlaf und während der Meditation erfassen, wenn das Unterbewusstsein aktiv ist. Sie werden mit Kreativität, erhöhter Lernfähigkeit, plastischer Vorstellungskraft, Fantasie und mit Träumen in Verbindung gebracht (siehe Tabelle 9). Wechseln wir beim Ein- und Ausatmen aktiv das Nasenloch, stimulieren wir das Nasenepithel und fördern im Gehirn die Oszillationen, die mit allgemeiner Regeneration und Erholung in Verbindung stehen. Der Anstieg der langsamen Gehirnwellen lässt sich im gesamten Kortex erfassen. Auch Bereiche des Default-Mode-Netzwerkes profitieren von der langsamen, tiefen, wechselseitigen Nasenatmung. Die allgemeine mentale und die Gedankenaktivität nehmen durch den Einfluss der Nasenatmung auf diese Gehirnbereiche kurzfristig ab. Das Gehirn kann sich entspannen. Es wird sogar angenommen, dass das Spüren der Luft in der Nase und die Wirkung der Nasenatmung auf die Gehirnoszillationen mit der Erfahrung eines veränderten Bewusstseinszustands einhergehen können[311].

Wechselatmung und das autonome Nervensystem

Je nachdem, durch welches Nasenloch wir atmen, wird ein Bereich des ANS stärker beeinflusst. Das Atmen durch das rechte Nasenloch steht mit dem Sympathikotonus in Verbindung. Es erwärmt und aktiviert. Das linke Nasenloch repräsentiert die parasympathische Aktivität. Ihm wird eine kühlende und entspannende Wirkung nachgesagt[297]. Wechseln wir beim Einatmen die Nasenlöcher, scheint dies beide Bereiche des Nervensystems, den Sympathikus und den Parasympathikus, zu trainieren und das Gehirn gleichmäßig anzuregen. Durch diesen Wechsel beeinflusst die Wechselatmung positiv die Gehirn-Oszillationen und wirkt ausgleichend auf unser ANS, was sich in einer erhöhten Herzratenvariabilität widerspiegelt[312 313]. Nach nur fünf Minuten reduziert die Wechselatmung die sympathische Aktivität, senkt den inneren Tonus und fördert die Herzratenvariabilität. Störungen des autonomen Nervensystems wie Angst und Nervosität können durch diese Atemvariation gelindert werden[308]. Die Wechselatmung fördert durch den Druckabbau den inneren Fokus und die Konzentration und steigert nachweislich die Fähigkeit zu lernen und sich zu erinnern[315 308]. Nach nur 15 Minuten Praxis verhalf Wechselatmung den Teilnehmenden einer Studie zu einem signifikant verbesserten Fokus, ohne in die Vigilanz und den Sympathikotonus, also in Stress, abzurutschen. Trotz der erhöhten Konzentrationsleistung blieb der Blutdruck unverändert. Die Forscher schlussfolgern, dass sich Wechselatmung auf die allgemeine Leistungsfähigkeit positiv auswirkt[308].

Wechselatmung stimuliert sowohl das Nasenepithel als auch das Gehirn optimal und fördert so die umfassende körperliche und psychische Gesundheit.

Praxis 13. Wechselatmung

Praxis 13

In der Wechselatmung arbeiten wir mit nach innen gerichteter Aufmerksamkeit. Im Wechsel atmen wir einmal rechts ein und links aus und dann wieder links ein und rechts aus.

Setzen Sie sich mit geradem Rücken auf einen Stuhl. Die Beine stehen im 90-Grad-Winkel zum Oberkörper. Ihr Rücken ist gestreckt, die Schultern sind nach hinten und unten gezogen, die Brust ist leicht geöffnet und nach vorne gewölbt. Das Kinn darf leicht Richtung Brust gesenkt werden, sodass die Halswirbelsäule entspannt ist. Die Hände liegen gelöst im Schoß. Die Arme sind ebenfalls gelockert. Sollte Ihnen auffallen, dass Ihr Rücken nicht ganz gerade ist, legen Sie sich bitte ein Kissen in den Lendenwirbelsäulenbereich. Diese kleine Hilfestellung sorgt dafür, dass sich die Wirbelsäule streckt und aufrichtet. Schließen Sie Ihre Augen. Nun richten Sie all Ihre Aufmerksamkeit auf Ihre Atmung, spüren Sie genau, wie sich mit jedem einzelnen Einatmen die Brust hebt und mit dem Ausatmen wieder senkt.

- Beugen Sie den Zeige- und den Mittelfinger der rechten Hand. Der Ringfinger und der kleine Finger bleiben gestreckt (siehe Abb. 24). Atmen Sie tief durch die Nase ein und komplett durch beide Nasenlöcher aus. Legen Sie nun Ihren rechten Daumen an den rechten Nasenflügel. Der Zeigefinger und der Mittelfinger sind gebeugt unter der Nasenspitze. Üben Sie dabei keinen Druck auf die Nase aus. Mit dem Ringfinger verschließen Sie nun auch das linke Nasenloch und halten die Luft nach dem Ausatmen einen Augenblick an.
- Lösen Sie nun den Ringfinger und öffnen Sie das linke Nasenloch. Atmen Sie durch das linke Nasenloch fünf Sekunden lang ein. Bringen Sie den Ringfinger zurück und verschließen Sie den Naseneingang. Lösen Sie nun den Daumen vom rechten Nasenloch und atmen Sie fünf Sekunden durch die rechte Seite der Nase aus. Durch die gleiche Seite atmen Sie wieder fünf Sekunden lang ein, verschließen mit dem Daumen den rechten Naseneingang und atmen tief auf der linken Seite wieder aus. Lösen Sie nun wieder den Ringfinger und öffnen Sie das linke Nasenloch. Atmen Sie durch das linke Nasenloch ein, schließen Sie beide Nasenlöcher, öffnen Sie dann das rechte Nasenloch und atmen Sie durch dieses wieder aus und immer so weiter.
- Wiederholen Sie diesen Vorgang für ca. fünf bis zehn Minuten (links einatmen – rechts ausatmen – rechts einatmen – links ausatmen). Haben Sie fünf bis zehn Minuten lang die Wechselatmung praktiziert, verweilen Sie noch einen Augenblick in der Sitzmeditation und lassen Sie Ihre Aufmerksamkeit auf die Atmung gerichtet. Spüren Sie bewusst der Wirkung nach, die die Wechselatmung in Ihrem Körper und in Ihrem Geist hinterlassen hat.

12.4 Nasenatmung im (Leistungs-)Sport

Die Vertiefung der Atmung durch die Nase als Methode, die Regenerationsfähigkeit und die psychische Resilienz von Athleten zu verbessern, wird innerhalb der vergangenen Jahre von der Sportwissenschaft und Medizin zunehmend erforscht. Der Zusammenhang zwischen diversen Sportarten und dem Atemprozess ist seit langem bekannt. Der bewusste Einsatz der Atmung und die Atemkontrolle finden sich in unterschiedlichen Kampfsport-Traditionen und seit Dr. Breath (siehe S. 21) auch im Leistungssport. Im Sport ist die richtige Atmung an die jeweilige Technik gebunden. So koppeln trainierte Sportschützen ihren Abzug mit dem Einatmen, Marathonläufer praktizieren Nasenatmung, Schwimmer atmen vorwiegend durch den Mund und Taucher üben Apnoe[314 315]. Auch das Atem-Doping (Höhentraining) gehört zu den bekannten Atem-Manipulationen und ist im Sportsektor weit verbreitet[316 317]. Das Höhentraining fördert diverse physiologische Anpassungen, u.a. die „unspezifische Erhöhung der körperlichen Widerstandsfähigkeit durch Optimierung der mitochondrialen Atmung, also der Zellverbrennung[320 317].

Um das zu erreichen, ist im Sport jedoch kein Höhentraining mehr nötig. Studien zeigen, dass jede interozeptiv praktizierte Nasenatmung die Kommunikation von Zelle zu Zelle verbessert und die neuronale Verstärkung im Körper und im Gehirn positiv beeinflusst (siehe neuronale Verstärkung, S. 84)[101]. Eine tiefe Nasenatmung ist für die Optimierung der allgemeinen körperlichen und psychischen Leistungsfähigkeit unerlässlich[132 318]. Im Sportsektor wird z. B. Atemmuskeltraining zur Leistungssteigerung empfohlen[320 319]. Es verbessert die Funktion und Stärke des Lungengewebes und die mechanische Bewegung der Luft beim Ein- und Ausatmen[319]. Das Ziel der hier dargestellten Praxis ist es vor allem, die Kommunikation zwischen Körper und Gehirn zu verbessern, die im Leistungssport erfolgsbestimmend ist. Bewusste Nasenatmung trainiert top-down und bottom-up diese Verbindung und erhöht sowohl den Vagustonus als auch die kortikomuskuläre Kommunikation zwischen dem Gehirn und der Muskulatur. Die allgemeine muskuläre und psychische Kapazität kann so verbessert werden[320]. Der erhöhte Vagustonus wirkt förderlich auf die Synchronisation zwischen den Körper- und den Gehirnprozessen, wodurch psychische Anspannung und Stress sinken[321 134 133 230.]

Wie bereits ausgeführt, scheint Nasenatmung über diese Synchronisation eine große Rolle bei wichtigen emotionalen, kognitiven und Gedächtnisprozessen zu spielen. Das fehlerlose Zusammenspiel zwischen Emotion, Kognition und Gedächtnis ist für das Erzielen optimaler (sportlicher) Leistung grundlegend[220 320 322]. Forscher nehmen an, dass der neuronale Mechanismus hinter einer optimalen Leistungsfähigkeit in einem direkten Zusammenhang zur Nasenatmung steht und sogar direkt aus der Nasenatmung hervorgeht. Mundatmung zeigt die modifizierenden Effekte nicht. Im Gegenteil: Mundatmung hebt die wichtigen, an die Nasenatmung geknüpften Rhythmen im Gehirn auf und beeinträchtigt die leistungsbestimmenden Wahrnehmungs- und Gedächtnisprozesse[101 220]. Tiefe Atmung durch die Nase scheint im Training vor allem in der kritischen Phase wichtig zu sein, in der Erinnerungen reaktiviert und gefestigt werden, was für das Erlernen neuer Inhalte von Bedeutung ist[322].

❧

Die Aufmerksamkeitslenkung, die Konzentration, die Koordination neuer Bewegungsabläufe und Techniken sowie das Erlernen neuer Trainingsinhalte sind zentrale Merkmale des Trainings im Leistungssport. Die Praxis der Nasenatmung kann über den Einfluss auf den PFK und den Hippocampus die Gedächtnisprozesse ankurbeln, die kortikomuskuläre Kommunikation verbessern und so die Trainingsleistung erhöhen[322]. Für die körperlichen und psychischen Höchstleistungen ist Nasenatmung folglich grundlegend[220 322 325]. Außerdem profitiert die hier vorgestellte Atempraxis von den positiven körperlichen Effekten der Übungen, da sie die Atemmuskeln und die Atemhilfsmuskulatur trainiert. Die größere Elastizität der Lunge und eine bessere intrazelluläre Energieverwertung und -leitung sind gewollt, aber dennoch nur Nebeneffekte[132 47]. Das große Ziel dieser interozeptiven Atempraxis ist es, die allgemeine körperliche und psychische Resilienz zu verbessern und die persönliche Gesamtleistung zu optimieren. Die interozeptive Atempraxis soll Sportler lehren, über Beobachtung und Modifikation der eigenen Atmung kurz- und langfristig die autonomen Funktionen im eigenen Körper besser zu erkennen und mittels Atmung zu regulieren. Vor Wettkämpfen kann der Einsatz bestimmter Atemtechniken helfen, sich zu zentrieren und das Lampenfieber zu senken. Heutzutage nutzen viele Leistungssportler die positiven Effekte der tiefen Zwerchfellatmung (siehe S. 176), der Hyperventilation (siehe S. 241) und der Atempausen (siehe S. 219), um die persönliche Leistung und Gesundheit zu verbessern.

Training bei reiner Nasenatmung fördert die Regenerations- und Widerstandsfähigkeit von Athleten und verbessert die Wettkampfleistung.

12.4.1 Atempraxis mildert oxidativen Stress im Ausdauersport

Im Ausdauersport, wo die oxidative Belastung durch die muskuläre Anstrengung und starke Laktatbildung sehr hoch ist, konnte die Praxis der Atempausen über drei Monate den durch den Sport verursachten oxidativen Stress und die Blutazidose erheblich reduzieren und die Belastungstoleranz erhöhen[323]. Ein weiterer Vorteil von Apnoe im Sport ist, dass Atempausen dem Körper durch die Zunahme der Mitochondrien helfen, den aufgenommenen Sauerstoff in der Muskelarbeit optimal zu nutzen. Der Spiegel des Blut-Hämoglobins, welches O_2, CO_2 und NO (Stickstoffmonoxid) bindet, erhöht sich und die körperliche Toleranz gegenüber Sauerstoffmangel und die Sauerstoffverwertung in den Zellen nehmen zu.

Luftanhalten ist nicht die einzige Atempraxis, die oxidativen Stress im Organismus senkt. Zwerchfellatmung (siehe Praxis 176) scheint u. a. bei Athleten eine ähnliche Wirkung zu entfalten und die oxidative Belastung signifikant zu senken. Eine Untersuchung der Forschungsgruppe von Daniele Martarelli von der Universität di Camerino in Italien beschäftigte sich mit dem Einfluss von Atemtechniken auf oxidativen Stress bei Athleten. Erforscht wurden die Auswirkungen diaphragmatischer Atmung auf oxidativen Stress nach intensiver körperlicher Belastung bei Sportlern. Die Wissenschaftler stellten fest, dass die Sportler, die unmittelbar nach dem Training eine Stunde lang eine tiefe Bauchatmung (Zwerchfellatmung) praktizierten, einen niedrigeren antioxidativen Status aufweisen als die Athleten der Kontrollgruppe ohne Atemintervention. Auch hormonelle

Veränderungen ließen sich nach nur einer Stunde Praxis erfassen. Das Stresshormon Cortisol nahm nach der Sitzung signifikant ab bei einer gleichzeitigen Zunahme des Melatonins. Diese Anpassung zeugt von Erholung und geringerem oxidativem Stress und unterstützt den Organismus nach Extrembelastungen.

Atempraxis senkt signifikant den durch Laktat erhöhten oxidativen Stress im Körper der Athleten und erhöht die O_2-Verwertung der Zellen.

12.4.2 Herzratenvariabilität im (Leistungs-)Sport

Im Leistungssport wird zunehmend die Messung der Herzratenvariabilität (HRV) genutzt, um Überlastungserscheinungen aufzudecken. Eine hohe HRV spiegelt Resilienz und eine optimale sympathikovagale Balance wider. Die Homöostase im Körper ist für das Erzielen optimaler motorischer und kognitiver Leistungen Voraussetzung. Sie hängt von diversen inneren Faktoren, wie zum Beispiel dem emotionalen Zustand des Athleten, und äußeren Faktoren wie Dauer, Umfang und Intensität körperlicher Betätigung ab[324 325]. In Vorbereitungs- und Wettkampfphasen können hohe Trainingsbelastungen, einhergehend mit kurzen unzureichenden Phasen der Regeneration, chronische Ermüdungszustände verursachen, welche sich direkt in den Bewegungen des Herzens und in der HRV widerspiegeln[327]. Eine dauerhafte Dysbalance der sympathikovagalen Homöostase kann die HRV senken und deutliche Leistungseinbußen nach sich ziehen [326 327].

Im Sport hat die Erfassung der HRV deshalb zwei Zielsetzungen: „Herzfrequenzvariabilität wird im Sport unter zwei zentralen Perspektiven genutzt: Einerseits dient sie zur Trainingssteuerung, andererseits scheint die HRV auch sensible Parameter für die Psychoregulation zu liefern." (Finkenzeller & Amesberger, 2009, S. 207)[326]. Aus der HRV lässt sich über den Zustand des Herzens und des gesamten Organismus die persönliche Resilienz bestimmen. Im Leistungssport kann die HRV vegetative Merkmale von Übertraining und Überlastungsreaktionen aufdecken, sodass zum Beispiel durch Atempraxis dem Abfall der HRV vorgebeugt werden kann[328 329]. Leistung und Wettkampferfolg stehen immer mit einem guten Erholungszustand, einer hohen HRV und einem stabilen Atemrhythmus in direkter Verbindung[132 232 327]. Eine bewusste Vertiefung der Nasenatmung und Training bei geschlossenem Mund erhöhen die Parameter der HRV und verbessern die Leistungsfähigkeit und das emotionale Befinden der Athleten [328 129]. Steigt die HRV, hat dies einen direkten Einfluss auf kognitive und motorische Funktionen und somit auf die Sport-Performance[132]. Wissenschaftliche Untersuchungen an Athleten konnten zeigen, dass der bewusste Einsatz der reinen Nasenatmung die Regenerationsfähigkeit und HRV der Sportler erhöht und ihre Suchtanfälligkeit senkt[233 235]. Eine hohe HRV scheint Suchtverhalten zu reduzieren und Erholung und Resilienz im Leistungssport zu fördern [232].

12.4.3 Ein resilienter und leistungsstarker Athlet dank Atempraxis

Resilienz als ein neuronales und psychologisches Konstrukt ist im normalen Leben und im Leistungssport extrem wichtig[329 17]. Nur ein physisch, neuronal und psychisch adaptations-, widerstands- und regenerationsfähiger Organismus ist zu Höchstleistungen fähig[330]. Die Regenerationsfähigkeit des ANS, der oxidative Stress (siehe S. 221) und die allgemeine und psychologische Widerstandsfähigkeit können durch Atempraxis als Bestandteil des Sporttrainings verbessert werden. Stärken Sportler die persönlichen Kapazitäten, beugen sie chronischen Erschöpfungszuständen und Burnout vor. Da Atmung und Herzschlag unmittelbar aneinandergeknüpft sind, kann über den Einsatz kontrollierter Nasenatmung die Resilienz des Herzens gesteigert werden. Ein resilientes Herz kann sich nach Extrembelastung schneller erholen und in seinen ursprünglichen Zustand zurückversetzen. Die resilienzfördernde Wirkung der Atmung ist wissenschaftlich bewiesen, aber noch nicht eindeutig geklärt. Fakt ist, dass Atmung den einzigen Reflex darstellt, in den mittels Intention und Bewusstsein eingegriffen werden kann und das mit weitreichenden biochemischen Folgen[323 318 331 103]. Wird die Atmung in der Frequenz verlangsamt und in der Tiefe verstärkt, reagiert der Organismus mit einer umfassenden bio-physiologischen Reaktion:

- verringerter Sauerstoffverbrauch
- verringerte Herzfrequenz
- gesenkter Blutdruck
- Normalisierung der HRV
- erhöhte Theta-Wellen-Amplitude in EEG-Aufzeichnungen

- erhöhte parasympathische Aktivität
- Erfahrung von Wachsamkeit und Belebung[132]

Verändern sich die Atemtiefe, das Atemmuster, die Atemfrequenz und das Lungenvolumen, wirkt sich dies sofort top-down und bottom-up auf das Skelettmuskelsystem, das kardiovaskuläre System und die Funktionen des Immun- und des Nervensystems aus[3]. Im Leistungssport-Sektor scheinen vor allem Langzeit-Atem-Interventionen Erfolg versprechend zu sein. Tiefe, langsame Atmung und bewusst gesetzte Atempausen stehen in einem direkten Zusammenhang zur sportlichen Leistung und Performanceoptimierung[134]. Eines der Ziele im Leistungssport sollte es sein, durch Psychoedukation und individuelle Betreuung den Sportlern beizubringen, die Reaktionen des Nervensystems zu identifizieren und zu verstehen[332 333 334]. Wenn Sportler wissen, in welchem Zustand sich ihr Körper befindet, können sie je nach Atemtechnik entweder anregende oder beruhigende Effekte erzielen. Interozeptive Atempraxis wie die bewusste Atmung kann helfen, die Wahrnehmung der eigenen Atemmuster und der sie begleitenden körperlichen und emotionalen Zustände zu schulen.

Tabelle 9

Gehirnwellen und ihre Bedeutung

Delta Wellen 0,2–4 Hz	Tiefschlaf, Trance, Unbewusstes, traumloser Schlaf, Zellregeneration, Erholung des Nervensystems, Gedächtniskonsolidierung
Theta Wellen 4–8 Hz	Schlaf & Meditation, Erinnerungen, Kreativität, Träume, Intuition, REM Schlaf
Alpha Wellen 8–12 Hz	Halbschlaf, Hypnose, Lernen/ Erinnern, Entspannung, positive Grundstimmung, innerer Fokus
Beta Wellen 12–38 Hz	Wachzustand, Konzentration, Alarmbereit, Angst/ Stress Sorgen, Innere Unruhe, Aufmerksamkeit im Außen
Gamma Wellen 30–80 Hz	Kognitive Funktionen, hohe Konzentration, Aufmerksamkeit, visuelle Wahrnehmung, Gedächtnis, geistige und körperliche Höchstleistung

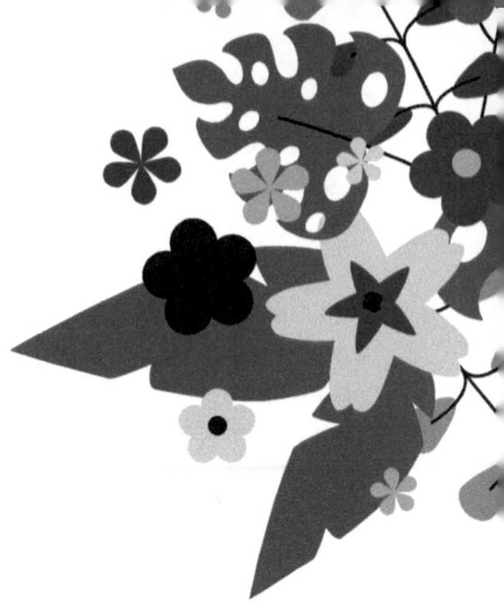

13 ATEMPAUSEN – APNOE

Das Luftanhalten (Apnoe) gehört zu den ältesten Pranayama und wird bereits ca. 1000 v. u. Z. im Dharma Sutra erwähnt. In diesem alten Text wird der Praktizierende aufgefordert, so lange die Luft anzuhalten, bis die körperliche Erschöpfung eintritt[2], also so lange, bis es nicht mehr geht. Diese Praxis soll „fehlerhafte Wahrnehmung“, d. h. Fehler in den wahrnehmenden Sinnesorganen, beheben und so die „richtige Wahrnehmung“ fördern. Auch die Bhagavadgita (5. bis 2. Jahrhundert v. u. Z.) erwähnt die Praxis des Luftanhaltens. Wenn nach dem Ein- oder Ausatmen der Atem stoppt, wird dies als Kumbhaka bezeichnet (Bhagavadgita, 4.29). Nach der Patanjali Yogaśāstra (325–425 n. u. Z.) sollen durch das maximale Luftanhalten die „Störungen des Geistes“ abnehmen. Immer hat die Apnoe in den alten Texten mit dem Bewusstsein zu tun[335]. In neuerer Zeit haben Hill & Flack (1908)[336] wissenschaftlich belegt, dass der Atemreflex nicht nur durch die Sensitivität der Barorezeptoren in den Wänden der Blutgefäße beeinflusst wird, sondern auch – und zwar nicht unerheblich – durch das Bewusstsein. Barorezeptoren erfassen die Druckverhältnisse im Gefäßsystem und sorgen dafür, dass sich die Gefäße dem Blutfluss anpassen. Die Atmung ist der einzige Reflex, der willentlich bis zu einem bestimmten Punkt reguliert werden kann und so körperliche Prozesse beeinflusst. Sogar die Sensitivität der Barorezeptoren kann durch das bewusste Luftanhalten gesteigert werden.

13.1 Die zwei Phasen des willentlichen Luftanhaltens

Das willentliche Luftanhalten kann in zwei Phasen unterteilt werden: die Phase eins, in der das Luftanhalten keine Schwierigkeiten bereitet und leichtfällt, und die Phase zwei, die Phase des Kampfes, in der das Bewusstsein gegen den Reflex ankämpft und der Körper immer mehr nach Luft verlangt, bis sich sogar das Zwerchfell verkrampft. Je nach Atempraxis nutzen wir die erste (kurz Luft anhalten) oder die zweite Phase (lange Luft anhalten), um das Nervensystem zu stimulieren. Beide Phasen treten unabhängig davon auf, ob das Luftanhalten nach dem Ein- oder nach dem Ausatmen praktiziert wird. Die Atempausen können bei gefüllter Lunge geübt werden, sodass die Luft in der Lunge gehalten wird, oder nach dem Ausatmen, wenn die Lunge leer ist. Wird nach dem Ausatmen Luft angehalten, kommt es schneller zu einer Hyperkapnie (hoher CO_2-Spiegel). Der Atemreflex wird schneller aktiv und Phase zwei tritt schneller ein. Wird nach dem Einatmen Luft angehalten, verlängert sich die postinspiratorische Phase. Kurzzeitig befindet sich mehr O_2 in der Lunge, welches von dort aus in die Blutbahn gelangt. Der CO_2-Spiegel steigt durch den veränderten Druck in den Alveolen etwas langsamer an und die Phase zwei tritt etwas später auf. Die Anhaltedauer ist vom Lungenvolumen, von der metabolischen Rate und der körperlichen Aktivität abhängig. Hohe CO_2-Werte (Hyperkapnie) und niedrige O_2-Werte (Hypoxie) verringern die Luftanhaltedauer[338]. Der im Hirnstamm generierte Atemrhythmus hört während des Luftanhaltens nicht auf. Deswegen ist der Einfluss des Bewusstseins auf den Atemreflex vorhanden, wenn auch nur eingeschränkt.

13.2 Die Arbeit mit dem Atemreflex

Der Atemreflex kann durch den willentlichen Einsatz des Bewusstseins trainiert werden. Besonders intensiv kann der reflexhafte Atemdrang erlebt werden, wenn wir Apnoe üben. Apnoe bezeichnet das freiwillige oder unfreiwillige Aussetzen der Atmung. Heutzutage bedienen sich sowohl Ärzte und Psychologen als auch Trainer der Atempausen. In der Praxis der Apnoe nutzen und trainieren wir innerhalb der möglichen Grenzen die Empfindlichkeit des Atemreflexes. Wenn wir tauchen oder regelmäßig Apnoe üben, stärken wir top-down und bottom-up die bidirektionale Verknüpfung zwischen dem Bewusstsein und dem Reflex. Halten wir die Luft an, registrieren schnell alte reflexhafte Gehirnregionen und das Atemzentrum im Hirnstamm bottom-up ein zunehmendes Ungleichgewicht in den Blutgasen und eine Verschiebung des pH-Wertes, welcher das Gleichgewicht von CO_2 und O_2 repräsentiert. Der normale pH-Wert im Blut beträgt 7,35 bis 7,45 und ist gegen Schwankungen durch einen Puffer gewappnet. Steigt zum Beispiel durch die Apnoe die CO_2-Konzentration im Blut stark an (Hyperkapnie) und sinkt der Blut-pH-Wert unter 7,35 bis 7,45, kommt es zu einer Azidose. Das Blut wird sauer. Gleichzeitig steht immer weniger Sauerstoff zur Verfügung (Hypoxie). Der Körper bekommt Angst zu ersticken und reagiert mit Panik und Alarmbereitschaft auf die Luftnot. Diverse Neuromodulatoren wie Noradrenalin gelangen in das Körpersystem. Der zunehmende Noradrenalinspiegel verursacht eine Vasokonstriktion (Verengung) der Blutgefäße im Körper. Das Blut fließt schneller. Der Körper gerät unter Hochspannung. Jede einzelne Zelle schreit nach Luft. Das Ungleichgewicht in den Luftgasen bewirkt einen Lufthunger, der immer mehr ins Bewusstsein dringt (Interozeption, S. 120). Der Atemdrang wird immer stärker und das Luftanhalten immer schwieriger. Irgendwann gewinnt der animalische, ursprüngliche Anteil in uns und wir schnappen nach Luft (auch unter Wasser). Wiederholen wir regelmäßig die Übung der Apnoe, entwickelt sich mehr und mehr eine CO_2-Toleranz im Organismus, die dazu führt, dass wir im Allgemeinen weniger und effizienter atmen und länger Luft anhalten können.

Die Praxis der Apnoe trainiert den Atemreflex und führt langfristig dazu, dass wir weniger und effizienter atmen.

13.2.1 CO_2-Toleranz

Die CO_2-Toleranz sagt etwas darüber aus, wie gut der Organismus mit hohen CO_2-Werten und niedrigen O_2-Spiegeln umgehen kann. Hohe CO_2-Konzentrationen, wie sie in Stressphasen auftreten, setzen einem CO_2-toleranten Körper weniger stark zu. Ist der Körper unempfindlicher gegenüber hohen CO_2-Werten, atmet er weniger und effizienter, da die Rezeptoren im Atemzentrum später mit dem Einatemreflex reagieren. Die Dauer des Luftanhaltens und die CO_2-Toleranz sind genetisch bestimmt, können aber durch regelmäßiges Training der Apnoe erhöht werden. Während der CO_2-Spiegel beim Luftanhalten steigt (Hyperkapnie), sinkt der Sauerstoffspiegel im Körper (Hypoxie). Je länger die Apnoe andauert, umso niedriger sinkt der Sauerstoffpartialdruck (pO_2) und umso höher steigt der Kohlendioxidpartialdruck (pCO_2). Diese herbeigeführte Dysbalance ist ein starker Reiz und fördert als Training sowohl die CO_2-Toleranz als auch die Verwertung von Sauerstoff. Hypoxie verbessert den Wachstumsfaktor der Blut- und Lymphgefäße. Neue Abzweigungen vorhandener Gefäße können entstehen, die die lymphatische und die Blutversorgung verbessern. Der bewusst herbeigeführte niedrige Sauerstoffpartialdruck (pO_2) hat vor allem zellulär eine große gesundheitsfördernde Wirkung. Eine kurzzeitige Hypoxie fördert die Entwicklung neuer Zellen und die Entstehung und Entwicklung von neuen Mitochondrien. Gleichzeitig beugt Hypoxie-Training der Schädigung der mitochondrialen DNA durch oxidativen Stress vor. Die Mitochondrien sind die Kraftwerke der Zellen. Sie versorgen den Körper mit Energie. Durch oxidativen Stress, Krankheiten und durch das Altern mutiert die mitochondriale DNA. Dadurch verändern sich die Energieproduktion der Zellen und die Energieversorgung der Organe nachteilig.

Apnoe fördert die Entstehung von neuen Zellen und neuen Mitochondrien.

13.2.2 Oxidativer Stress

Oxidativer Stress bezeichnet einen Körperzustand, in dem der Spiegel der freien Radikale im Körper zunimmt. Freie Radikale sind natürliche Stoffwechselprodukte und kommen vor allem als unvollständige Sauerstoffverbindungen vor. Sie entstehen als Folge eines natürlichen Stoffwechsels und durch UV-Strahlung, Alkohol-, Zigarettenkonsum und Stress, insbesondere durch Schlafmangel. Sind zu viele freie Radikale vorhanden, entsteht oxidativer Stress, der langfristig diverse Zellen im Körper verändern oder zerstören kann. Freie Radikale schädigen andere Zellen dadurch, dass sie ihnen die bei sich fehlenden Moleküle entwenden. Ein Ungleichgewicht in den Zellen und im Gewebe entsteht und kann langfristig zur Schädigung von weiteren Zellen führen. Der Körper ist nicht mehr in der Lage, die überschüssigen reaktiven Substanzen auszustoßen, und die Mitochondrien und die mitochondriale DNA der Zellen werden geschädigt. Die Schädigung der Mitochondrien ist eine Begleiterscheinung des Alterns und eine Ursache für diverse chronische Erkrankungen. Es wird vermutet, dass oxidativer Stress durch die Veränderung der Zellen an der Entstehung von Erkrankungen des Immunsystems wie Diabetes, chronischen Nieren-/Lebererkrankungen und Erkrankungen des Herz-Kreislauf-Systems beteiligt ist[339]. Auch für die Entstehung von Krebs, Immun- und neurodegenerativen Erkrankungen wird oxidativer Stress verantwortlich gemacht.

Atempraxis an sich scheint den Organismus vor oxidativem Stress zu schützen. Ein Literaturreview aus dem Jahr 2023 stellte fest, dass die Menschen, die Atmung im Alltag regelmäßig praktizieren, eine stärkere Veränderung innerhalb der Biomarker aufzeigten als Menschen ohne diese Praxis[340]. Biomarker sind biologische Marker, die Auskunft darüber geben, in welchem Zustand sich der Organismus befindet. Zu solchen Biomarkern zählen unterschiedliche Parameter des Herzkreislauf-Systems wie Herzratenvariabilität, Herzfrequenz, Blutdruck oder die Sensitivität der Barorezeptoren. Aber auch neurokognitive Faktoren wie die Gehirnwellen oder die Lateralisierung (verstärkte Aktivierung einer Hemisphäre), hormonelle, immunologische, zelluläre und epigenetische Veränderungen und psychologische Marker wie mentale und emotionale Zustände oder psychische Störungen gelten als Biomarker. Werden Atempausen regelmäßig eingesetzt, verbessern sich die Werte der oben genannten Biomarker. Atempausen stärken den oxidativen Stoffwechsel und schützen die Zellen, da sie die Entstehung neuer Mitochondrien fördern. Gleichzeitig werden durch freie Radikale geschädigte Mitochondrien durch kurze Phasen der Hypoxie (Sauerstoffmangel) besser abgebaut. Diese „Frischzellen-Kur" schützt den Körper und ersetzt die Hauptverursacher des oxidativen Stresses durch neue Zellen. Atempausen als Praxis bieten sich an, um die Zellen des Körpers durch das Senken der freien Radikale optimal zu schützen und gesund zu erhalten. Apnoe kann altersbedingte Prozesse im Gehirn und im Körper beeinflussen und die Geschwindigkeit des Alterungsprozesses verlangsamen. Je nachdem, wie wir atmen und ob wir aktiv unterschiedliche Atemtechniken praktizieren, können wir die Effekte des Alterns lindern und die persönliche Gesundheit länger aufrechterhalten.

Die Praxis der Atempausen verlangsamt den Alterungsprozess.

13.2.3 Stickstoffmonoxid

Atempausen fördern durch die hohen CO_2- und niedrigen O_2-Spiegel die Synthese von Stickstoffmonoxid (NO), wodurch sie das Immun-, das Gefäß- und das Nervensystem in ihren Funktionen unterstützen. Normalerweise ist NO ein stark giftiges Gas. Vermutlich hat es deshalb im Stoffwechsel eine sehr kurze Wirkdauer von fünf bis zehn Sekunden. Danach wird es mit dem Urin ausgeschieden. Übersteigt die NO-Konzentration im Blut den maximalen Schwellenwert, wie zum Beispiel nach einem Schlaganfall, kann Stickstoffmonoxid Nervenzellen töten und die Gehirn- und Körperfunktionen deutlich stören. Trotz seiner gefährlichen Seite ist Stickstoffmonoxid für das Fortlaufen aller körperlichen und psychischen Prozesse außerordentlich wichtig. Es entsteht und entfaltet seine Wirkung in unterschiedlichen Körpergeweben. So synthetisieren zum Beispiel die weißen Blutkörperchen (Makrophagen) Stickstoffmonoxid. Als ein wichtiger Bestandteil des Immunsystems vernichtet NO so Viren, Bakterien und Pilze und schützt den Körper. NO scheint auch die Stammzellen-Migration voranzutreiben. Die Stammzellen verlassen mithilfe von NO das Knochenmark und unterstützen das Immunsystem bei diversen Regenerationsprozessen[341]. Zirkulieren mehr Stammzellen im Blut, können Mutationen schneller erkannt, Erreger effizienter bekämpft und die Homöostase im Körpersystem besser aufrechterhalten werden. Es wird vermutet, dass NO auf diese Weise sogar helfen könnte, Krebszellen zu bekämpfen. Ist nicht genügend NO im Blut vorhanden, ist das Immunsystem nicht mehr ausreichend in der Lage, Zellmutationen zu erkennen und den Körper vor schädlichen Erregern zu schützen. Atempausen unterstützen alle Funktionen des Immunsystems, da sie die Synthese und die Haltedauer von Stickstoffmonoxid fördern. Erhöht sich kurzzeitig die NO-Konzentrationen und bleibt das NO länger im Blut, ist das ein starker Reiz für das Immunsystem, denn bereits eine moderate Zunahme an NO wirkt schützend und regulierend. Sie aktiviert Immunzellen und moduliert Entzündungsprozesse, sodass Schäden oder Infektionen besser verhindert oder bekämpft werden können.

❧

Neben dem Immunsystem reguliert NO die Sauerstoffversorgung im Körper. Es bindet zusammen mit Sauerstoff an Hämoglobin und dringt gemeinsam mit O_2 in das Körpergewebe ein. Ist nicht genug NO vorhanden, kann das Gewebe nicht ausreichend mit O_2 versorgt werden[342].

Auch für den Blutdruck hat NO eine große Bedeutung. Es entsteht in den glatten Muskelzellen der Gefäßwände und beeinflusst zusammen mit CO_2 die Spannung der Gefäßmuskelzellen und den Blutstrom. NO weitet die Blutgefäße und sorgt dafür, dass das Blut im Gewebe ankommt. Für zahlreiche Wissenschaftler ist NO deshalb bei der Sauerstoffversorgung mindestens genauso wichtig wie CO_2 und O_2[343 344 284 282]. Gleichzeitig hilft Stickstoffmonoxid dem Körper, den Cholesterinspiegel zu senken und Ablagerungen in den Blutgefäßen zu vermeiden. Ist zu wenig NO im Körper vorhanden, können Ablagerungen nicht ausreichend genug verhindert werden. Als Folge der erhöhten Anspannung der Venen und Arterien steigt der Druck im Gefäßsystem. Sind die NO-Spiegel chronisch erniedrigt, wie z.B bei Menschen mit Bluthochdruck oder Gefäßverkalkungen, führt dies dazu, dass die Blutgefäße weniger durchlässig werden und noch unempfindlicher auf dehnungsinduzierte Veränderungen reagieren[345]. Die Gefäßspannung und der Gefäßdruck steigen, da die Muskeln in den Gefäßwänden nicht mehr durch NO entspannt werden können. Die Anspannung der Gefäßwände ist ein wichtiger Anpassungsmechanismus, durch den der Organismus auf körperliche oder psychische Belastung reagiert. Ist nicht genug NO im Blut vorhanden, ist diese Anpassung gestört und die Blutzirkulation und der Blutdruck nehmen auf Dauer zu. Der hohe Blutdruck führt dazu, dass die Fließgeschwindigkeit im gesamten Gefäßsystem steigt. Dadurch verkürzt sich die Sauerstoffkontaktzeit in den Alveolen. Der Sauerstoff kann schlechter an das Hämoglobin binden und auch die Zellen haben weniger Zeit, angemessen mit Sauerstoff und anderen Nährstoffen versorgt zu werden. Das Herz-Kreislauf-System kann sich immer schlechter an die vorherrschenden respiratorischen und metabolischen Bedingungen anpassen. Langfristig kann ein Mangel an NO deshalb zum Beispiel Erkrankungen des Herz-Kreislauf-Systems nach sich ziehen.

Die Praxis der Atempausen kann dem vorbeugen. Atempausen führen dazu, dass mehr NO in den Blutgefäßen und im Gefäßendothel der Muskelzellen produziert wird und dort direkt seine Wirkung entfaltet. Alle Blutgefäße, Kapillaren, Venen oder Arterien sind durch das Gefäßendothel, eine innere Zellschicht, ausgekleidet, die Stickstoffmonoxid produziert. Das NO diffundiert sofort in die glatte Muskulatur der Gefäßwand und fördert dort die Entspannung[346]. Durch eine Zunahme des NO entspannen sich sowohl die Blutgefäße als auch die Skelettmuskulatur. Der Blutdruck und die Körperspannung können sinken. Bei spannungsbedingten Schmerzen, wo die Anspannung der Muskulatur zu stark ist, könnte das von Bedeutung sein. Atempausen können über die Bildung von NO helfen, die Durchblutung im gesamten Körper zu verbessern und das Herz-Kreislauf- und das Gefäßsystem zu entspannen. Auch im Gehirn führt NO zur Erweiterung der Gefäße. Es wird direkt durch die Nervenzellen des Gehirns synthetisiert, wodurch es schnell den Umständen angepasst seine Wirkung lokal entfalten kann. Im Gehirn hat NO ferner die Funktion eines Neurotransmitters. Es fördert die Bildung neuer Nervenzellen und Fortsätze und verstärkt so ihre Verbindung zu anderen Nervenzellen (Neuroplastizität, siehe S. 79). Die höheren und niedrigeren Gehirnstrukturen, wie der Kortex und das limbische System, aber auch alle anderen miteinander in Verbindung stehenden Netzwerke können so besser neuronal verknüpft werden und effizienter miteinander kommunizieren. Wenn neue neuronale Verbindungen entstehen, können sich neue Denk- und Verhaltensmuster leichter etablieren. Wird Apnoe regelmäßig praktiziert, nimmt das NO langsamer ab als bei untrainierten Personen. Durch die längere Haltedauer kann es seine Wirkung im Körper und Gehirn effektiver entfalten[346].

Die Praxis der Apnoe stimuliert die Stickstoffsynthese und hilft so dem vaskulären und dem Immunsystem.

13.2.4 Luftanhalten und die Gehirndurchblutung

Das menschliche Gehirn wird im Durchschnitt von 750 bis 900 Millilitern Blut pro Minute versorgt. Bezogen auf das Herzzeitvolumen von fünf Litern Blut in der Minute, die durch den Herz-Kreislauf gepumpt werden, sind es stolze 15 Prozent[347]. Die Gehirndurchblutung wird durch Autoregulationsmechanismen aufrechterhalten, welche die Versorgung des Gehirns mit Nährstoffen selbst dann gewährleisten, wenn sich der Blutdruck im Körper verändert[348]. Unterschiedliche Faktoren, wie ein sehr niedriger, unter 60mmHg MAP, oder sehr hoher Blutdruck, über 150–160 mmHg MAP, starkes Ungleichgewicht zwischen den Blutgasen, CO_2 und H_2O wie bei einem Atemstillstand, aber auch Hirnverletzungen und -erkrankungen, Medikamente oder

Narkose können die Autoregulation und damit wichtige Gehirnfunktionen erheblich stören. Die Gehirndurchblutung dient vor allem der Energieversorgung der Hirnnervenzellen mit Glukose, die dann zu 95 Prozent als CO_2 und H_2O wieder den Körper verlässt. Der Einfluss des Sympathikus bzw. Parasympathikus auf die Gehirndurchblutung ist eher eingeschränkt. Die Durchblutung des Gehirns hängt vor allem vom Druck der Gefäßinnenwände ab.

Wenn wir die Luft anhalten, beeinflussen wir direkt durch die Zunahme von CO_2 und NO die Druckverhältnisse in den Gehirn-Blutgefäßen, wodurch die Durchblutung des Gehirns zunächst zunimmt. Ab einer bis zweieinhalb Minuten Luftanhalten entsteht ein Sauerstoffmangel. Das CO_2 wird nicht mehr aus den Alveolen und aus dem Blut entfernt und der Sauerstoff kann durch die hohen CO_2-Spiegel in den Alveolen und im Blut nicht mehr in den Blutkreislauf und in das Gewebe aufgenommen werden. Trotz des starken Blutflusses wird dem Gehirn durch die geringe alveolare Kontaktzeit, durch die hohen pCo2-, und durch die niedrigen pO_2-Werte nicht genügend Sauerstoff zugefügt und die O_2-Sättigung des Kortex sinkt mit der Länge der Apnoe.

13.2.5 Luftanhalten und die Gehirnfunktionen

Eine kurzzeitige Praxis der Hypoxie ist nicht gefährlich. Im Gegenteil: Ein kurzzeitiger Sauerstoffmangel verbessert die respiratorischen und motorischen Funktionen und erhöht nachweislich die Neuroplastizität im Gehirn[349 350]. Der regelmäßige Einsatz von Atempausen kann durch die Hypoxie die Neubildung von Nervenzellkörpern im Kortex fördern und ihre Anbindung an subkortikale Strukturen verbessern, wodurch die Kommunikation im Gehirn effizienter ablaufen kann. Die Praxis der Apnoe ist deshalb ein neuronales Training, insbesondere für den Kortex. Das kortikal koordinierte Bewusstsein übernimmt beim Luftanhalten kurzfristig die Kontrolle über die reflexhaften Atemzentren und über die Atemmuskulatur. Die starke Aufmerksamkeitsleistung stärkt top-down den Kortex und fördert seine Struktur und Funktion. Ein gut funktionierender und gut vernetzter Kortex kann besser tiefere Gehirnbereiche wie die limbischen Areale hemmen, die für Affekte, Emotionen und Impulse verantwortlich sind. Da Apnoe-Training die Fähigkeit des Kortex fördert, Impulse zu kontrollieren, hat es eine positive Auswirkung auf die exekutive Kontrolle. Die Praxis der Atempausen bietet sich deshalb an, wenn es darum geht, die Reaktionshemmung limbischer Areale zu verbessern und die strukturelle Hypersensibilität der Amygdala zu senken[351]. Die Fähigkeit, sein eigenes Verhalten zu steuern, ist ein wesentlicher Teil der exekutiven Kontrolle (siehe Tabelle 1, S. 68). Menschen mit Störungen wie Schizophrenie, Epilepsie, Zwangsstörungen und AD(H)S sind nicht gut in der Lage, die inneren Impulse und motorische Reaktionen zu kontrollieren. Das Atemanhalten ist ein bewusster und ein motorischer Prozess. Die motorische Kontrolle der Atemmuskulatur ist die Voraussetzung für die Apnoe. Die willentliche Aktivierung motorischer Areale geht mit der Aktivierung kortikaler und subkortikaler Strukturen einher, die die Impulshemmung verbessern und die Stressantwort regulieren. Menschen mit AD(H)S zum Beispiel haben Schwierigkeiten, die eigenen Emotionen, Gedanken, Bewegungen und Impulse zu steuern. Apnoe als ein den Körper miteinbeziehendes Training kann erfolgreich helfen, die motorischen Areale im Gehirn kurz- und langfristig zu beruhigen und die körperliche und psychische Hyperaktivität und Unruhe zu senken. Die Fähigkeit zur Emotions- und Impulskontrolle kann so im Praxisverlauf zunehmen. Im klinischen Setting könnten kurze Atempausen von zwei bis fünf Sekunden und sanftere Atemtechniken verwendet werden, um die exekutive Kontrolle zu stärken. Auch die Gedächtnisleistung nimmt durch das Training der Atempausen zu.

Bei gesunden Erwachsenen fördert die Praxis des Luftanhaltens das Nervenzellwachstum und die Gehirngesundheit.

13.2.6 Luftanhalten und das autonome Nervensystem

Nutzen wir in der Atempraxis kurze Atempausen (fünf bis sechs Sekunden) nach dem Ein- und nach dem Ausatmen, stimulieren wir entweder den parasympathischen (ein) oder den sympathischen (aus) Zweig des Nervensystems. Die kurze Atempause nach dem Einatmen fördert den Vagustonus und entspannt kurzzeitig. Das kurze Luftanhalten nach dem Ausatmen verstärkt kurzzeitig den Sympathikotonus und aktiviert den Organismus. Der Wechsel beider Apnoe-Formen, wie in Übung 16 dargestellt, ist ein wirksames Training für das zentrale und das autonome Nervensystem. Werden Atempausen nach dem Ein- und nach dem

Ausatmen im Wechsel praktiziert, verbessern sich neben den zentralen und den autonomen Funktionen auch die Parameter der Herzratenvariabilität (HRV, S. 43) und die Sensitivität des Baroreflexes[352]. Bei unterschiedlichen Erkrankungen wie zum Beispiel bei Diabetes oder bei psychischen Störungen wie Depressionen oder PTBS ist die HRV niedrig und die Sensitivität der Barorezeptoren gestört[352]. Können die Dehnungsrezeptoren in den Gefäßwänden auf die ständigen Druckveränderungen im Körpersystem nicht mehr richtig reagieren, hat es negative Auswirkungen auf das Herz-Kreislauf-System und auf die HRV. Der Einsatz von Atempausen könnte helfen, dem vorzubeugen.

Kurze Atempausen sind unbedenklich und unterstützen die Funktionen des autonomen Nervensystems, des Herz-Kreislauf-Systems und des vaskulären Systems.

13.3 Luftanhalten nach dem Einatmen

Wenn wir nach dem Einatmen Luft anhalten, verlängert sich die postinspiratorische Phase und das O_2 kann effizienter aufgenommen werden. Das Einatmen und das Luftanhalten sind aktive Prozesse. Wenn wir Apnoe üben, nutzen wir die Kraft der Interkostalmuskulatur und des Zwerchfells, um die Lunge zu füllen und um die Dehnung des Gewebes aufrechtzuerhalten. Das Zwerchfell wird zentral durch das Atemzentrum im Hirnstamm gesteuert. Beim Luftanhalten können wir es zum Teil willentlich kontrollieren. Der Beginn der Einatmung und das Halten der Anspannung sind über die aktive Muskelarbeit durch den Sympathikus bestimmt. Wird die Lunge nun stark bis zum Hering-Breuer-Reflex (siehe S. 151) gedehnt und werden die SARs aktiv, übernehmen der Vagusnerv und das parasympathische Nervensystem die Oberhand. Eine kurzzeitige Entspannungsreaktion tritt ein. Die entspannende und ausgleichende Wirkung der Apnoe nach dem Einatmen kann vor allem durch kurze Atempausen von fünf bis sechs Sekunden erreicht werden (siehe Übung 16).

In der Praxis der maximalen Apnoe nach dem Einatmen gilt, je stärker die Dehnung der Lunge bei der Einatmung, umso länger die Zeit, in der die Luft angehalten werden kann. Kurzzeitig fördert das maximale Luftanhalten nach dem tiefen Einatmen durch die steigenden CO_2- und NO-Spiegel den Blutstrom und die Durchblutung. Der Blutstrom beschreibt die Bewegung des Blutes und bezieht sich auf die Menge an Blut, die pro Zeiteinheit ein Gefäß oder ein Organ passiert. Die Durchblutung hingegen beschreibt die Blutmenge pro Zeit und pro Gewebegewicht und bezieht sich auf die Versorgung eines bestimmten Organs mit Blut. Der größere Blutfluss hebt den Blutdruck und stimuliert die Barorezeptoren in den Gefäßwänden. Die Aktivierung der Barorezeptoren führt dazu, dass zum Beispiel bei Schmerzen das Schmerzempfinden sinkt[353]. Diese Form des Luftanhaltens scheint eine gute Möglichkeit zu sein, akut gegen Schmerzen vorzugehen. Wird bei der maximalen Dehnung der Lunge die Luft über eine lange Zeit angehalten (siehe Übung 14), steigt mit der Dauer der Apnoe der CO_2-Gehalt im Blut und der Sauerstoffpartialdruck sinkt. Der Gasaustausch ist blockiert. Der Hypothalamus, der die Ausschüttung von diversen Neurotransmittern und Hormonen kontrolliert (siehe S. 63), reagiert besonders sensibel auf Veränderungen in den CO_2- und O_2-Spiegeln. Als Antwort auf den hohen Kohlendioxidpartialdruck, pCO_2 veranlasst er die Ausschüttung diverser Neuromodulatoren, wie zum Beispiel Noradrenalin. Verschiebt sich der Blut-pH-Wert über die Pufferzone hinaus, kommt es zu einer sympathisch bedingten Anspannung aller Muskeln und Gefäße in der Körperperipherie durch die hohen Noradrenalinspiegel. Der Blutdruck steigt. Halten wir noch länger die Luft an und ertragen den Reflex, gerät der Körper in den Überlebensmodus. Je stärker die Hyperkapnie (erhöhter Kohlendioxidgehalt), umso größer ist die Möglichkeit, dass eine Panikreaktion auftritt. Deshalb ist es ausserordentlich wichtig immer innerhalb der eigenen Grenzen zu praktizieren und diese zwar zu spüren, aber nicht zu überschreiten. Die individuelle Luftanhaltedauer variiert von Tag zu Tag und ist immer von der momentanen Verfassung und dem Blut-pH-Wert abhängig. Sind wir körperlich oder psychisch angespannt, wird uns die Praxis des Luftanhaltens mehr anstrengen als in einem entspannten Zustand. Zu Beginn der Apnoe-Praxis sollte immer mit Vorsicht geübt werden. Mit der Zeit können die Atempausen immer weiter bis zu den eigenen Limits ausgedehnt werden.

Praxis 14. Luftanhalten nach dem Einatmen

Praxis 14

- Setzen Sie sich mit geradem Rücken auf einen Stuhl. Die Beine stehen im 90-Grad-Winkel zum Oberkörper. Ihr Rücken ist gestreckt, die Schultern sind nach hinten und unten gezogen, die Brust ist leicht geöffnet und nach vorne gewölbt. Das Kinn darf leicht Richtung Brust gesenkt werden, sodass die Halswirbelsäule entspannt ist. Die Hände liegen gelöst im Schoß. Die Arme sind ebenfalls gelockert. Sollte Ihnen auffallen, dass Ihr Rücken nicht ganz gerade ist, legen Sie sich bitte ein Kissen in den Lendenwirbelsäulenbereich. Diese kleine Hilfestellung sorgt dafür, dass sich die Wirbelsäule streckt und aufrichtet. Schließen Sie Ihre Augen und schauen mit geschlossenen Augen nach vorne. Nun richten Sie all Ihre Aufmerksamkeit auf Ihre Atmung, spüren Sie genau, wie sich mit jedem einzelnen Einatmen die Brust hebt und mit dem Ausatmen wieder senkt.
- Vertiefen Sie Ihre Atmung auf die Länge von fünf bis sechs Sekunden pro Atemzug und verbleiben Sie einige Minuten in der Resonanzatmung, um den Körper optimal auf die Atempause vorzubereiten.
- Leeren Sie nun vollständig Ihre Lunge und atmen Sie langsam in fünf (oder zu Beginn auch weniger) Sekunden durch die Nase ein, bis die Aufnahmekapazität der Lunge erreicht ist.
- Halten Sie die Luft in der gefüllten Lunge so lange an, wie es Ihr Atemreflex erlaubt.
- Wenn es nicht länger möglich ist, die Luft anzuhalten, lassen Sie die Anspannung im Brustkorb los und atmen passiv durch die Nase aus.
- Spüren Sie im Anschluss an die Übung noch einen Augenblick in Ihrem gewohnten Sitz nach, welche Wirkung diese Übung in Ihrem Körper und Ihrem Geist hinterlassen hat. Verbleiben Sie so lange in der Ruhephase wie der Körper braucht, um wieder in den ursprünglichen Zustand zu gelangen. Sie können die Übung 3- bis 6-mal wiederholen.
- Sollte Ihnen das Luftanhalten in irgendeinem Moment Unbehagen verursachen, normalisieren Sie Ihre Atmung und kommen in Ihren gewohnten Atemrhythmus zurück.

Luftanhalten nach den Einatmen kann helfen Schmerzen zu lindern.

13.4 Luftanhalten nach dem Ausatmen

Halten wir die Luft nach dem Ausatmen an, wird der Überdruck im Körper erhöht. Das Blut aus der Körperperipherie wird zur Lunge gesaugt, ohne dort CO_2 abgeben zu können. Durch das Luftanhalten nach dem Ausatmen kommt es deshalb schneller zu einer Hyperkapnie. Der Atemreflex wird früher wahrgenommen. Der CO_2-Spiegel und der Sympathikotonus nehmen schneller zu und das Gehirn wird schneller und stärker durchblutet. Interessanterweise nimmt, wenn nach dem Ausatmen so lange wie möglich die Luft angehalten wird, die Aktivität im linken anterioren cingulären Kortex (ACC, S. 64) ab[94]. Der ACC als ein wichtiger Bereich des limbischen Systems spielt in emotionalen und kognitiven Prozessen eine Rolle. Forscher haben beobachtet, dass Läsionen des linken ACC die verbale Gedankenaktivität fast vollständig hemmen. Betroffene „haben nichts zu sagen“, da „ihr Kopf leer ist“. Die Abnahme der Aktivität im linken ACC durch Luftanhalten scheint die mentale Aktivität zu senken und Gedankenstille zu erleichtern[354]. Und tatsächlich lässt nach dieser Übung die Gedankentätigkeit nach. Dieser Effekt verstärkt sich mit jeder erneuerten Praxis.

Luftanhalten nach dem Ausatmen hilft die mentale und die Gedankenaktivität zu senken.

Praxis 15. Luftanhalten nach dem Ausatmen

Praxis 15

- Setzen Sie sich mit geradem Rücken auf einen Stuhl. Die Beine stehen im 90-Grad-Winkel zum Oberkörper. Ihr Rücken ist gestreckt, die Schultern sind nach hinten und unten gezogen, die Brust ist leicht geöffnet und nach vorne gewölbt. Das Kinn darf leicht Richtung Brust gesenkt werden, sodass die Halswirbelsäule entspannt ist. Die Hände liegen gelöst im Schoß. Die Arme sind ebenfalls gelockert. Sollte Ihnen auffallen, dass Ihr Rücken nicht ganz gerade ist, legen Sie sich bitte ein Kissen in den Lendenwirbelsäulenbereich. Diese kleine Hilfestellung sorgt dafür, dass sich die Wirbelsäule streckt und aufrichtet. Schließen Sie Ihre Augen und schauen mit geschlossenen Augen nach vorne. Nun richten Sie all Ihre Aufmerksamkeit auf Ihre Atmung, spüren Sie genau, wie sich mit jedem einzelnen Einatmen die Brust hebt und mit dem Ausatmen wieder senkt.
- Vertiefen Sie Ihre Atmung auf die Länge von fünf bis sechs Sekunden pro Atemzug und verbleiben Sie einige Minuten in der Resonanzatmung, um den Körper optimal auf die Atempause vorzubereiten.
- Mit dem nächsten Einatmen füllen Sie langsam und komplett Ihre Lunge, bis die Aufnahmegrenze der Lunge erreicht ist.
- Atmen Sie nun langsam und vollständig aus. Nutzen Sie aktiv die Zwischenrippen- und die Bauchmuskulatur, um auch den unteren Bereich der Lunge und die Atemreserve abzuatmen.
- Halten Sie die Luft nun bei leerer Lunge so lange an, wie es Ihr Atemreflex erlaubt.
- Wenn es nicht länger möglich ist, die Luft anzuhalten, lassen Sie die Anspannung im Brustkorb los und atmen passiv durch die Nase wieder ein.
- Spüren Sie nach der Übung noch einen Augenblick nach, welche Wirkung die Apnoe in Ihrem Körper und Ihrem Geist hinterlassen hat. Verbleiben Sie in der Ruhepause bis zur vollständigen Erholung.
- Sollte Ihnen das Luftanhalten in irgendeinem Moment Unbehagen verursachen, normalisieren Sie Ihre Atmung und kommen Sie in Ihren gewohnten Atemrhythmus zurück.

13.5 Atempausen und Trauma

Der Zusammenhang von Atempausen und Trauma ist ein wichtiges Thema, welches kontrovers diskutiert wird. Atemanhalten kann zwar zur Selbstregulation beitragen und PTBS Symptome lindern, die körperlichen Empfindungen, die dabei auftreten, können Menschen nach einer traumatischen Erfahrung durch die Übersensibilität des Nervensystems überwältigen und retraumatisieren. Die Apnoe kann traumatische Erfahrungen wieder aufrollen. Aufgrund dessen sollte die Praxis der Atempausen bei PTBS nur im Beisein eines erfahrenen und in spezifischer Atempraxis qualifizierten Therapeuten durchgeführt werden. Trotz dieser Bedenken bietet der Einsatz von Atempausen bei Personen mit PTBS die Chance, das Nervensystem neu auszurichten und gegenüber ungefährlichen Reizen zu desensibilisieren[18].

Exkurs: die Rolle des dorsalen Vagus bei PTBS

Der dorsale Vagus (DV, S. 103) oder dorsale Vaguskomplex ist ein sehr alter und primitiver Schaltkreis. Er entspringt dem Hirnstamm und gehört wie der ventrale Vagus (VV, siehe S. 104) dem parasympathischen NS an. Seine Aktivierung ist genetisch vorgegeben und nicht erlernbar. Im Gegensatz zum ventralen Vagus, der mit Widerstandsfähigkeit und Resilienz in Verbindung gebracht wird und die Homöostase im Körper aufrechterhält, ist der dorsale Vagus dafür verantwortlich, dass wir in lebensbedrohlichen Situationen regelrecht erstarren. Diese dorsal-vagal verursachte Immobilisation wird immer von einer durch den Hirnstamm verursachten unkontrollierbaren Atempause begleitet. Gleichzeitig verlangsamt der DV den Herzschlag und den Blutkreislauf, verringert die Sauerstoffzufuhr zum Gehirn und verändert nachhaltig alle an das Bewusstsein geknüpften kognitiven Funktionen. Deshalb spielt der DV auch bei der Verarbeitung traumatischer Erlebnisse eine große Rolle. Der Shutdown im Körpersystem und die Erstarrung sind der letzte Versuch des Organismus, das Überleben durch Totstellen zu sichern. Je nach Ausprägung der Reaktion kann dieser Bereich des Vagus sogar Bewusstlosigkeit auslösen[25 66].

Wird der DV durch starke affektive Reize im Alltag willkürlich aktiviert, kann er den ganzen Körper so weit blockieren, dass eine normale kognitive und motorische Leistung nicht mehr erbracht werden kann. Der Erstarrungsreflex oder die Dissoziation treten dann willkürlich auf und machen in jeder Situation handlungsunfähig. Im Ruhezustand trägt der DV dazu bei, das innere Gleichgewicht zwischen den Schaltkreisen VV, DV und Sympathikus aufrechtzuerhalten[25] (PVT, siehe S. 102).

Durch Atempausen werden alle Bereiche des ANS (VV, Sympathikus, DV) trainiert. Das Ziel der Atempausen in einer Traumatherapie ist es, die Betroffenen kurz- und langfristig neuronal resilienter (widerstandsfähiger) zu machen, sodass ihr Nervensystem auf Triggerreize nicht sofort mit der Aktivierung des dorsalen Vaguskomplexes und mit einer Erstarrung oder Dissoziation reagiert. Gleichzeitig soll auch der sympathische Ast des ANS beruhigt werden, sodass der Körper nicht bei jeder Gelegenheit mit der Kampf-oder-Flucht-Reaktion antwortet.

Atempausen in der Traumatherapie – ja oder nein?

Die Verwendung von Atempausen in der PTBS-Therapie ist empfehlenswert, da auch nach einem traumatischen Erlebnis durch die Aktivierung des dorsalen Vagus eine durch den Hirnstamm verursachte Atempause auftritt. Diese Atempause unterliegt nicht der bewussten Steuerung und kann (fast) handlungsunfähig machen. Es kann sein, dass in der Praxis der Apnoe der Körper und das Nervensystem sich unterhalb der Bewusstseinsschwelle an diese Atempause erinnern und mit Panik antworten. Halten Personen mit PTBS in der therapeutischen Praxis mit voller Intention die Luft an, bis der Körper den Atemdrang nicht mehr kontrollieren kann, ist es deshalb auch ein kognitives Anti-Stress-Training. Der zusammen mit dem Therapeuten vorbereitete Einsatz der Atempausen schützt die Praktizierenden durch den therapeutischen Rahmen und vermittelt ein Gefühl der Sicherheit, das in der Arbeit mit PTBS von großer Wichtigkeit ist[25]. Es schützt Betroffene vor Retraumatisierung. Sehen sich Betroffene vorbereitet mit der Luftnot konfrontiert und können sich bewusst all den unangenehmen Begleiterscheinungen der Praxis stellen, wird die Erfahrung möglich, dass kurze Phasen der Atemnot völlig ungefährlich sind. Mit der Zeit lernt das Nervensystem auf Luftnot und andere stark affektive Reize nicht mehr mit Panik, Dissoziation oder Erstarrung zu reagieren und die sympathisch bedingte „neuronale Gefahr“ kann abnehmen.

Werden Atempausen aktiv trainiert, ist es ein kognitives und ein neuronales Training, da es die Schaltkreise des ventralen Vagus stärkt und den Sympathikus beruhigt. Insbesondere lange Atempausen aktivieren sowohl das an den ventralen Vagus geknüpfte Bewusstsein und den Kortex als auch das sympathische Nervensystem. Ein starker VV kann mithilfe des Sympathikus die dorsal-vagal veranlasste Dissoziation und Erstarrung auflösen[25]. Der an den VV gebundene Kortex hemmt im Normalfall sowohl die sympathische Überaktivierung als auch die parasympathisch verursachte Erstarrung, sodass der Körper aufhört, langfristig zwischen diesen beiden Polen hin- und herzuschwanken[18]. Die Stärkung des Kortex ist bei Menschen mit PTBS daher von großer Wichtigkeit. Praktizieren Menschen nach traumatischen Erfahrungen abwechselnd Luftanhalten nach dem Ein- und nach dem Ausatmen, fördert das die Aktivität und das Zusammenspiel kortikaler und subkortikaler Gehirnstrukturen (siehe Praxis 16). Durch eine regelmäßige Praxis der Apnoe trainieren sie ihr ANS und das Zusammenspiel zwischen den Netzwerken des ventralen und dorsalen Vagus und des Sympathikus (PVT, siehe S. 102) und fördern so die Funktionen des zentralen und des autonomen Nervensystems.

Praxis 16. Atempausen nach dem Ein- und Ausatmen

Praxis 16

Setzen Sie sich mit geradem Rücken auf einen Stuhl. Die Beine stehen im 90-Grad-Winkel zum Oberkörper. Ihr Rücken ist gestreckt, die Schultern sind nach hinten und unten gezogen, die Brust ist leicht geöffnet und nach vorne gewölbt. Das Kinn darf leicht Richtung Brust gesenkt werden, sodass die Halswirbelsäule entspannt ist. Die Hände liegen gelöst im Schoß. Die Arme sind ebenfalls gelockert. Sollte Ihnen auffallen, dass Ihr Rücken nicht ganz gerade ist, legen Sie sich bitte ein Kissen in den Lendenwirbelsäulenbereich. Diese kleine Hilfestellung sorgt dafür, dass sich die Wirbelsäule streckt und aufrichtet. Schließen Sie Ihre Augen und schauen mit geschlossenen Augen nach vorne. Nun richten Sie all Ihre Aufmerksamkeit auf Ihre Atmung, spüren Sie genau, wie sich mit jedem einzelnen Einatmen die Brust hebt und mit dem Ausatmen wieder senkt.

- Leeren Sie nun vollständig Ihre Lunge und füllen Sie sie mit dem nächsten Einatmen langsam in fünf (oder zu Beginn auch weniger) Sekunden durch die Nase bis die Aufnahmegrenze der Lunge erreicht ist:
  1-2-3-4-5
- Halten Sie die Luft in der gefüllten Lunge fünf Sekunden lang an:
  1-2-3-4-5
- Atmen Sie nun langsam durch die Nase in fünf Sekunden wieder aus:
  1-2-3-4-5
- Halten Sie nach dem Ausatmen die Luft wieder für fünf Sekunden an:
  1-2-3-4-5
- Gehen Sie wie folgt weiter vor:
  einatmen – Luft anhalten – ausatmen – Luft anhalten usw.
  Das Verhältnis zwischen Atmen und Luftanhalten ist immer 1:1:1:1.
- Verbleiben Sie für die kommenden fünf bis zehn Minuten in dieser Atemform. Anschließend spüren Sie noch einen Augenblick in Ihrem gewohnten Sitz nach, welche Wirkung diese Art zu atmen in Ihrem Körper und Ihrem Geist hinterlassen hat. Atmen Sie normal und regelmäßig tief ein und aus und spüren den Effekten der Übung nach.

13.6 Wann dürfen Atempausen nicht geübt werden?

Leichtes Üben des Luftanhaltens, wie in der Phase 1 (0–5 Sekunden) ist unbedenklich für die Gesundheit. Die Phase zwei des Luftanhaltens (lange Apnoe) darf bei Herz-Kreislauf-Erkrankungen, hohem Blutdruck, Lungenerkrankungen und Lungenfunktionsstörungen, Thrombosen, Aneurysmen und anderen Erkrankungen des Gefäßsystems, ebenso wie bei Krebs- und Tumorerkrankungen nicht praktiziert werden. Luftanhalten verstärkt den Blutfluss und den intrakraniellen Druck (Druck im Kopf) und ist insbesondere bei Hirnaneurysma und Bluthochdruck kontraindiziert.

Auch in der Arbeit mit Trauma ist Vorsicht geraten. Bei Menschen, die in ihrer Lebensgeschichte aus der Not heraus die Luft anhalten mussten, da sie zum Beispiel zu ertrinken drohten, können Atempausen einen Überlebensmechanismus auslösen und retraumatisierend wirken. Bei PTBS-Patienten:innen, die zusätzlich unter einer somatoformen Störung leiden, bringt Luftanhalten nicht die gewünschten Erfolge und ist kontraindiziert[375]. Menschen, die unter somatoformen Störungen leiden, sind auf körperliche Beschwerden und Phänomene fokussiert. Sie berichten unterschiedliche körperliche Krankheitszeichen, für die sich keine medizinische Ursache finden lässt. Die starken körperlichen Empfindungen beim Luftanhalten können bei dieser Patientengruppe den Fokus auf innere unangenehme Phänomene und die Störungssymptome verstärken.

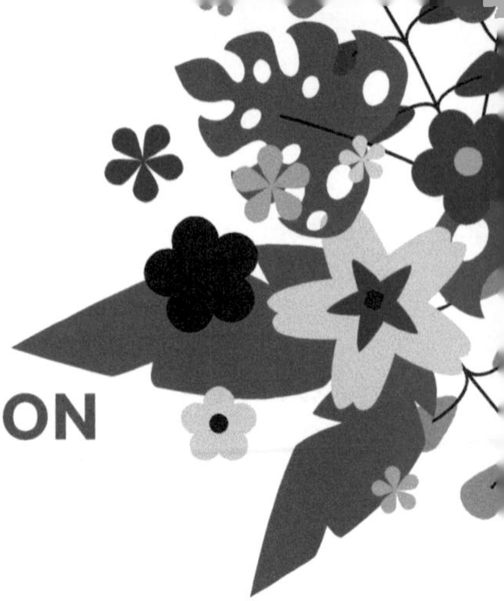

14 HYPERVENTILATION

In der Sprache der Wissenschaft ist die Hyperventilation eine über die körperlichen Bedürfnisse hinaus gesteigerte Atmung[350]. Die postinspiratorische sowie die postexpiratorische Phase sind verkürzt oder treten gar nicht auf. Die Beatmung ist während der Hyperventilation stärker, als es der körperliche Metabolismus verlangt, und der Sauerstoff-Partialdruck steigt durch das Abatmen des Kohlendioxids an. Die Sauerstoffaufnahme durch die Lungen funktioniert kurzfristig besser, da das Hämoglobin leichter den aufgenommenen Sauerstoff bindet. Dieser kann gleichzeitig schlechter ans Gewebe abgegeben werden[5]. Damit eine Zelle mit O_2 versorgt werden kann, ist ein bestimmter CO_2-Spiegel im Blut Voraussetzung. Durch die hohe Abgabe des CO_2 während einer gewollten und einer ungewollten Hyperventilation sinkt der Kohlendioxidpartialdruck (pCO_2) in den Alveolen und im arteriellen Blut unter 40 mmHg (Millimeter Quecksilbersäule). Gleichzeitig kann durch den fehlenden Bohr-Effekt der Sauerstoff nicht mehr in die Zelle aufgenommen werden und bleibt sozusagen am Hämoglobin haften. Der Bohr-Effekt besagt, dass niedrige Kohlendioxid-Spiegel die Abgabe des Sauerstoffs an das Gewebe erschweren. Hohe CO_2-Spiegel, wie bei einer Azidose durch Belastung oder Sport, sorgen dafür, dass Sauerstoff leichter vom Hämoglobin ins Gewebe gelangen kann. Ist weniger als 40 mmHg CO_2 im Körper vorhanden, spricht man von einer Hypokapnie[355]. Mit sinkendem CO_2 steigt der Blut-pH-Wert. Übersteigt der pH-Wert den Normalwert von 7,35 bis 7,45, wie zum Beispiel durch das Abatmen von CO_2 während der Hyperventilation, spricht man von einer Alkalose. Die atembedingte Alkalose führt dazu, dass der pH-Wert der Zellen und der Zellmetabolismus zunehmen. Auch die neuronale Sensibilität steigt über das normale Maß hinaus. Der Körper beginnt zu kribbeln. Durch den CO_2-Mangel nimmt die Resistenz der Gehirn-Blutgefäße zu und die Anspannung in den Blutgefäßen steigt[356]. Die Hyperventilation erhöht außerdem den Druck im Thorax. Erhöht sich der Thoraxdruck, steigt die Sensibilität der Barorezeptoren. Die Barorezeptoren der Aorta Carotis stehen mit dem Vagusnerv in Verbindung und aktivieren das parasympathische Nervensystem.

Wird zu stark hyperventiliert, wie zum Beispiel bei Panik, kann über die starke Reizung der Barorezeptoren der Parasympathikus so stark aktiviert werden, dass der dorsale Vagus in Aktion tritt und den Körper durch Erstarrung stilllegt[356]. Durch die starke Hypokapnie und die Verengung im Gefäßsystem erhöht sich auch der Druck der Liquorräume, in denen sich die Gehirn-Rückenmarksflüssigkeit befindet, die das Gehirn umhüllt. All diese Faktoren führen dazu, dass der Blutfluss im Gehirn durch Hyperventilation bis um zwei Drittel reduziert werden kann. Besonders die Durchblutung der Kortexrinde, die mit bewusstseinsgesteuerten Handlungen und Entscheidungen in Verbindung steht, geht durch den hyperventilationsbedingten CO_2-Abfall zurück. Gleichzeitig sinkt die Sensitivität der CO_2-Chemorezeptoren (siehe Chemorezeptoren, S. 40). Nach ca. zehn Minuten Hyperventilation nimmt ihre Empfindlichkeit so stark ab, dass sie bei einem pCO_2 von 20 mmHg ganze 15 Sekunden später reagieren[357, 358]. Der Atemreflex kann so, zum Beispiel beim Tauchen, zu spät einsetzen. Der Atemdrang wird nicht wahrgenommen und die Ohnmacht tritt ein, bevor aufgetaucht werden kann[357, 358]. Gerade im Tauchsport können diese 15 Sekunden über Leben oder Tod entscheiden. Hyperventilation beeinflusst indirekt auch die Anspannung der Haut und der inneren Organe wie der Leber. Die Vasokonstriktion und veränderte Blutverteilung während der Hyperventilation können die Blutversorgung dort kurzzeitig stören. Da die Leber überlebenswichtige Stoffwechselvorgänge steuert, kann ein über eine lange Zeit veränderter Blutfluss Stoffwechselveränderungen nach sich ziehen. Die Hypokapnie scheint die Blutversorgung des gesamten Skelettmuskelsystems und teilweise auch des Magen-Darm-Traktes zu vermindern. Da auch die Koronararterien während der Hyperventilation weniger durchblutet werden, muss sich das Herz stärker anstrengen, um die notwendige Leistung zu erbringen[358]. Eine Minute nach der Hyperventilation normalisieren sich üblicherweise alle körperlichen Parameter.

Die Hyperventilation kann gewollt als Praxis oder ungewollt als ein kompensatorischer Mechanismus bei unterschiedlichen Krankheitsbildern vorkommen. Vor allem Erkrankungen, die mit einem hohen CO_2-Partialdruck und einer Azidose einhergehen, wie zum Beispiel Diabetes mellitus, werden oft von einer Hyperventilation begleitet. Der Körper versucht, die hohen CO_2-Spiegel zu senken, indem er das CO_2 möglichst schnell abatmet. Aber auch psychische Phänomene wie extremer Stress, starke Angst und Panik oder starke Schmerzen und Sauerstoffmangel (Höhenkrankheit) können als Kompensationsmechanismus eine Hyperventilation auslösen.

14.1 Hyperventilation als Atempraxis

Der Einsatz hyperventilatorischer Atemtechniken lässt sich geschichtlich bis ins alte Tibet (Tummo) und Indien (Kapalabhati und Bhastrika) zurückverfolgen. Heute bedienen sich Atemmethoden wie die Wim-Hof-Methode (siehe S. 25), das Holotrope Atmen nach Stanislaw Grof (siehe auch S. 24) oder das Rebirthing nach Leonard Orr (siehe S. 24) hyperventilatorischer Atmung. Und auch im Leistungssport findet Hyperventilation heute als Trainingsvorbereitung und Stressprävention Anwendung.

Es gibt unterschiedliche Möglichkeiten, Hyperventilation zu üben. Da das Risiko für die Gesundheit steigt, je stärker wir hyperventilieren, beschränkt sich dieses Buch auf die Stoßatmung (auch Schnellatmung genannt), eine sanft wirkende hyperventilatorische Atemtechnik. Eine stärkere hyperventilatorische Wirkung kann erzeugt werden, wenn sowohl die Ein- als auch die Ausatmung aktiv, schnell und tief praktiziert werden. Auf stark hyperventilatorische Atemtechniken und auf Hyperventilation durch den Mund wird in diesem Buch aufgrund der zahlreichen gesundheitlichen Kontraindikationen (siehe S. 248) verzichtet.

Eine unangemessene Praxis hyperventilatorischer Techniken kann die Gesundheit schädigen!

14.1.1 Stoßatmung/Schnellatmung

Die Stoß- oder Schnellatmung ist im Yoga als Kapalabhati bekannt. Es ist eine sanfte hyperventilatorische Atempraxis, die durch die schnelle Anspannung der Abdominalmuskulatur entsteht. Die Ausatmung ist durch die Anspannung des Zwerchfells und der Bauch- und Zwischenrippenmuskeln aktiv. Die Einatmung ist passiv und kommt durch das Loslassen der Anspannung zu Stande. Das heftige Ausstoßen der Atemluft stimuliert die Nasenschleimhaut und reinigt die Nasengänge von Partikeln und Schadstoffen. Die stoßhafte Kontraktionsbewegung der Abdominalmuskulatur im Rhythmus von einer Sekunde stimuliert die durch das Zwerchfell verlaufenden Lymph- und Blutgefäße. Das Blut zirkuliert schneller durch den Körper. Die starken metabolischen Ansprüche erhöhen den Blutdruck und die Herzrate. Gleichzeitig aktiviert die Bewegung des Diaphragmas die unter dem Zwerchfell liegenden inneren Organe und „massiert" sie durch den Wechsel von An- und Entspannung[359]. Der aktive Einsatz des Zwerchfells stärkt diesen als Muskel und führt dazu, dass auch im Alltag mehr mithilfe des Diaphragmas und dadurch effizienter geatmet werden kann[360]. Da die Bewegungen des Zwerchfells die Pumpleistung des Herzens verbessern, wird das Herz durch Stoßatmung entlastet und mit der Zeit belastbarer. Langfristig führt die bewusst eingesetzte Sympathikusaktivierung in der Stoßatmung dazu, dass der Sympathikotonus dauerhaft sinkt und sich die Herzratenvariabilität (HRV) normalisiert. Eine hohe HRV zeugt von Parasympathikus-Dominanz. Wenn sich die HRV erhöht und die Atemeffizienz steigt, profitiert der gesamte Organismus. Eine Studie mit Menschen, die unter einer verhaltensbedingten Atemnot leiden, zeigte, dass sich nach nur zwei Monaten Praxis der Stoßatmung die Atemmuster deutlich verbesserten und die Atemnot abnahm[361]. Eine regelmäßige Praxis der Stoßatmung erhöht die Spannung in den Bronchien und in den Alveolen und fördert den Gasaustausch, wodurch leichter und effizienter geatmet werden kann[68].

Stoßatmung und das Gehirn

Die Stoßatmung beeinflusst über die Hypokapnie die Anspannung in den Hirngefäßen und die Durchblutung. Der Kortex ist besonders stark von der leichten Hyperventilation betroffen. Die Nervenzellkörper, aus denen sich die graue Substanz des Gehirns (der Kortex) zusammensetzt, werden 5-mal stärker durchblutet als die tiefer liegende weiße Substanz, die vor allem aus den Nervenbahnen besteht. Durch die Verengung der Hirngefäße führt eine leichte Hyperventilation als erstes zur Abnahme der Durchblutung im Kortex und zum Rückgang des Oxyhämoglobins (mit O_2 beladenes Hämoglobin). Das ganze Gehirn wird weniger mit Blut und O_2 versorgt. Gleichzeitig steigt durch die höheren metabolischen Ansprüche die Sauerstoffverwertung in der Hyperventilation um 1,1- bis 1,8-mal im Vergleich zum ruhigen Sitzen an[363]. Stehen dem Kortex weniger Blut und Sauerstoff zur Verfügung, wird er inaktiver. Nimmt die Aktivität in diesem Bereich des Gehirns ab, verspüren Praktizierende einen „leeren", „klaren" Kopf und einen Augenblick ohne Gedanken. Das limbische System, das die emotionalen Reaktionen steuert, und der Hypothalamus, der durch die Ausschüttung von Hormonen und Neurotransmittern die endokrine Reaktion und die Funktionen des ANS koordiniert, bleiben währenddessen hochaktiv. Dies hat zur Folge, dass unverarbeitete Emotionen völlig ohne Zutun des Verstandes zum Vorschein kommen und eine uneingeschränkte emotionale Erfahrung möglich machen. Diese emotionale Erfahrung kann Menschen, die unter schweren psychischen Störungen wie Schizophrenie, Panik oder PTBS leiden, überfordern. Nichtdestotrotz kann die Praxis der Stoßatmung bei klinischen Gruppen therapiebegleitend eine Chance sein. Sie stärkt die bidirektionale Verbindung zwischen dem Kortex, dem limbischen System und der Hormonausschüttung, wodurch sich die emotionalen und behavioralen Reaktionen verändern können. So scheint die Stoßatmung zum Beispiel bei Menschen, die unter Angst leiden, die Angstsymptome deutlich zu reduzieren. Nach einem traumatischen Erlebnis kann Stoßatmung helfen, die Folgen des Traumas im Körper zu lindern[362]. Auch Depressionen gehen durch eine leichte Hyperventilation zurück[365].

Die Effekte einer Hyperventilation lassen sich auch im EEG nachverfolgen. Während und nach der Stoßatmung verändert sich nach nur einer Minute die erfasste Gehirnaktivität und es kommt kurzfristig zu einer Zunahme der Alpha-Wellen in den präfrontalen Regionen des Kortex. Alpha-Wellen weisen auf eine Prasympathikus Aktivierung hin sowie auf einen inneren Fokus und stehen mit Entspannung und mit einer positiven Grundstimmung in Verbindung (siehe Tabelle 9, S. 217). Auch die Gamma-Wellen nehmen durch Hyperventilation zu. Gamma-

Ströme stehen mit top-down kontrollierten, höheren kognitiven Funktionen in Verbindung (siehe Tabelle 9, S. 217). Die starke Fokussierung auf die Hyperventilationstechnik kann eine höhere kognitive Leistung verlangen. Eine kurzzeitig praktizierte Stoßatmung scheint die Gamma-Aktivität in unterschiedlichen Kortex-Bereichen zu verstärken und höhere kognitive Funktionen zu fördern. Da hierarchisch überlegene Gehirnregionen wie der Kortex niedrigere Gehirnbereiche wie die limbischen Strukturen hemmen, kann die Praxis der Stoßatmung dadurch langfristig die Emotionskontrolle stärken, die Aufmerksamkeitsleistung fördern und die kognitiven Funktionen verbessern[363]. Es wurde beobachtet, dass Stoßatmung auch die Gedächtnisleistung erhöht und die muskuläre Koordination fördert. Die kurzzeitige Praxis der Stoßatmung scheint besonders die Gehirnfunktionen zu stimulieren, die für die exekutiven Funktionen und für die motorische Leistung zuständig sind[364]. Verbessert sich die Fähigkeit zur Aufmerksamkeitslenkung und Konzentration ebenso wie die muskuläre Koordination, können kognitive und motorische Aufgaben schneller und effizienter gelöst werden. Dieser Effekt wird deshalb auch im Leistungssport genutzt. Tatsächlich geht dank dieser Praxis die Fehlerquote bei kognitiven Aufgaben zurück[364 365]. Die regelmäßige Praxis einer leichten Hyperventilation kann folglich helfen, die eigene körperliche und psychische Leistungsfähigkeit zu steigern.

Stoßatmung fördert die mentalen Kapazitäten und die körperliche und psychische Leistungsfähigkeit.

Praxis 17. Stoßatmung

Praxis 17

In der Stoßatmung wird der Atemvorgang umgekehrt. Die im Normalfall aktive Einatmung ist passiv. Deswegen bedarf die Übung einer erhöhten Fokussierung auf die Atmung und Konzentration auf die Technik. Das rhythmische Anspannen der Muskulatur beim Ausatmen und auch die ungewohnte muskuläre Anstrengung können zu Beginn der Praxis Probleme bereiten und den Rhythmus stören.

Setzen Sie sich mit geradem Rücken auf einen Stuhl. Die Beine stehen im 90-Grad-Winkel zum Oberkörper. Ihr Rücken ist gestreckt, die Schultern sind nach hinten und unten gezogen, die Brust ist leicht geöffnet und nach vorne gewölbt. Das Kinn darf leicht Richtung Brust gesenkt werden, sodass die Halswirbelsäule entspannt ist. Die Hände liegen gelöst im Schoß. Die Arme sind ebenfalls gelockert. Sollte Ihnen auffallen, dass Ihr Rücken nicht ganz gerade ist, legen Sie sich bitte ein Kissen in den Lendenwirbelsäulenbereich. Diese kleine Hilfestellung sorgt dafür, dass sich die Wirbelsäule streckt und aufrichtet. Schließen Sie Ihre Augen und schauen mit geschlossenen Augen nach vorne. Nun richten Sie all Ihre Aufmerksamkeit auf Ihre Atmung, spüren Sie genau, wie sich mit jedem einzelnen Einatmen die Brust hebt und mit dem Ausatmen wieder senkt. Ihr Bauch ist entspannt.

Atmen Sie nun tief durch die Nase ein.

Atmen Sie anschließend doppelt so lang durch die Nase aus und leeren Sie komplett die Lunge.

Atmen Sie nun normal durch die Nase ein und halten Sie die Luft kurz in der Lunge.

Nun spannen Sie stoßweise im 1 Sekunden-Takt die Bauchmuskulatur und die Zwischenrippenmuskeln an, sodass die Luft rhythmisch aus der Lunge hinausgestoßen wird. Sie atmen dadurch ein, dass Sie die Anspannung des Bauches lösen. Das Einatmen erfolgt immer passiv. Die muskulär verursachte Stoßbewegung des Bauches beim Ausatmen führt beim Loslassen der Anspannung automatisch zum Einatmen.

- anspannen – ausatmen – loslassen – einatmen.
- Die Atemfrequenz beträgt eine Sekunde: 1-1-1-1.
- Verbleiben Sie 30 bis 60 Sekunden in der Praxis.
- Sie können eine solche Stoßatmungssequenz 3- bis 5-mal praktizieren. Es ist wichtig, zwischen den einzelnen Sequenzen so lange zu entspannen und nachzuspüren, wie der Körper braucht, um wieder in den Normalzustand zurückzukehren. Wenn Sie merken, dass alle Folgen der Hyperventilation abgeklungen sind, können Sie die nächste Runde starten.
- Sollte es Ihnen in irgendeinem Moment schwindelig werden oder sich die Atmung unangenehm anfühlen, beenden Sie die Praxis und bleiben einige Augenblicke sitzen, sodass sich der Körper von den Folgen der leichten Hyperventilation erholen kann.

Die Praxis der Hyperventilation kann auch zusammen mit Atempausen geübt werden. Diese Form der Praxis findet sich zum Beispiel bei Wim Hof (siehe S. 25). Durch den gegensätzlichen Effekt beider Atemformen auf die Herz-Kreislauf-Funktionen und auf die Gehirndurchblutung bilden sie gemeinsam ein starkes Training des zentralen, autonomen und peripheren Nervensystems. Mittels Stoßatmung wird das ANS durch die Hypokapnie auf hohe CO_2-Spiegel während der Atempausen vorbereitet.

Praxis 18. Stoßatmung mit Apnoe

Praxis 18

- Setzen Sie sich mit geradem Rücken auf einen Stuhl. Die Beine stehen im 90-Grad-Winkel zum Oberkörper. Ihr Rücken ist gestreckt, die Schultern sind nach hinten und unten gezogen, die Brust ist leicht geöffnet und nach vorne gewölbt. Das Kinn darf leicht Richtung Brust gesenkt werden, sodass die Halswirbelsäule entspannt ist. Die Hände liegen gelöst im Schoß. Die Arme sind ebenfalls gelockert. Sollte Ihnen auffallen, dass Ihr Rücken nicht ganz gerade ist, legen Sie sich bitte ein Kissen in den Lendenwirbelsäulenbereich. Diese kleine Hilfestellung sorgt dafür, dass sich die Wirbelsäule streckt und aufrichtet. Schließen Sie Ihre Augen und schauen mit geschlossenen Augen nach vorne. Nun richten Sie all Ihre Aufmerksamkeit auf Ihre Atmung, spüren Sie genau, wie sich mit jedem einzelnen Einatmen die Brust hebt und mit dem Ausatmen wieder senkt. Ihr Bauch ist entspannt.

- Atmen Sie nun tief durch die Nase ein.
- Atmen Sie anschließend doppelt so lang durch die Nase aus und leeren Sie komplett die Lunge.
- Atmen Sie nun normal durch die Nase ein und halten Sie die Luft kurz in der Lunge.
- Nun spannen Sie stoßweise die Bauchmuskulatur und die Zwischenrippenmuskeln an, sodass die Luft automatisch aus der Lunge hinausgestoßen wird und atmen durch das Loslassen passiv ein.
- anspannen – ausatmen – loslassen – einatmen.
- Die Atemfrequenz beträgt eine Sekunde: 1-1-1-1. Verbleiben Sie 30 bis 60 Sekunden in der Praxis.
- Haben Sie die 30 bis 60 Durchgänge praktiziert, atmen Sie vollständig aus und halten nach der Ausatmung so lange wie möglich die Luft an.
- Wenn der Atemdrang zu stark wird, lassen Sie los und verbleiben einige Minuten in Ruhe, um der Wirkung der Übungskombination auf Ihren Körper und auf Ihren Geist nachzuspüren.
- Sie können die Stoßatmungssequenz mit Apnoe 3- bis 5-mal praktizieren. Es ist auch möglich, die Luft nach dem Einatmen in der Lunge zu halten. Probieren Sie gerne beide Formen der Apnoe aus. Es ist wichtig, zwischen den einzelnen Sequenzen so lange zu entspannen und nachzuspüren, wie der Körper braucht, um wieder in den Normalzustand zurückzukehren. Es ist wichtig eine vollständige Erholung zu erreichen, bevor erneut praktiziert wird.
- Sollte es Ihnen in irgendeinem Moment schwindelig werden oder sich die Atmung unangenehm anfühlen, beenden Sie die Praxis und bleiben einige Augenblicke sitzen, sodass sich der Körper von den Folgen der leichten Hyperventilation erholen kann.

14.2 Hyperventilation und Trauma

Während sich hyperventilatorische Atemtechniken wie Stoßatmung generell zur Behandlung der PTBS anbieten und es mittlerweile sogar Hyperventilations-Ausbildungen gibt, in denen der Einsatz von Hyperventilation bei PTBS vermittelt wird, werden in der Forschung die bei der Ausführung der Stoßatmung im Rahmen einer Traumatherapie notwendigen Vorsichtsmaßnahmen diskutiert.

So wird diese Atmung zwar bei PTBS empfohlen[18 358], aber es wird immer wieder darauf hingewiesen, dass sowohl der behandelnde Therapeut als auch der Praktizierende sich der Gefahren bewusst sein müssen, die während der Stoßatmung auftreten können (siehe auch „Gegenanzeigen“, S. 248). Die körperlichen Empfindungen während der Hyperventilation können Panik auslösen, denn auch unter Panik hyperventiliert der Körper[356]. Gleichzeitig fördert Panik schnelles flaches Atmen und Hyperverventilation, wodurch ein Teufelskreis entsteht. Das Nervensystem und der Körper können sich „erinnern“ und aufgrund dessen Panik auslösen. Die ab Seite 248 dargestellten Kontraindikationen wiegen schwer und können bei falscher Anwendung die erwünschten Effekte durch die Aktivierung der Kampf-oder-Flucht-Reaktion oder der Erstarrung zunichtemachen. Andererseits ist gerade das Ziel der Hyperventilation bei PTBS, an die tiefsitzenden Emotionen zu gelangen, die das Trauma im Körper aufrechterhalten, ohne dass der Praktizierende in Panik oder Dissoziation gerät. Das ist insofern wichtig, als dass Menschen mit PTBS die emotionalen Erfahrungen, die an das Trauma geknüpft sind, nicht akzeptieren, nicht wahrnehmen wollen und verdrängen. Die Konfrontation mit verdrängten Emotionen und die Wahrnehmung der durch die Emotion verursachten körperlichen Empfindungen und der Handlungsimpulse sind jedoch notwendig, um zu heilen[366]. Die hier dargestellte Anleitung berücksichtigt vor allem die technischen Aspekte der Atemübungen. Eine traumaspezifische Heranführung, wie sie zum Beispiel durch Emerson vorgeschlagen wird, wird hier nicht dargestellt, da sie den inhaltlichen Rahmen dieses Buches sprengen würde. Menschen mit PTBS sollten nur mit Begleitung, und mit einer relativ kurzen Praxis, bestehend aus drei Durchgängen von zehn bis zwanzig Atemstößen, beginnen. Zwischen den Einheiten soll innerhalb einer kurzen Pause die Wirkung der Atmung auf die Psyche wahrgenommen werden, sodass ein Hypoarousal oder ein

Hyperarousal (siehe S. 27) erkannt werden kann. Bei PTBS ist es außerordentlich wichtig, die Praxis so umzusetzen, dass sich die Praktizierenden in der Übung sicher fühlen und zu jeder Zeit darüber entscheiden, ob und wie intensiv sie praktizieren.

Bei schweren Traumatisierungen üben Sie bitte immer mit Ihrem Therapeuten. Leiden Sie komorbid unter somatoformen Störungen ist diese Praxis für Sie kontraindiziert[358].

14.3 Gegenanzeigen: hyperventilatorische Atemtechniken

Mit Vorsicht praktiziert, bieten hyperventilatorische Techniken eine große Chance, dem Körper und der Psyche zu mehr Stabilität zu verhelfen. Der starke Einfluss der Hyperventilation auf die Konzentration der Blutgase und auf den Zell-pH-Wert macht diese Atempraxis allerdings zu einer nicht ganz ungefährlichen Übung. Bevor Sie Hyperventilation üben, ist es wichtig abzuklären, ob eine der im Folgenden aufgeführten Gegenanzeigen auf Sie zutrifft.

Hyperventilatorische Atemtechniken bei psychischen Problemen

Bei bestimmten psychischen Krankheiten und bei Einnahme dämpfender Psychopharmaka sollten keine hyperventilatorischen Atemtechniken geübt werden, da sie kontraproduktiv, sogar gefährlich sein können[367 374]. Die physiologischen Veränderungen, die durch Hyperventilation im Körper hervorgerufen werden, können bei Menschen, die entsprechend veranlagt sind, unterschiedliche psychische und körperliche Stresssymptome auslösen. Neben Schwindel, Kribbeln, Herzklopfen oder Desorientierung treten auch psychische Krisen als Folge einer zu starken Hyperventilation auf. Medikamente wie Benzodiazepine und einige Antidepressiva oder Neuroleptika mit sedierender Wirkung sind ebenfalls kontraindiziert, da sie direkt das zentrale Nervensystem beeinflussen, welches alle fundamentalen Funktionen steuert. Die körperliche und psychische Reaktion auf die Atmung wird so unvorhersehbar. Gleichzeitig senken solche Medikamente die Fähigkeit schnell zu agieren sowie zu re-agieren und gegebenenfalls die Effekte mittels Bewusstsein herunterzuregulieren. Unten diesen und den folgenden Umständen sollte auf hyperventilatorische Atemtechniken gänzlich verzichtet werden:

Hyperventilation bei starker Angst und Panik

Menschen, die unter Panikattacken leiden, zeigen Schwankungen im alltäglichen Atemrhythmus, die bei anderen Angststörungen nicht auftreten. Diese Schwankungen machen Betroffene innerhalb der Praxis sensibler, sodass ihr Körper ungewollt mit Panik reagieren kann. Biologische Theorien zur Entstehung von Panik sehen in der Praxis der Hyperventilation einen Mechanismus, der Panik auslösen kann[356]. Forscher gehen davon aus, dass die Hyperventilation während der Panikattacke als Schutzmechanismus zustande kommt, der die Betroffenen vor dem Ersticken bewahren soll. Wenn Menschen, die unter Panik leiden, hyperventilieren, sind sie sich der Änderung in der Atemfrequenz durchaus bewusst. Es ist genau die Wahrnehmung und Beobachtung der Atmung und der begleitenden körperlichen Sensationen, die Betroffene in noch mehr Panik und Todesangst versetzen[368]. Die niedrigen CO_2-Levels (Hypokapnie) verursachen im Körper Symptome wie Taubheit, Kribbeln, Schwindel und starke Muskelanspannung, die an Panik erinnern. Somit kann die Hyperventilation eine Folge von Panik sein oder die Panik durch die CO_2-Verschiebung auslösen[356].

Hyperventilation bei Psychosen

Atemübungen greifen in das autonome Nervensystem ein. Die Veränderung im Gehirnstoffwechsel kann bei anfälligen Personen in Einzelfällen eine Psychose auslösen. Personen, die unter Schizophrenie leiden, seltener auch schwer depressive Menschen oder Menschen mit organischen Erkrankungen wie Demenz oder Tumoren sollten auf Hyperventilation gänzlich verzichten oder nur mit einem erfahrenen Therapeuten üben. In diesem Zusammenhang ist zu beachten, dass die Wirkung der Atempraxis auch nach Therapieschluss, beispielsweise auf dem Nachhauseweg oder zu Hause, verzögert auftreten kann[18].

Hyperventilation bei Posttraumatischer Belastungsstörung (PTBS)

Auch bei Menschen, die unter PTBS leiden, ist bei der Anwendung hyperventilatorischer Atemtechniken zur Vorsicht geraten, insbesondere wenn zusätzlich eine somatoforme Störung vorliegt[375]. Schnellatmung entzieht dem Frontalhirn durch die Verengung der Hirngefäße Sauerstoff, was eine verminderte Durchblutung zur Folge hat. Diese Veränderung kann mit starken emotionalen Erfahrungen einhergehen und veränderte Bewusstseinszustände auslösen[369]. Zwar wird leichte Hyperventilation wie in der Stoßatmung durchaus zur Behandlung von PTBS empfohlen[18], die emotionalen Erfahrungen können jedoch so stark sein, dass sie eine Retraumatisierung oder kurzfristige Panik auslösen. Unter ärztlicher oder psychologischer Aufsicht können hyperventilatorische Atemformen als ein Bestandteil umfassender therapeutischer Interventionen eine wirkungsvolle Hilfe zur Traumaverarbeitung darstellen. Hyperventilatorische Atmung bei PTBS sollte jedoch ausschließlich durch professionell ausgebildetes Personal angeleitet werden.

Hyperventilation bei körperlichen Problemen und Erkrankungen

Neben psychischen Kontraindikationen gibt es auch physische. Von hyperventilatorischer Atempraxis wird abgeraten, wenn eine epileptische Störung vorliegt. Praktiken wie die Stoßatmung können über die Hyperventilation Krämpfe auslösen und die Epilepsie verstärken. Auch bei Erkrankungen wie Herz- oder Schlaganfall, Aneurysma, Arteriosklerose, Bluthochdruck, nach einer kürzlich stattgefundenen Operation, bei Ohrenleiden (z. B. Ohrensausen, Flüssigkeit in den Ohren), Augenleiden (z. B. Glaukom, Netzhautablösung), einem Lungenemphysem, Schwindel, Drehschwindel, Lungen- und Herzerkrankungen, Entzündungen im Kopf, Brust- oder Bauchraum sowie nach Operationen und Brüchen im Bauchraum ist Hyperventilation aus medizinischer Sicht nicht zu empfehlen. Ferner sollen Menschen, die unter Asthma, Migräne oder Osteoporose leiden, keine hyperventilatorischen Atemtechniken praktizieren[374]. Sollte es zu den in Tabelle 6 dargestellten Beschwerden kommen, ist die Praxis der Hyperventilation abzubrechen.

Hyperventilatorische Atemtechniken in der Schwangerschaft

Während der Schwangerschaft sollten Atemtechniken wie Stoßatmung nicht praktiziert werden. Alle Atemtechniken, die mit einer Anspannung oder Kontraktion der Muskulatur im Bauchraum einhergehen, sind während der Schwangerschaft kontraindiziert und sollten nicht praktiziert werden. Die rhythmische Stoßbewegung und die Veränderung im Säure-Basen-Gleichgewicht des Blutes durch das verstärkte Abatmen von CO_2 sind während der Schwangerschaft nicht zu empfehlen. Der verursachte Schwindel kann außerdem dazu führen, dass Schwangere das Gleichgewicht verlieren, fallen und sowohl sich selbst als auch das ungeborene Kind in Gefahr bringen. Während dieser besonderen neun Monate ist es wichtig, auf andere sanfte Atemmethoden wie die Resonanzatmung oder die Wechselatmung auszuweichen.

Vorsicht: Hyperventilatorisch wirkende Atemtechniken dürfen bei schweren körperlichen und psychischen Erkrankungen und in der Schwangerschaft nicht praktiziert werden.

Sollten während der Praxis folgende Beschwerden bei Ihnen auftreten, beenden Sie bitte umgehend die Übung und konsultieren Sie im Zweifelsfall Ihren Arzt oder Psychotherapeuten:

Tabelle 6

Nebenwirkungen einer (zu) starken Hyperventilation[5]

Neuromuskuläre Ebene	Parästhesien (Kribbeln, „Ameisenlaufen"), Gefühllosigkeit, Muskelschmerzen, Zittern, Verkrampfungen der Hände (sogenannte „Pfötchenstellung"), Kribbeln um den Mund herum mit einer Zuspitzung der Lippen
Zerebrale (das Gehirn betreffende) Ebene	Sehstörungen, Ohrenrauschen, Ohnmacht, Benommenheit, Kopfschmerzen, Schwindel
Vegetative Ebene	Müdigkeit und Schläfrigkeit, Störungen der Konzentration, kalte Hände und Füße als Folge einer Veränderung der Durchblutung, Schwitzen, Harndrang, Vergesslichkeit
Psychische Ebene	das Gefühl, „auf Wolken zu gehen", ein Unwirklichkeitsgefühl, Bewusstseinsstörungen, veränderte Bewusstseinszustände, Angst und Panik, Euphorie
Thorakale (zum Brustraum gehörende) Ebene	Druckgefühl auf Herz und Brust, Herzschmerzen, Herzrasen, Atemnot und das Gefühl, nicht richtig atmen zu können, Husten, Aufstoßen

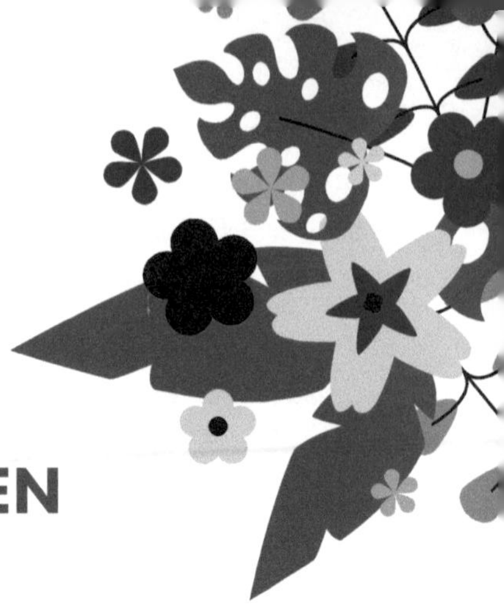

15 SING- UND SUMMVARIANTEN

Die Atmung und die Stimme beeinflussen sich gegenseitig. Wie das Sprechen ist auch das Singen unmittelbar an den Luftstrom gebunden, der beim Ausatmen den Körper verlässt. Die Atmung kann auch ohne Tonproduktion vonstattengehen. Jeder Ton ist hingegen auf die Atmung angewiesen. Es gibt einen direkten Zusammenhang zwischen dem Zustand der Atemmuskulatur und der Fähigkeit, Laute zu erzeugen. Wenn Töne erzeugt werden, müssen unterschiedliche Atemmuskeln aktiviert werden und unter bestimmten Spannungsbedingungen zum Einsatz kommen, um die Luft kontrolliert aus den Lungen zu bewegen. Auch die Spannung im Rachen (Pharynx) und Kehlkopf (Larynx) verändert sich, wenn wir sprechen oder singen, und bildet einen zusätzlichen mechanischen Reiz. Der eigentliche Ton kommt durch den Luftstrom zustande, der durch die kontrahierten (angespannten) Stimmbänder strömt. Ist der Atemapparat rein mechanisch nicht in der Lage, die Ausatemluft ausreichend zu bewegen und die beim Lauterzeugen entstandenen Widerstände zu überwinden, wird kein vernünftiger Ton entstehen können. Auch Emotionen, wie Stress, Angst, Trauer oder Freude etc., bilden sich sofort in der Stimmlage und Tonhöhe ab. Deswegen lässt sich aus der Art, wie wir sprechen, singen, schreien, lachen oder summen, auf unseren Gesundheitszustand schließen[12]. Über das Singen an sich existieren bereits zahlreiche Bücher und auch bei Sängern ist Atempraxis als Methode, die Stimme zu verbessern und zu erhalten, bekannt. In seinem Buch „Dr. Breath“ beschreibt Carl Stough (siehe S. 21) technische Fortschritte und musikalische Erfolge, die er in der Arbeit mit Sängern durch den Einsatz der Atemkoordination erreichen konnte[12]. Selbst bei Athleten, mit denen er zur Leistungssteigerung arbeitete, veränderte sich als Nebeneffekt der stimmliche Ausdruck nach der Praxis der Atemkoordination. Innerhalb dieser Praxis bildet die koordinierte Erzeugung von Tönen einen wichtigen Baustein[12]. Insbesondere die Stärkung des Zwerchfells scheint die Sprech- und Gesangsqualität zu verbessern. Gleichzeitig trägt das Summen oder Singen zur Entwicklung der individuellen Atemmuster bei. Die längere Ausatmung bei gleichzeitiger Tonerzeugung beim Singen oder Summen verbessert durch die aktive Muskelarbeit die Strukur und Funktion der Atemmuskulatur und erhöht so die Atemeffizienz und rückwirkend die Tonproduktion im Alltag. Babys schreien nicht nur, um auf sich aufmerksam zu machen. Sie trainieren durch das Schreien auch ihren Atemapparat, insbesondere ihr Zwerchfell und ihre Atemmuskulatur, wodurch sich die Lungenkapazität und -belüftung verbessert[370]. Der erste mittels Luft produzierte Schrei beim Säugling hat dabei eine besondere Bedeutung. Dieser fundamentale und wichtige physiologische Vorgang hilft dem Neugeborenen, Fruchtwasser und Schleim auszustossen. Denn bereits im Mutterleib praktizieren Ungeborene Atembewegungen, indem sie Fruchtwasser in die Atemwege einziehen und wieder herauspressen. Der erste Schrei ist entscheidend dafür, dass die Atemwege frei werden und dass sich die Lunge der Babys normal entfaltet. Dieser Schrei zeugt auch von der Anpassung des Babys an die neue Umwelt und hilft bei der Umstellung von Fruchtwasser auf Luftatmung.

Das Erzeugen von Tönen hat außer der Muskelentwicklung beim Baby und der musikalischen Komponente zahlreiche weitere Vorteile. Das Hören des Tones aktiviert den Mittelohrmuskel und die Muskulatur in der Mundhöhle, wodurch die Gesichtsmuskulatur und der Nervus Trigeminus, der „Fühlnerv“, besser kontrolliert werden können. Auch die gestreifte Muskulatur des Kopfes wird durch das Singen stimuliert[66]. Das Hören der selbst erzeugten Musik erhöht den Tonus im Ohrmuskel und verstärkt die Fähigkeit, Hintergrundgeräusche auszublenden.

Zudem werden die Stimme und das Gesicht durch den ventralen Vagus (siehe S. 104) gesteuert. Er ist im Hirnstamm mit den Bereichen verbunden, die die Gesichtsmuskeln kontrollieren. Er sorgt auch dafür, dass wir der Stimme unseres Gegenübers Aufmerksamkeit schenken und als Folge in sozialen Konversationen anderen zuhören können[25 64]. Wenn wir singen, verändern sich durch den Vagus-Einfluss die Anspannung im Gesicht und der Gesichtsausdruck. Die Tonerzeugung, die längere Ausatmung und das Lauschen der Musik sind bewusste Aktionen. Über die Kontrolle des Bewusstseins aktivieren sie den Vagusnerv noch zusätzlich und fördern die körperliche und mentale Erholung. Der Vagus-Einfluss kommt in der Herzratenvariabilität zum Ausdruck, die durch Singen zunimmt. Atemvariationen, die das Singen oder Summen nutzen, um die Gesundheit positiv zu beeinflussen, finden sich sowohl bei Konstantin Buteyko und Carl Stough als auch in antiken Traditionen wie dem Yoga (OM-Atmung, Bhramari). Sie bergen zahlreiche positive Effekte für die körperliche und die psychische Gesundheit[371] [372]. Eine intensive Auseinandersetzung mit diesen Praktiken in diesem Buch würde den inhaltlichen Rahmen dieses Buches sprengen. Eine Übersicht über die positiven Effekte dieser Praktiken ist in Tabelle 7 zusammengestellt.

Tabelle 7

Positive Effekte von Sing- und Summvariationen

Endokrines System	Respiratorisches System	Zentrales Nervensystem	Autonomes Nervensystem	Emotion/ Kognition
Abnahme der Insulinresistenz	Größere Vitalkapazität	Abnahme der peripheren Resistenz	Abnahme des Sympathikotonus	Geringeres Stressempfinden, erhöhte Stresstoleranz
Abnahme im Serum Cholesterol (LDL, VLDL)	Verringerung des Totraums (Atemraum ohne Gasuastausch)	Abnahme der Herzrate	Zunahme des Parasympathikotonus	Verbesserung der Konzentration und des Gedächtnisses
	Verbesserung der Ventilation-Perfusion-Ratio	Abnahme des Blutdrucks		Entspannter mentaler Zustand
	Bessere Sauerstoffversorgung des Blutes			Bessere soziale Interaktion
				Zunahme an GABA
				Abnahme der Stresshormone

16

REFLEXION: „ICH ATME, ALSO BIN ICH?“

JA!
Denn keiner von uns würde *sein*, ohne zu atmen.
Atmung wirkt auf alle körperlichen und psychischen Variablen ein. Mit jeder bewussten oder unbewussten Veränderung der Atemfrequenz und -tiefe verändern sich sofort der pH-Wert und der innere Zustand in jeder Zelle des gesamten Organismus. Jede Veränderung im Atemrhythmus hinterlässt dabei eine andere Spur im Gehirn und im Nervensystem und beeinflusst auf eine andere Art unser Fühlen, Denken und Verhalten.

Ich atme, also bin ich.

Denn nur wenn ich angemessen atme, stimuliere ich optimal alle Gehirnfunktionen. Nur wenn mein Gehirn effizient arbeitet, können mein Körper und mein Geist koordiniert zusammenwirken. Nur wenn mein Körper und mein Geist gut (zusammen-)arbeiten, bin ich in der Lage, meine körperlichen und mentalen Impulse und meine Emotionen zu kontrollieren, vernünftig zu denken und der Situation angebracht zu handeln.

Atempraxis bewirkt keine Wunder, kann aber Veränderung fördern

Die Veränderungen, die mit der Atempraxis einhergeht, verläuft nicht linear (siehe Abb. 25). Es ist vielmehr ein (lebenslanger) Weg voller Höhen und Tiefen. Wir werden nicht etwa eines Morgens wach und unser Wahrnehmen, Fühlen, Denken und Verhalten hat sich über Nacht völlig verändert. Der modifizierende Effekt der Atempraxis ist an Disziplin und tägliches Üben von 30 bis 60 Minuten gebunden. Wird nicht regelmäßig praktiziert, können die festgelegten Ziele (zum Beispiel mehr Konzentration und Impulskontrolle) nur langsam erzielt oder gar nicht erreicht werden. Sprich: wenn wir nichts verändern, verändert sich nichts. Die festgefahrenen inneren und äußeren Reaktionen sind gegenüber Veränderungen sehr robust und ihre Beeinflussung ist an die Eigeninitiative gebunden. Das Nervensystem hat als lebenslange Anpassungsstrategie bestimmte Reiz-Reaktions-Schemata erlernt, die ihm viele Jahre geholfen haben, in bestimmten Situationen bestmöglich zu funktionieren und zu überleben[66 68]. Es ist nicht bereit, auf diese Schutzmechanismen von heute auf morgen zu verzichten.

So werden zum Beispiel Menschen, die in ihrer Kindheit und Jugend Abwertungen und permanenter Kritik ausgesetzt waren, nur langsam „neuronal lernen“ und innerlich begreifen, dass die Gefahr vorbei ist und sie sich nicht mehr durch Rechtfertigungen wehren müssen.

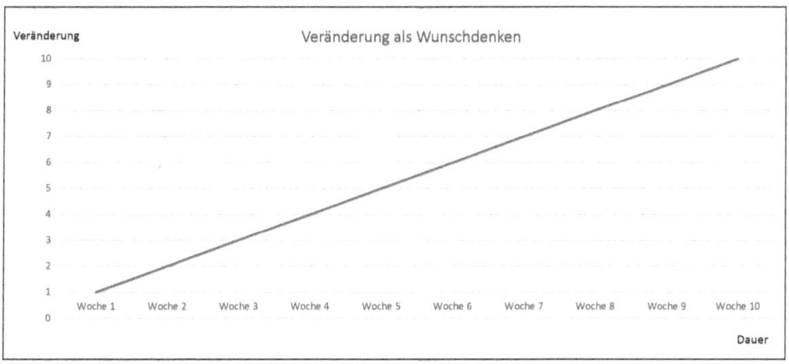

Abbildung 25: Persönlichkeitsentwicklung als Wunschdenken

Wenden wir nun die sechs Säulen der Atempraxis auf das obige Beispiel an: Die technisch korrekte Praxis (Säule sechs, siehe S. 141) setzt den neuronalen Impuls und unterstützt das Nervensystem durch korrekte Technik dabei umzulernen. Die Psychoedukation (Säule fünf, siehe S. 138) hilft zu verstehen, wie Atempraxis dem Körper und dem Nervensystem helfen kann, aus dem Verteidigungskreislauf auszusteigen. Achtsamkeit und Meditation (Säule vier, siehe S. 121) schulen die Wahrnehmung und lehren zu spüren, wann das System dabei ist, in Reaktionsweisen zu rutschen, die nicht mehr angebracht sind, da keine Gefahr mehr herrscht. Die Praxis der Interozeption (Säule drei, siehe S. 114), soll helfen, körperliche Signale wie Herzschlag, Atemmuster, Hautbeschaffenheit (feucht, trocken, warm oder kalt) besser zu spüren, und die Fähigkeit fördern, die inneren Prozesse, die

die emotionalen Reaktionen verursachen, rechtzeitig zu erkennen und ggf. zu regulieren. In dem vorgestellten Beispiel hat Interozeption einhergehend mit Achtsamkeit zum Ziel, die Reaktion der Abwehr und den Impuls, sich zu rechtfertigen, wahrzunehmen und mithilfe von Bewusstsein zu hemmen, sodass es zu keiner Rechtfertigung kommt. Ohne Intention (Säule eins, siehe S. 109), Praxis und Disziplin ist ein solch komplizierter neuronaler Umbau nicht möglich. Schaffen wir es, den sprichwörtlichen inneren Schweinehund zu besiegen und die inneren Hindernisse wie zum Beispiel unsere Gedanken, die immer Affekte und Emotionen nach sich ziehen, durch gezielte Aufmerksamkeit auf die Atmung (Säule zwei, siehe S. 110) besser zu lenken und zu kontrollieren, haben wir einen großen Schritt in Richtung innere Freiheit, Resilienz und allumfassende Gesundheit getan. Zu Beginn wird es schwerfallen, das gewohnte Abwehrverhalten, zum Beispiel Rechtfertigung als Folge von Kritik, abzulegen. Die gefühlten Fortschritte entwickeln sich nicht linear, wie in Abbildung 25 dargestellt, da sich das Gehirn und die autonomen Strukturen nicht gleichmäßig und linear an neue Anforderungen anpassen. Den Verlauf des Veränderungsprozesses können wir uns wie in Abbildung 26 schematisch dargestellt vorstellen. Es ist ein Auf und Ab. Allerdings hat dieses Auf und Ab nur eine Richtung: unsere Gesundheit. Nach und nach wird es uns leichter fallen, den inneren Impulsen standzuhalten. Auf dem Weg dorthin werden wir immer wieder mit den alten unerwünschten Emotionen, Denk- und Verhaltensweisen konfrontiert (abgebildet durch die Zacken nach unten in Abb. 26). Und hier gilt es, nicht aufzugeben. Neue Nervenzellen und Verbindungen, die neues Fühlen, Denken und Verhalten ermöglichen (Zacken nach oben), bilden sich nur langsam aus.

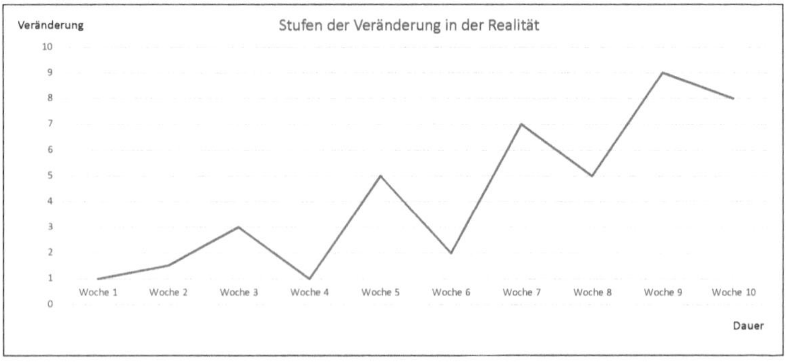

Abbildung 26: Persönlichkeitsentwicklung in der Realität

Ganz besonders wichtig ist es, innerhalb der Praxis und im Alltag auf den „Denker“ aufzupassen. Jeder einzelne Gedanke verursacht eine Emotion und eine messbare Reaktion im zentralen und autonomen Nervensystem und sogar im Herzen. Je mehr Gedanken wir zulassen, desto aufgewühlter ist unser Inneres, umso chaotischer „schwingen wir“. Atempraxis kann helfen, die durch störende Gedanken verursachte innere Unruhe zu lindern, da die Atmung rein physiologisch durch die Anbindung an den Locus coeruleus (siehe S. 111) dazu geeignet ist, Aufmerksamkeitsprozesse zu fördern. Und genau das ist eines der Ziele der Atempraxis: die mentale Aktivität zu senken und dadurch dem Körpersystem zu helfen, in der Gegenwart zu bleiben. Normalerweise ist das Hier und Jetzt nicht gefährlich. Wenn negative, quälende Gedanken immerzu unseren Alltag bestimmen, nimmt der Aufruhr in uns nicht ab und verändert wichtige physiologische Strukturen. Wir werden krank. Der Körper und die Psyche folgen nicht mehr der gewohnten Ordnung, sondern sind durch die Krankheit dereguliert. Die sonst ineinandergreifenden Regelkreise arbeiten nicht mehr zusammen und ein inneres Chaos entsteht. Da der Körper als System funktioniert, ist jede Körperzelle von jeder körperlichen und psychischen Veränderung betroffen. Die Anpassung der Atmung in Frequenz und Tiefe ist eine körperliche Veränderung, die jede Zelle anspricht. Atempraxis kann so dem ganzen Körpersystem helfen, der sympathisch initiierten Erregung rein physiologisch entgegenzuwirken und der Entstehung von Krankheiten vorzubeugen.

Falsch angeleitete Atempraxis kann dem Körper und der Psyche schaden

Deswegen ist es außerordentlich wichtig, bei der Wahl eines Atemkurses (Pranayama-, Buteyko-, Wim-Hof-Kurse etc.) darauf zu achten, dass die Kursleitung über eine fundierte Kenntnis der Atem-Grundlagen verfügt (z. B. Physiotherapeut:innen, Sportwissenschaftler:innen, Ärzt:innen, Heilpraktiker:innen) und über die Gefahren der Praxis Bescheid weiß. Seitdem das Interesse an den Methoden der Atempraxis exponentiell zugenommen hat, gibt es diverse Atemtechniken auf dem Markt. Die Wunder, die sie versprechen, verbreiten sich via TikTok, Facebook oder Instagram rasend schnell im Netz. Vorsicht ist besonders dann geboten, wenn die Praxis eine hyperventilatorische Komponente hat. Der Schaden, den sie anrichten kann, ist ggf. größer als das Heilversprechen. Gut ausgebildete Atemlehrer:innen oder Atemtherapeut:innen klären ausführlich über die Hintergründe und Gefahren der Praxis auf und führen vor Praxisbeginn ein Anamnesegespräch durch, um körperliche und psychische Symptome auszuschließen, die während der Atempraxis zur Gefahr werden können.

Atemziele stärken die Selbstwirksamkeit

Innerhalb der Praxis ist es von Vorteil, kurzzeitige und langzeitige Ziele festzulegen und darauf hinzuarbeiten. Das Erreichen dieser Ziele stärkt die Selbstwirksamkeit der Praktizierenden und lässt sie die Erfahrung machen, dass sie innere Prozesse tatsächlich eigenständig und ohne den Einsatz von Medikamenten verändern können, auch wenn dies langsam vonstattengeht. Die höhere Selbstwirksamkeitserwartung hat positive Folgen für den Alltag und verhilft zu mehr Vertrauen in die eigenen Kapazitäten. Das wiederum stärkt die Motivation zur Praxis, fördert die sich selbst auferlegte Disziplin und verbessert das Prozessergebnis. Da jeder Körper und jedes Nervensystem anders auf die Atempraxis und die damit einhergehenden biophysiologischen Anpassungsmechanismen reagiert, ist es schwierig vorauszusagen, wie lange es dauert, bis sich die ersten wahrnehmbaren Erfolge erleben lassen. Es kann jedoch davon ausgegangen werden, dass die erste gesundheitsfördernde Wirkung der Atmung bei einer täglichen Praxis von 30 bis 60 Minuten bei den meisten Praktizierenden nach etwa zwei bis drei Monaten auftritt.

ZUM ABSCHLUSS

Tabellenverzeichnis

Tabelle 1: Exekutive Funktionen ... 68
Tabelle 2: Neurotransmitter und Hormone und ihre Funktion im Nervensystem ... 76
Tabelle 3: Atemgrößen ... 150
Tabelle 4: Erfolge der Atemtherapie bei Magen- und Darmerkrankungen ... 170
Tabelle 5: Erfolge der Atemtherapie bei begleitenden Symptomen ... 171
Tabelle 6: Nebenwirkungen einer (zu) starken Hyperventilation ... 251
Tabelle 7: Positive Effekte von Sing- und Summvariationen ... 255
Tabelle 8: Einfluss einseitiger Nasenatmung auf die Gehirndurchblutung nach Singh et al., 2016 ... 198
Tabelle 9: Gehirnwellen und ihre Bedeutung ... 217

Abbildungsverzeichnis

Abbildung 1: Resilienzfenster nach Mitzinger ... 27
Abbildung 2: Die Atemtriade ... 34
Abbildung 3: Lunge ... 35
Abbildung 4: Diaphragma ... 37
Abbildung 5: Das Herz ... 38
Abbildung 6: Herz und Lunge ... 41
Abbildung 7: Herzschlag eines gesunden Herzens ... 44
Abbildung 8: Herzschlag eines ungesunden Herzens ... 44
Abbildung 9: Die drei Schichten des Gehirns ... 54
Abbildung 10: Limbisches System ... 59
Abbildung 11: Nervenzelle ... 83
Abbildung 12: Nervensystem ... 85
Abbildung 13: Stressreaktion ... 93
Abbildung 14: Top-down- und Bottom-up-Verarbeitung ... 99
Abbildung 15: Rolle der Atmung in der Top-down- und Bottom-up-Verarbeitung ... 101

Abbildung 16: Neuronale Plattformen nach Porges (2007) 103
Abbildung 17: Atmung und die neuronalen Plattformen VV – DV – Sympathikus...... 107
Abbildung 18: Die sechs Säulen der Atempraxis........ 108
Abbildung 19: Ein- und Ausatmung........ 152
Abbildung 20: Sympathikus und Parasympathikus bei tiefer Atmung nach Seals et al., (1990) 158
Abbildung 21: Aufbau der Nase........ 189
Abbildung 22: Nasennebenhöhlen........ 190
Abbildung 23: Nasenschleimhaut........ 192
Abbildung 24: Wechselatmung – Handposition 201
Abbildung 25: Persönlichkeitsentwicklung als Wunschdenken........ 257
Abbildung 26: Persönlichkeitsentwicklung in der Realität........ 258

Praxisverzeichnis

Praxis 1: Die Atmung im Alltag bewusst beobachten........ 113
Praxis 2: Atembeobachtung: Kurzform (2 bis 5 Minuten) 134
Praxis 3: Atembeobachtung: Langform (30 bis 45 Minuten) 135
Praxis 4: Atemräume wahrnehmen 154
Praxis 5: Tiefe Einatmung........ 159
Praxis 6: Aktives Ausatmen: 4 Sekunden ein – 7 Sekunden aus 164
Praxis 7: Resonanzatmung........ 167
Praxis 8: Tiefe Ein- und Ausatmung........ 176
Praxis 9: Selbsterfahrung: Fünf Minuten Mundatmung........ 186
Praxis 10: Beobachtung und Vertiefung der Nasenatmung........ 195
Praxis 11: Atmung durch das rechte Nasenloch........ 202
Praxis 12: Atmung durch das linke Nasenloch 207
Praxis 13: Wechselatmung........ 210
Praxis 14: Luftanhalten nach dem Einatmen........ 230
Praxis 15: Luftanhalten nach dem Ausatmen 232
Praxis 16: Atempausen nach dem Ein- und Ausatmen........ 235
Praxis 17: Stoßatmung........ 244
Praxis 18: Stoßatmung mit Apnoe 245

Abkürzungsverzeichnis

ACC	anteriorer cingulärer Cortex
AD(H)S	Aufmerksamkeitsdefizit-/ Hyperaktivitätsstörung
AMV	Atemminutenvolumen
ANS	autonome Nervensystem
AR	Atemrate
ARV	Atemratenvariabilität
AV-Knoten	Atrioventrikularknoten
AZV	Atemzugvolumen
CO_2	Kohlenstoffdioxid
DMN	Default-Mode-Netzwerk
DNA	Desoxyribonukleinsäure
DV	dorsaler Vagus
EEG	Elektroenzephalografie
EKG	Elektrokardiogramm
ENS	enterische Nervensystem
ERV	exspiratorische Reservevolumen
fMRT	funktionelle Magnetresonanztomographie
FRK	funktionelle Residualkapazität
GABA	Gamma-Aminobuttersäure
HEPs	Herzschlag-evozierte Potenziale
HRV	Herzratenvariabilität
IAP	intraabdominaler Druck
IK	inspiratorische Kapazität
IQ	Intelligenzquotient
IRV	inspiratorisches Reservevolumen
LC	Locus Coeruleus
mmHG	Millimeter-Quecksilbersäule
MAP	mittlerer arterieller Druck (Mean Arterial Pressure)
NALT	Nasen-assoziiertes lymphatisches Gewebe
NO	Stickstoffmonoxid
NS	Nervensystem
O_2	Sauerstoff
PFK	Präfrontaler Kortex
SN	Salienz-Netzwerk
ZEN	Zentrales Exekutives Netzwerk

Literaturverzeichnis

1 Damasio, A. R. (2007). Descartes Irrtum. List: Berlin.

2 Mallinson, J. & Singleton, M. (2017). Roots of Yoga. Penguin: UK/ Canada.

3 Sullivan, M., Erb, M., Schmalzl, L. et al., (2018). Yoga Therapy and Polyvagal Theory: The Convergence of Traditional Wisdom and Contemporary Neuroscience for self-Regulation and Resilience. Frontiers in Human Neuroscience, 12 (67). 1–15.

4 Palos, S. (1963). Chinesische Heilkunst: Rückbesinnung auf eine grosse Tradition. Delp: München.

5 Sassinek, T. (2011). Effekte langanhaltender, willkürlicher Hyperventilation auf Blutgase, Hirnperfusion und Bewusstsein: Eine funktionelle Magnetresonanztomographie-Studie mit Arterial-Spin-Labeling-Technik. Inauguraldissertation der Justus-Liebig-Universität Gießen.

6 Gandevia, B. (1979). The breath of life: An essay on the earliest history of respiration. Part 1. The Australian Journal of Physiotherapy, 16(1). 5–11.

7 Schipperges, H. (1972). Hildegard von Bingen. Der Mensch in Verantwortung. Das Buch der Lebensverdienste (Liber vitae meritorum). Otto Müller Verlag GmbH: Salzburg.

8 Iyenger, B. K. S. (2010). Licht auf Yoga. Bart O. W.: München.

9 Benson, H., Lehmann, J. W., Malhota, M. S. et al., (1982). Body temperature changes during the practice of g Tum-mo yoga. Nature, 295. 234–236.

10 Kneipp, S. (1889). So sollt ihr leben! Winke und Rathschläge für Gesunde und Kranke zu einer einfachen, vernünftigen Lebensweise und einer naturgemäßen Heilmethode. Kösel Verlag: Kempten.

11 Bischof, S. (2007). Atem Wege: Arbeitsgebiete der Atemtherapie. Indikationen und Fallbeispiele. Books on demand.

12 Stough, C. (1981). Dr. Breath- the story of breath coordination. Stough Institute: New York.

13 Almahayani, O. & Hammond, L. (2024). Does the Wim Hof Method have a beneficial impact on physiological and psychological outcomes in healthy and non-healthy participants? A systematic review. PLoS ONE, 19(3). 1–19.

14 Aachener Zeitung (2023): https://www.aachener-zeitung.de/region-nrw/niederlande/sittarder-eismann-wim-hof-auf-67-millionen-us-dollar-verklagt/3753691.html

15 Scott, C. (2024). Public Wim Hof Method Deaths and Incident Reports. Letzte Ansicht: März 2025: https://docs.google.com/spreadsheets/d/1Kq4JvfC8IP7Fz8l_dyf4CuD4gZxpYv6HJEjcXyLOSUk/edit?gid=0#gid=0

16 Aurel, M. (2023). Selbstbetrachtungen. Reclam Taschenbuch: Ditzingen.

17 Sisto, A., Vicinanza, F. & Campanozzi, L.- L. et al., (2019). Towards a Transversal Definition of Psychological Resilience: A Literature Review. Medicina, 55. 1–22.

18 Mitzinger, D. (2018). Der Pranayama Effekt in der Trauma-Arbeit. Junfermann: Pardeborn.

19 Novotny, S., & Kravitz, L. (2007). The science of breathing. IDEA Fitness Journal, 4(2), 36–43.

20 Eccles, R. (2009). The nose and control of nasal airflow. In: Adkinson N., Bochner B., Burks A. et al. (Hrsg). Middleton's Allergy, Principles and Practice. Mosby: Philadelphia.

21 Koehler, M., Goubeaud, O. & Hildebrandt, A. K.et al., (2011). Geschichte des Sauerstoffs – von der Entdeckung bis zur medizinischen Anwendung. Pneumologie, 65. 736–741.

22 Meerman, R. & Brown, A. J. (2014). When somebody loses weight, where does the fat go? BMJ, 349. 1–4.

23 Herculano-Houzel, S. (2011). Scaling of brain metabolism with fixed energy budget per neuron: Implications for neuronal activity, plasticity and evolution. PLoS ONE, 6 (3). 1–9.

24 MacKinnon, S., Gevirtz, R. & McCraty, R. et al., (2013). Utilizing Heartbeat Evoked Potentials to Identify Cardiac Regulation of Vagal Afferents During Emotion and Resonant Breathing. Appl Psychophysiol Biofeedback, 38. 241–255.

25 Porges, S. (2007). The Poly Vagal Perspective. Biol. Psychol. 74(2). 116–143.

26 Rost, R. (2001) Lehrbuch der Sportmedizin.Deutscher Ärzte Verlag: Köln.

27 Windisch, W., Schönhofer, B. & Magnet, F. S. et al., (2016). Diagnostik und Therapie der gestörten Zwerchfellfunktion Diagnosis and Treatment of Diaphragmatic Dysfunction. Fort- und Weiterbildung, 70. 454–461.

28 Muñoz, R. & Vásquez, B. (2017). Diafragma: Trayectoria Histórica del Término y de sus Descripciones Anatómica y Funcional. Int. J. Morphol., 34(5). 1614–1622.

29 Preßler, A. (2022). Kapitel 4. Herzkreislauf. In: Brauer, T., Müller, J. & Beinert, K. (Hrsg). Sportwissenschaft. Elsevier: Urban Fischer Verlag: München.

30 Bilman, G. E. (2011). Heart-Rate variability – a historical perspective. Frontiers in Physiology, 2(86). 1–13.

31 Wenckenbach, K. F. (1927). Die unregelmäßige Herztätigkeit. Wilhelm Engelmann Verlag: Leipzig.

32 Fouradoulas, M., von Känel, R. & Schmid, J.-P. (2019). Herzfrequenzvariabilität Stand der Forschung und klinische Anwendbarkeit. Mini-Review. Praxis, 108(7). 461–468.

33 Beauchaine, T. P. (2015). Respiratory Sinus Arrhythmia: A Transdiagnostic Biomarker of Emotion Dysregulation and Psychopathology. Curr Opin Psychol. 3. 43–47.

34 Shaffer, F., McCraty, R. & Zerr, Ch. L. (2014). A healthy heart is not a metronome: an integrative review of the heart's anatomy and heart rate variability. Frontiers in human neuroscience, 5. 1–19.

35 Rahal, D., Bower, J. E., Irwin, R. M. et al., (2023). Resting respiratory sinus arrhythmia is related to emotion reactivity to social-evaluative stress. Journal of affective disorders, 320(1), 725–734.

36 Thayer, J. F., Ahs, F., Fredrikson, M. et al., (2012). A meta-analysis of heart rate variability and neuroimaging studies: Implications for heart rate variability as a marker of stress and health. Neuroscience and Biobehavioral Reviews, 36, 747–756.

37 Hon, E. H. & Lee, S. T. (1965). Electroniic evaluations of the fetal heart rate patterns preceding fetal death: Further observartions. American Journal of Obsteteristics and Gynecology, 87. 814–826.

38 Shaffer, F., Meehan, Z. M. & Zerr, Ch. L. (2020). A Critical Review of Ultra-Short-Term Heart Rate Variability Norms Research. Frontiers in Neuroscience, 14. 1–11.

39 Sammito, S. & Böckelmann, I. (2015). Analysis of heart rate variability. Mathematical description and practical application. Herz, 1. 76–84.

40 Beda, A., Simpson, D. M. & Carvalho, N. et al., (2014). Low-frequency heart rate variability is related to the breath-to-breath variability in the respiratory pattern. Psychophysiology, 51. 197–205.

41 Hollmann, W. (1999). Vor 40 Jahren: ventilatorische und Laktatschwelle – wie es dazu kam. Deutsche Zeitschrift für Sportmedizin, 50 (10), 323–326.

42 Nickel, A. (1992). Experimentelle Untersuchungen und kritische Analyse des Punktes der optimalen Wirkung der Atmung (POW) nach Hollmann und seine Beziehungen zur 4-MMOL/L - Laktatschwelle. Federal Institute of Sport Science.

43 Druschky, K. Lorenz, J. & Druschky, A. (2020). Effects of respiratory rate on heart rate variability in neurologic outpatients with epilepsies or migraine: A Preliminary study. Med Princ Pract., 29. 318–325.

44 Balogh, A. L., Sudy, R. & Petak, F. et al., (2022). Sevoflurane and hypercapnia blunt the physiological variability of spontaneous breathing: A comparative interventional study. Frontiers in Physiology, 13. 1–10.

45 Song, H. S. & Lehrer, P. M. (2003). The Effects of Specific Respiratory Rates on Heart Rate and Heart Rate Variability. Applied Psychophysiology and Biofeedback, 28(1). 13–23.

46 Jerath, R., Crawford, M. W. & Barnes, V. A. et al., (2014). Widespread depolarisation during expiration: A source of respiratory drive? Medical Hypothesis. 1–7.

47 Jerath, R., Crawford, M. W. & Barnes, V. A. et al., (2015). Self-Regulation of Breathing as a Primary Treatment for Anxiety. Appl Psychophysiol Biofeedback. 1–9.

48 Malliani, A. (1999). The pattern of sympathovagal balance explored in the frequency domain. Physiology, 14(3). 111–117.

49 Armour, A. (2004). Cardiac neuronal hierarchy in health and disease. Am J Physiol Regul Integr Comp Physiol, 287. 262–271.

50 Gainotti, G. (1972). Emotional behaviour and hemispheric side lesions. Kortex, 8. 41–55.

51 Gainotti, G. (1983). Laterality of affect. The emotional behaviour of right and left brain-damaged patients. In M. S. Myslobodsky (Hrgs.): Hemisyndromes: Psychobiology, Neurology, Psychiatry, S. 175–192. Academic Press: New York.

52 Gainotti, G. (1989). The meaning of emotional disturbances resulting from unilateral brain injury. In G. Gainotti & C. Caltagirone (Hrsg.), Emotions and the Dual Brain. 147–167. Springer-Verlag: Berlin.

53 Gainotti, G. (2001). Components and levels of emotion disrupted in patients with unilateral brain damage. In Boller, F. & Grafman, J. (Hrsg.), Handbook of neuropsychology. Amsterdam: Elsevier. 161–180.

54 Fink, A. & Benedek, M. (2019). The Neuroscience of Creativity. Neuroforum, 25(4). 231–240.

55 Levitin, D. J. (2007). This Is Your Brain on Music: The Science of a Human Obsession. Neuauflage. Penguin Publishing Group: UK.

56 Gazzaniga, M. S. (2018). The Consciousness Instinct: Unraveling the Mystery of How the Brain Makes the Mind. Farrar, Straus and Giroux: New York.

57 Davidson, R. J. (1998). Anterior electrophysiological asymmetries, emotion, and depression: Conceptual and methodological conundrums. Psychophysiology, 35. 607–614.

58 Karnath, H.-O. & Their, P. (2006). Neuropsychologie. Springer: Heidelberg.

59 Craig, A. D. (2005). Forebrain emotional assymetrie: A neuroanatomical basis? Trends in cognitive Science, 9 (12). 566–571.

60 Davidson, R. J., Kabat-Zinn, J. & Schumacher, J., et al., (2003). Alterations in brain and immune function produced by mindfulness meditation. Psychosomatic Medicine, 65. 564–570.

61 Singh, K., Bhargav, H. & Srinivasan T. M. (2016). Effect of uninostril yoga breathing on brain hemodynamics: A functional near-infrared spectroscopy study. International Journal of Yoga, 9(1). 12–19.

62 MacLean, P. D. (1952). Some psychiatric implications of physiological studies on frontotemporal portion of limbic system (visceral brain). Electroencephalography and Clinical Neurophysiology, 4(4). 407–418.

63 MacLean, P. D. (1990). The Triune Brain in Evolution: Role in Paleocerebral Functions. Springer Science & Business Media: Luxemburg.

64 Porges, S. (2021). Die Polyvagal-Theorie und die Suche nach Sicherheit. Traumabehandlung, soziales Engagement und Bindung. G.P. Probst Verlag: Lichtenau/ Westfalen.

65 Del Negro, C. A., Funk, G. D. & Feldman, J. L. (2018). Breathing matters. Nature Reviews Neuroscience, 19(6). 351–367.

66 Lang, F. & Lang, P. (2007). Basiswissen: Physiologie. Springer: Berlin, Heidelberg.

67 Kandel, E., Schwartz, J. H. & Jessel, T. M. (1995). Neurowissenschaften. Springer Spektrum: Heidelberg.

68 Panksepp, J. (2004). Affective Neuroscience: The Foundations of Human and Animal Emotions. Oxford University Press: Oxford.

69 Davidson, R. J. & McEwen, B. S. (2013). Social influences on the brain. Nat Neurosci.,15(5). 689–695.

70 LeDoux, J. E. (2000). Emotion Circuits in the Brain. Annual Review of Neuroscience, 23. 155–184.

71 Cardinal, R. N., Parkinson, J. A., Hall, J. & Everitt, B. J. (2003). The contribution of the amygdala, nucleus accumbens, and prefrontal Kortex to emotion and motivated behavior. International Congress Series, 1250. 347–370.

72 Pessoa, L. (2008). On the Relationship Between Emotion and Cognition. Nature Reviews Neuroscience., 9(2). 148–158.

73 Pitkänen, A., Savander, V. & LeDoux, J. E., (1997). Organization of intra-amygdaloid circuitries in the rat: an emerging framework for understanding functions of the amygdala. Trends in Neurosciences, 20. 517–523.

74 Gallagher, M. & Holland, P. C. (1994). The amygdala complex: multiple roles in associative learning and attention. Proceedings of the National Academy of Sciences of the United States of America, 91. 71–76.

75 Holland, P. C. & Gallagher, M., (1999). Amygdala circuitry in attentional and representational processes. Trends in Cognitive Sciences, 3. 65–73.

76 Sah, P., Faber, E. S., Lopez, D. A. & Power, J. (2003). The amygdaloid complex: anatomy and physiology. Physiological Reviews, 83. 803–834.

77 Hölzel, B. K., Carmody, J. & Evans, K. C. et al., (2010). Stress reduction correlates with structural changes in the amygdala. Social Cognitive and Affective Neuroscience, 5. 11–17.

78 Desbordes, G., Negi, L. T. & Pace, T. W. et al., (2012). Effects of mindful-attention and compassion meditation training on amygdala response to emotional stimuli in an ordinary, non-meditative state. Front Hum Neurosci, 6(292). 1–15.

79 McEwen, B. S. (1999). Stress and hippocampal plasticity. Annu Rev Neurosci. 22. 1–18.

80 Trepel, M. (2008). Neuroanatomie. Struktur und Funktion (4. Auflage). Elsevier: GmbH: München.

81 Yanovsky, Y., Ciatipis, M. & Draguhn, A. et al., (2014). Slow Oscillations in the Mouse Hippocampus Entrained by Nasal Respiration. Journal of Neuroscience, 34 (17). 5949–5964.

82 Phelps, E. A., Delgado, M. R., Nearing, K. I. & LeDoux, J. E. (2004). Extinction learning in humans: role of the amygdala and vmPFC. Neuron, 43(6). 897–905.

83 McEwen, B. S. & Gianaros, P. J. (2010). Central role of the brain in stress and adaptation: links to socioeconomic status, health, and disease. Ann N Y Acad Sci., 1186. 190–222.

84 Chapman, T., Zand, A. P. & Debrah, E. et al., (2024). Deep brain stimulation of the motor thalamus relieves experimentally induced air hunger. Eur Respir J, 64. 1–13.

85 Ludersa, E., Togaa, A. W., Leporea, N. & Gaserb, C. H. (2009). The underlying anatomical correlates of long-term meditation: Larger hippocampal and frontal volumes of gray matter. NeuroImage, 45(3). 672–678.

86 Hölzel, B. K., Lazar, S. W., Gard, T., Schuman-Olivier, Z., Vago, D. R. & Ott, U. (2011). How does Mindfulness meditation work? Proposing mechanisms of action from a conceptual and neural perspective. Perspectives on Psychological Science, 6. 537–559.

87 Zaccaro, A., Piarulli, A., Laurino, M. et al., (2018). How Breath-control can change your life: A systematic review on psychophysiological correlates of slow breathing. Frontiers in human neuroscience, 12. 1–16.

88 Portas, C. M., Rees, G. & Howseman, A. M. et al., (1998). A specific role for the thalamus in mediating the interaction of attention and arousal in humans. J Neurosci., 18(21). 1–11.

89 Llinás, R., Ribary, U., Contreras, D & Pedroarena, C. (1998). The neuronal basis for consciousness. Philos Trans R Soc Lond B Biol Sci., 353(1377). 1841–1849.

90 Pritzel, M., Brand, M. & Markowitsch, H. J. (2003). Gehirn und Verhalten – Ein Grundkurs der physiologischen Psychologie. Springer Spektrum: Heidelberg.

91 Shackman, A. J., Salomons, T. V. & Slagter, H. A. et al. (2011). The integration of negative affect, pain, and cognitive control in the cingulate cortex. Nature Reviews Neuroscience, 12(3). 154–167.

92 Critchley, H. D. & Harrison, N. A. (2013). Visceral influences on brain and behavior. Neuron, 77(4). 624–38.

93 Devinsky, O., Morell, M. J. & Vogt, B. A. (1995). Contributions of anterior cingulate Kortex to behaviour. Brain, 118(1). 279–306.

94 Holton, P. Huang, Y. & Bahuri, N. F. A. (2021). Differential responses to breath-holding, voluntary deep breathing and hypercapnia in left and rightelia dorsal anterior cingulate. Experimental Physiology, 106. 726–735.

95 Farb, N. A. S., Zuo, Z. & Price, C. J. (2023). Interoceptive Awareness of the Breath Preserves Attention and Language Networks amidst Widespread Cortical Deactivation: A Within-Participant Neuroimaging Study. eNeuro. 1–18.

96 Posner, M. I. & Petersen, S. E. (1990). The attention system of the human brain. Annual Review of Neuroscience, 13(1). 25–42.

97 McCormick, L. M., Ziebell, S. & Nopoulos, P. et al., (2006). Anterior cingulate Kortex: an MRI-based parcellation method. Neuroimage, 32(3). 1167–1175.

98 Bush, G., Luu, P. & Posner, M. I. (2000). Cognitive and emotional influences in anterior cingulate Kortex. Trends Cognitive Science, 4(6). 215–222.

99 Zeidan, F., Johnson, S. K. & Diamond, B. J. et al., (2010). Mindfulness meditation and cognitive enhancement: A meta-analysis. Conscious Cogn., 19(2). 597–605.

100 Kandel, E., Schwartz, J. H. & Jessel, T. M. (1995). Neurowissenschaften. Springer Spektrum: Heidelberg.

101 Allen, M., Varga, S. & Heck, D. (2022). Respiratory rhythms of the predictive mind. Psychological Review. Journal of Integrative and Complementary Medicin, 30(9). 878–885.

102 Haier, R. J., Jung, R. E., Yeo, R. A., Head, K. & Alkire, M.-T. (2004). Structural brain variation and general intelligence. NeuroImage, 23 (1). 425–433.

103 Lauterbur. P. C. (1973). Image Formation by Induced Local Interactions: Examples Employing Nuclear Magnetic Resonance. Nature, 242. 190–191

104 Götting, F. N. (2019). Neuronale Netzwerkaktivität im Ruhezustand als Prädiktor für Interferenz-Suszeptibilität. Dissertation, Otto-von-Guericke-Universität Magdeburg.

105 Salimi, M., Ayene, F. & Parsazadegan, T. (2014). Nasal airflow promotes default mode network activity. Respiratory Physiology & Neurobiology, 307. 1–9.

106 Wilson, T. D. (2004). Strangers to Ourselves. Discovering the Adaptive Unconscious. Harvard University Press: London.

107 Bremer, B., Wu, Q. & Alvarez, M. G. M. (2022). Mindfulness meditation increases default mode, salience, and central executive network connectivity. Scientific reports, Nature, 12. 1–15.

108 Doll, A. & Hölzel, B. K. (2015). Mindfulness is associated with intrinsic functional connectivity between default mode and salience networks. Front Hum Neurosci., 9(461). 1–11.

109 Ince, S., Steward, T. & Harrison, B. J. et al., (2023). Subcortical contributions to salience network functioning during negative emotional processing. Neuroimage, 270. 1–11.

110 Tomchek, S. D., & Dunn, W. (2007). Sensory Processing in Children with Autism Spectrum Disorders: A Review of Literature. Am J Occup Ther., 61(2).190–200.

111 Lanius R. A., Frewen P. A. & Tursich M., et al., (2015). Restoring large-scale brain networks in PTSD and related disorders: a proposal for neuroscientifically-informed treatment interventions. Eur J Psychotraumatology, 6. 1–12.

112 Haller, S., Montandon, M. L. & Rodriguez, C. et al., (2022). Wearing a KN95/FFP2 facemask induces subtle yet significant brain functional connectivity modifications restricted to the salience network. European Radiology Experimental. 2–7.

113 Bertocci, M. A., Afriyie-Agyemang, Y. & Rozovsky, R. (2023). Altered patterns of central executive, default mode and salience network activity and connectivity are associated with current and future depression risk in two independent young adult samples. Mol Psychiatry, 28(3). 1046–1056.

114 Rubia K. (2009). The neurobiology of Meditation and its clinical effectiveness in psychiatric disorders. Biological Psychology, 82(1). 1–11.

115 Solberg, E. E., Ekeberg, Ø. & Holen, A. et al. (2004). Hemodynamic Changes during Long Meditation Applied Psychophysiology and Biofeedback, 29(3). 213–221.

116 Shine, J. M., Bissett, P. G. & Bell, P. T. et al., (2016). The Dynamics of Functional Brain Networks: Integrated Network States during Cognitive Task Performance. Neuron, 92(2). 544–554.

117 Zerbi, V., Floriu-Servou, A. & Markicevic, M. et al., (2019). Rapid Reconfiguration of the Functional Connectome after Chemogenetic Locus Coeruleus Activation. Neuron, 103(4). 702–718.

118 Braus, D. F. (2004). Ein Blick ins Gehirn: Moderne Bildgebung in der Psychiatrie. Thieme: Stuttgart.

119 Behrens, R., McGovern, A. E.& Farrell M. J. et al., (2021). Mini Review: Central Organization of Airway Afferent Nerve Circuits. Neuroscience Letters, 7.

120 Lang, H. (2017). Anatomie und Physiologie der Atmung. In: Lang (Hrsg.): Außerklinische Beatmung. Springer: Berlin, Heidelberg.

121 Chen, W. G., Schloesser, D. & Arensdorf, A. M. et al., (2021). The emerging science of Interoception: Sensing, Integrating, Interpreting, and regulating signals within the self. Trends in Neuroscience, 44(1). 3–16.

122 Lorenz, T. A., Harte, C. B., Hamilton, L. D. & Meston, C. M. (2012). Evidence for a curvilinear relationship between sympathetic nervous system activation and women's physiological sexual arousal. Psychophysiology, 49(1). 111–117.

123 Matei, D., Catalina, L. & Ilie, O. et al., (2022). Effects of Exercise Training on the Autonomic Nervous System with a Focus on Anti-Inflammatory and Antioxidants Effects. Antioxidants, 11. 1–34.

124 Jerath, R. & Beveridge, C. (2020). Respiratory Rhythm, Autonomic Modulation, and the Spectrum of Emotions: The Future of Emotion Recognition and Modulation. Frontiers in Psychology, 11. 1–7.

125 Leung, R. S. T., Floras, J. S. & Bradley, D. (2006). Respiratory modulation of the autonomic nervous system during Cheyne-Stokes respiration. Can. J. Physiol. Pharmacol. 84. 61–66.

126 Kop, W. J., Synowski, S. J., Newell, M. E., et al., (2011). Autonomic nervous system reactivity to positive and negative mood induction: The role of acute psychological responses and frontal electrocortical activity. Biological Psychology, 86(3). 230–238.

127 Von Dawns, B. & Heinrichs, M. (2016). Physiologische Stressreaktion. In: Fuchs, R. & Gerber, M (Hrsg.). Handbuch, Stressregulation und Sport. Springer: Berlin, Heidelberg.

128 Alom, M. M., Bhuiyan, N. I., Hossain, M. M. et al., (2011). „Physical training induced resting bradycardia and its association with cardiac autonomic nervous activities." Mymensingh Med J., 20(4). 665–670.

129 Jerath, R., Edry, J. W. & Barnes, V. A. et al., (2006). Physiology of long pranayamic breathing: Neural respiratory elements may provide a mechanism that explains how slow deep breathing shifts the au-tonomic nervous system. Medical Hypothesis, 67(3). 566–571.

130 Wolke, M. (2017). Resilient durch Yoga. Psychische Erkrankungen umfassend behandeln. Junfermann Verlag: Paderborn.

131 Neuhuber, W. L. & Berthoud, H. R. (2021). Functional anatomy of the vagus system - emphasis on the somato-visceral interface. Auton Neurosc, 236. 1–32.

132 Laborde, S., Lentes, T., Hosang, T. J. et al., (2019). Influence of slow-paced breathing on inhibition after physical exertion. Frontiers in Psychology, 10. 1–15.

133 Noble, D. J. & Hochman, S. (2019). Hypothesis: Pulmonary afferent activity patterns during slow, deep breathing contribute to the neural Induction of physiological relaxation. Frontiers in Physiology, 10. 1–17.

134 Laborde, S., Zammit, N., Iskra, M., et al., (2022/2024). The influence of breathing techniques on physical sport performance: A systematic review and meta-analysis. International Review of Sport and Exercise Psychology. Advance online publication. 17(6). 1–56.

135 Brown, J. C., Boat, R., Williams, N. C., & Sharpe, G. R. (2022). The effect of trait self-control on dyspnoea and tolerance to a CO_2 rebreathing challenge in healthy males and females. Physiology & Behavior, 255. 1–9.

136 Van der Kolk, B. A. (2015). Verkörperter Schrecken: Traumaspuren in Gehirn, Geist und Körper und wie man sie heilen kann. Kösel-Verlag: München.

137 Bozler, E. & Burch, B. H. (1951). Role of the Vagus in the control of Respiration. American Journal of Physiology, 166(2). 255–261.

138 Loew, H. L. (2019). Langsamer atmen, besser Leben. Eine Anleitung zur Stressbewältigung. Psychosozial-Verlag: Gießen.

139 Faller, N. (2006). Von Einschränkungen der Atmung bis zu Atemwegserkrankungen. In: Faller, N. (Hrsg.): Atem und Bewegung. Springer: Berlin, Heidelberg.

140 Gard, T., Noble J. J. & Park C. L. et al., (2014). Potentialself regulatorymechanisms of yoga for psychological health. Frontiers in human neuroscience, 8. 1–20.

141 Melnychuk, M.C., Dockree, P. & Conell, R. G. et al., (2018). Coupling of respiration and attention via locus coeruleus: Effects of meditation and pranayama. Psychophysiology, 55(9). 1–17.

142 Craig, A. D. (2002). How do you feel? Interoception: the sense of the physiological condition of the body. Nature Rewiews neuroscience, 3. 655–666.

143 Bernard, C. (1865). Introduction à l'étude de la médecine expérimentale. J.-B. Baillière et Fils: Paris.

144 Cameron, O. (2001). Interoception: The Inside Story—A Model for Psychosomatic Processes. Psychosomatic Medicine, 63. 697–710.

145 Buzsáki, G. (2006). Rhythms of the Brain. Oxford University Press: Oxferd.

146 Garfinkel, S. N., Manassei M. F. & Hamilton-Fletcher, G. et al., (2016). Interoceptive dimensions across cardiacand respiratory axes. Philos Trans R Soc Lond B Biol Sci., 19. 1–10.

147 Wunderli, J. (1968). Über Spinozas Beitrag zur Leib-Seele- Problematik unter Berücksichtigung der Relation zur modernen Psychosomatik. Gesnervus, Swiss Journal of the history of medicine and sciences, 25. 1–13.

148 Descartes, R. (1641). Meditationes de prima philosophia.

149 Cannon, W. (1927). The James-Lange Theory of Emotions: A Critical Examination and an Alternative Theory. The American Journal of Psychology, 39, 1(4). 106–124.

150 James, W. (1884). What is an Emotion? Mind, 9(34). 188–205.

151 Lange, C. (1885). Om Sindsbevægelser: Et psyko-fysiologisk Studie. Jacob Lunds Forlag: Kjobenhavn.

152 Gross, J. J. (2010). Handbook of Emotion Regulation. Guilford Press: London.

153 Damasio, A. (2010). Self Comes to Mind: Constructing the Conscious Brain. Pantheon Books: New York.

154 Damasio, A. R. (2004). Emotions and Feelings: A Neurobiological Perspective. In Manstead, A. S. R., Frijda, N. H. & Fischer, A. (Hrsg.), Feelings and Emotions: The Amsterdam Symposium. Cambridge University Press: Cambridge

155 Mai-Lippold, S. A. (2020). Neuronale Substrate im Wechselspiel von Interozeption, Emotionen und Körperbild. Dissertation, Universität Ulm.

156 Zaccaro, A. Perrucci, M. G., Parrota, e. et al., (2022). Brain-heart interactions are modulated across the respiratory cycle via interoceptive attention. NeuroImage, 262. 1–15.

157 Critchley, H. D. & Garfinkel, S. N. (2017). Interoception & emotion. Current Opinion in Psychology, 17. 7–14.

158 Kabat-Zinn, J., Lipworth, L., & Burney, R. (1985). The clinical use of mindfulness meditation for the self-regulation of chronic pain. Journal of behavioral medicine, 8(2). 163–190.

159 Lazar, S. W., Kerr, C, E. & Wasserman, R. H. et al., (2005). Meditation experience is associated with increased cortical thickness. Neuroreport, 16. 1893–1897.

160 Hölzel, B. K., Carmody, J. & Evans, K. C. et al., (2010). Stress reduction correlates with structural changes in the amygdala. Social Cognitive and Affective Neuroscience, 5. 11–17.

161 Hölzel, B. K., Ott, U., Gard, T., Hempel, H., Weygandt, M., Morgen, K., Pitman, R. K., Lazar, S. W. (2008). Investigation of mindfulness meditation practitioners with vowel- based morphometry. Social Cognitive and Affective Neuroscience, 3. 55–61.

162 Ernst, S., Esch, S. M. & Esch, T. (2009). Die Bedeutung achtsamkeitsbasierter Interventionen in der medizinischen und psychotherapeutischen Versorgung. Forschende Komplementärmedizin, 16. 296–303.

163 Hadjiilieva, K. C. (2025). Mindfulness as a Way of Reducing Automatic Constraints on Thought. Biological Psychiatry: Cognitive Neuroscience and Neuroimaging, 10(4). 393–401.

164 Ellamil, M., Fox, K. C., Dixon, M. L. et al., (2016). Dynamics of neural recruitment surrounding the spontaneous arising of thoughts in experienced mindfulness practitioners. Neuroimage, 136. 186–196.

165 Álvarez, H., Martín, B. M., & Rodríguez, A. M. et al., (2022). Short mindfulness meditation training: does it really reduce perceived stress? Cognitive Processing, 23(4). 559–568.

166 Fuß, H. (2009): Achtsamkeit verändert das Gehirn. Stern-Interview mit Psychologe Ulrich Ott. Stern online, 5.5.2009. Einzusehen unter: http://www.stern.de/panorama wissen/mensch/meditationsforscher-achtsamkeit-veraendert-das-gehirn-3560756.html

167 Thompson, W. F., Schellenberg, E. G. & Husain, G. (2001). Arousal, Mood, and the Mozart Effect. Psychological Science, 12(3). 248–251.

168 Bernardi, L., Porta, C. & Sleight, P. (2005). Cardiovascular, cerebrovascular, and respiratory changes induced by different types of music in musicians and non-musicians: the importance of silence. Heart, 92(4). 445–452.

169 Kirste, I., Nicola, Z., Kronenberg, G. et al., (2015). Is silence golden? Effects of auditory stimuli and their absence on adult hippocampal neurogenesis. Brain Structure and Function, 220(2). 1221–1228.

170 Basner, M., Babisch, W. & Brink, A. et al.,(2014). Auditory and non-auditory effects of noise on health. Lancet, 383(9925). 1325–1332.

171 Stansfeld, S. & Clark, C. (2015). Health Effects of Noise Exposure in Children. Curr Environ Health Rep., 2(2). 171–8.

172 Tang, Y.-Y., Hölzel, B. K. & Posner, M. I. (2015). The neuroscience of mindfulness meditation. Nature Reviews Neuroscience., 16. 213–225.

173 Critchley, H. D., Wiens, S. & Öhman, A. et al., (2004). Neural systems supporting interoceptive awareness. Nature Neuroscience, 7. 189–195.

174 Ott, U. (2013). Yoga für Skeptiker: Ein Neurowissenschaftler erklärt die uralte Weisheitslehre. O. W. Barth Verlag: München.

175 Metzinger, T. (2011). Auf der Suche nach dem Selbst. Tattva Viveka, 47. 24–30.

176 Metzinger, T. (2011). The No-Self Alternative. In: Gallagher, S. (Hrsg.), The Oxford Handbook of the self. Oxford University Press: Oxford. 279–296.

177 Posner, M. I. & Rothbart, M. K. (2007). Research on attention networks as a model for the integration of psychological science. Annual Review of Psychology, 58. 1–23.

178 Hölzel, B. K., Ott, U. & Hempel. H., et al., (2007). Differential engagement of anterior cingulate and adjacent medial frontal cortex in adept meditators and non-meditators. Neuroscience Letters, 421(1). 16–21.

179 Brefczynski-Lewis, J. A., Lutz, A. & Schaefer, H. S. et al., (2007). Neural correlates of attentional expertise in long-term meditation practitioners. Proceedings of the National Academy of Sciences, 104(27). 11483–11488.

180 Heck, D., Kozma, R. & Kay, L. M. (2019). The rhythm of memory: how breathing shapes memory function. J Neurophysiol., 122. 563–571.

181 Leung, M. K., Chetwyn, C. H. & Yin, C. J. et al., (2013). Increased gray matter volume in the right angular and posterior parahippocampal gyri in loving-kindness meditators. Social Cognitive and Affective Neuroscience, 8(1). 34–39.

182 Elias, A., Guich, S. & Wilson, A. (2000). Ketosis with enhanced GABAergic tone promotes physiological changes in transcendental meditation. Medical Hypotheses, 54(4). 660–662.

183 Tooley, G. A., Amstrong, S. M. & Norman, T. R. et al., (2000). Acute increases in night-time plasma melatonin levels following a period of meditation. Biological Psychology, 53(1). 69–78.

184 Dollins, A. B., Lynch, H. J. & Wurtman, J. R. et al., (1993). Effect of pharmacological daytime doses of melatonin on human mood and performance. Psychopharmacology, 112(4). 490–496.

185 Young, S. N. & Leyton, M. (2002). The role of serotonin in human mood and social interaction. Insight from altered tryptophan levels. Pharmacology Biochemistry and Behavior, 71(4). 857–865.

186 Hayes, S., Strosahl, K. D. & Wilson, K. G. (2003). Acceptance and Commitment Therapy: An Experiential Approach to Behavior Change. The Guilford Press: New York.

187 Schöne, B., Gruber, T. & Graetz, S. (2018). Mindfull breath awareness meditation facilitates efficiency gains in brain networks: A steadystate visually evoked potentials study. Nature: Scientific Reports – open access. 1–10.

188 Paul, A. (2024). The role of cognitive control in emotion regulation: A neurocognitive approach. J Cogn Neurosci., 7(5). 228.

189 Farb, N. A. S., Anderson, A. K. & Segal, Z. V. (2012). The Mindful Brain and Emotion Regulation in Mood Disorders. Canadian Journal of Psychiatry, 57(2). 70–77.

190 Siegel, D. J. (2010). The Mindful Therapist: A Clinician's Guide to Mindsight and Neural Integration. W. W. Norton & Company: New York.

191 Piron, H. (2003). Meditation und ihre Bedeutung fur die seelische Gesundheit.: BISVerlag: Oldenburg.

192 Fincham, G. W., Kartar, A. & Uthaug, M. V. et al., (2023). High ventilation breathwork practices: An overview of their effects, mechanisms, and considerations for clinical applications. Neuroscience & Biobehavioral Reviews, 155. 1–18.

193 Bäuml, J., Behrendt, B. & Henningsen, P. et al., (2008). Handbuch der Psychoedukation für Psychiatrie, Psychotherapie und Psychosomatische Medizin. Schattauer: Stuttgart

194 Barnicle, S. P. & Burton, D. (2016). Enhancing Collegiate Women's Soccer Psychosocial and Performance Outcomes by Promoting Intrinsic Sources of Sport Enjoyment. J Sports Sci Med., 15(4). 678–687.

195 Weinberg, R. S., & Comar, W. (1994). The Effectiveness of Psychological Interventions in Competitive Sport. Sports Med., 18(6). 406–418.

196 Brown, R. P., & Gerbarg, P. L. (2005). Sudarshan Kriya yogic breathing in the treatment of stress, anxiety, and depression: part I-neurophysiologic model. J. Altern. Complement. Med., 11. 189–201.

197 Brick, N. E., MacIntyre, T. E. & Campbell, M. J. (2016). Thinking and action: A cognitive perspective on self-regulation during endurance performance. Frontiers in Physiology, 7, 159.

198 Donker, T., Griffiths, K. M., Cuijpers, P. & Christensen, H. (2009). Psychoeducation for depression, anxiety and psychological distress: A meta-analysis. BMC Medicine, 7(79). 1–9.

199 Seixas, M. B., Almeida, L. B. & Trevizan, P. F. et al. (2020). Effects of Inspiratory Muscle Training in Older Adults. Respiratory Care, 65(4). 535–545.

200 Villemure, Ch., Ceko, M. & Cotton, V. A. et al., (2015). Neuroprotective effects of yogapractice: age, experience-, and frequency-dependent plasticity. Frontiers in Human Neuroscience, 9. 1–12.

201 López-Otín, C., Blasco, M. A., Partridge, L. et al., (2013). The hallmarks of aging. Cell, 153(6). 1194–1217.

202 Kalyani, B. G., Venkatasubramanian, G., & Arasappa, R. et al., (2011). Neurohemodynamic correlates of 'OM' chanting: a pilot functional magnetic resonance imaging study. Int. J. Yoga, 4. 3–6.

203 Yackle, K., Schwarz, L. A. & Kam, K. et al., (2017). Breathing Control Center Neurons that Promote Arousal in Mice. Science, 355. 1–16.

204 Yasuda, Y., Wang, L. & Seow, C. Y. (2023). Critical roles of airway smooth muscle in mediating deep inspiration induced bronchodilatation. A big streatch. Respir. Res., 24. 1–7.

205 Masaoka, Y. & Homma, I. (2001). The effect of anticipatory anxiety on breathing and metabolism in humans. Respiration Physiology, 128(2). 171–177.

206 Ehmke, H. (2012). Atmung. In: Behrends u. a., Duale Reihe – Physiologie. Thieme: Stuttgard.

207 Pisanski, A. & Pagliardi, S. (2019). The parafacial respiratory group and the control of active expiration. Respiratory Physiology & Neurobiology, 265. 153–160.

208 Hsia, C. C. W., Schmitz, A. & Lambertz, M. (2013). Evolution of Air Breathing: Oxygen Homeostasis and the Transitions from Water to Land and Sky. Compr Physiol., 3(2). 849–915.

209 Kepecs, A., Uhida, N. & Mainen, Z. F. (2006). The Sniff as a Unit of Olfactory Processing. Chemical Senses, 31(2). 167–179.

210 Larson, L. (2017). Anästhesie und Intensivmedizin in der Herz-, Thorax- und Gefäßchirurgie. Springer: Berlin, Heidelberg.

211 Goessl, V. C., Curtiss, J. E. & Hofmann, S. G. (2017). The effect of heart rate variability biofeedback training on stress and anxiety: a meta-analysis. Psychological Medicine. 47(15). 2578–2586.

212 Ma, X., Yue, Z-. Q. & Gong, Z-. Q. et al., (2017). The effect of diaphragmatic breathing on attention, negative affect and stress in healthy adults. Front. Psychol. 8. 1–12.

213 Faull, O. K., Hayen, A. & Pattinson, K. T. S. (2017). Breathlessness and the body: Neuroimaging clues for the inferential leap. Cortex, 95. 211–221.

214 Harrison, O. K., Garfinkel, S. N. & Marlow, L. et al., (2021). The Filter Detection Task for measurement of breathing-related interoception and metacognition. Biological Psychology, 165. 1–13.

215 Wu, L. J., Ko, S. W. & Toyoda, H. et al. (2007). Increased anxiety-like behavior and enhanced synaptic efficacy in the amygdala of GluR5 knockout mice. PLoS One, 2(1). 1–12.

216 Streeter, C. C., Gerbarg, P. L. & Brown, R. P. (2020). Thalamic Gamma Aminobutyric Acid Level Changes in Major Depressive Disorder After a 12-Week Iyengar Yoga and Coherent Breathing Intervention. JACM, 26(3). 190–197.

217 Illi, S. K., Held, U., & Frank, I. et al., (2012). Effect of respiratory muscle training on exercise performance in healthy individuals: a systematic review and meta-analysis. Sports Med., 42(8). 707–724.

218 Sheel, A. W. (2002). Respiratory muscle training in healthy individuals. Sports Medicine, 32(9). 567–581.

219 Seals, D. Suwarno, N. O. & Dempsey, J. A. (1990). Influence of Lung Volume on Sympathetic Nerve Discharge in Normal Humans. Circulation Research, 67. 130–141.

220 Zelano, C., Jiang, H. & Zhou, G. et al., (2016). Nasal Respiration Entrains Human Limbic Oscillations and Modulates Cognitive Function. Journal of Neuroscience, 36(49). 448–467.

221 Jhang, J., Park, S. & Liu, D. D. et al. (2024). A top-down slow breathing circuit that alleviates negative affect in mice. Nature Neuroscience, 27. 55–65.

222 Stryer, L., Berg, J. M., & Tymoczko, J. L. (2017). Biochemie. Springer: Berlin.

223 Soto – Perez, J. (2021). Inhibitory mechanisms control active expiration by limiting parafacial expiratory drive. Neurophysiol. 125(3). 858–861.

224 Vlemincx, E., Van Diest, I. & Van den Bergh, O. A. (2016). Sigh of relief or a sigh to relieve: The psychological and physiological relief effect of deep breaths. Physiol Behav., 15. 127–135.

225 Lavoisier, A. (1774). Opuscules physiques et chimiques. Paris https://archive.org/details/opusclesphysique00lavo/page/n5/mode/1up

226 Van Diest, I., Verstappen, K. & Aubert, A. E. (2014). Inhalation/exhalation ratio modulates the effect of slow breathing on heart rate variability and relaxation. Applied Psychophysiology and Biofeedback, 39(3–4). 171–180.

227 Komori T. (2018). The relaxation effect of prolonged expiratory breathing. Ment Illn., 10(1). 6–7.

228 Laborde, S., Allen, M. S. & Borges, U. et al., (2022). The influence of slow-paced breathing on executive function. Journal of Psychophysiology, 36(1). 13–27.

229 Peng, C. K., Henry, I. C. & Mietus, J. E. et al. (2004). Heart rate dynamics during three forms of meditation. Int. J. Cardiol., 95. 19–27.

230 Laborde, S., Allen, M. S., Borges, U. et al., (2022). Effects of voluntary slow breathing on heart rate and heart rate variability: A systematic review and a meta-analysis. Neuroscience and Biobehavioral Reviews, 138, 1–8.

231 Bates, M. E., Lesnewich, L. M. & Uhouse, S. G. et al., (2019). Resonance-Paced Breathing Alters Neural Response to Visual Cues: Proof-of-Concept for a Neuroscience-Informed Adjunct to Addiction Treatments. Frontiers in Psychology, 10. 1–12.

232 You, M., Laborde, S., Salvotti, C. et al., (2021). Influence of a single slow paced breathing session on cardiac vagal activity in athletes. International Journal of Mental Health and Addiction, 20(11). 1–22.

233 Wemm, S. E., & Sinha, R. (2019). Drug-induced stress responses and addiction risk and relapse. Neurobiol Stress, 10. 1–12.

234 Hodges, P., Gandevia, S. C. & Richardson, C. A. (1997) Contractions of specific abdominal muscles in postural tasks are affected by respiratory maneuvers. Journal of Applied Physiology, 83. 753–760.

235 Fernández-López, I., Peña-Otero, D., Atín-Arratibel, M. L. Á. & Eguillor-Mutiloa, M. (2021). Effects of Manual Therapy on the Diaphragm in the Musculoskeletal System: A Systematic Review. Arch Phys Med Rehabil., 102(12). 2402–2415.

236 Goligher, E. C., Dres, M. & Fan, E., et al., (2018). Mechanical ventilation–induced diaphragm atrophy strongly impacts clinical outcomes. American Journal of Respiratory and Critical Care Medicine, 197(2). 204–213.

237 Ubolnuar, N., Tantisuwat, A., Thaveeratitham, P. et al., (2019). Effects of Breathing Exercises in Patients with Chronic Obstructive Pulmonary Disease: Systematic Review and Meta-Analysis. Annals of Rehabilitation Medicine, 43(4). 509–523.

238 Nasirmoghadas, A., Monjazebi, F., Nasiri, M. et al. (2025). Comparison of diaphragmatic breathing exercises and incentive spirometry on the functional status of heart failure patients: a randomized controlled trial. BMC Cardiovasc Disord., 25. 1–10.

239 Telles S. (1994). Breathing through a particular nostril can alter metabolism and autonomic activities. Indian J Physiol Pharmacol., 38(2). 133–7.

240 Kandel, E. R., Schwartz, J. H. & Jessell, T. M. et al., (2012). Principles of Neural Science. McGraw-Hill Education: New York.

241 Liu, Q-H., Zheng, Y-M. & Korde, A. S. et al. (2009). Membrane depolarization causes a direct activation of G protein-coupled receptors leading to local Ca 2 release in smooth muscle. PNAS, 106(27). 1–6.

242 Lerebours, G. (2007). Le rythme sinusal: Mécanisme et fonction. Med Sci., 23. 657–662.

243 Zabara, J. (2000). Slow Hyperpolarization in Cortical Neurons: A Possible Mechanism Behind Vagus Nerve Simulation. Therapy for Refractory Epilepsy? Epilepsia, 41(11). 1382–1389.

244 Kreibig, S. (2010). Autonomic nervous system activity in emotion: A review. Biological Psychology, 84. 394–421.

245 Lehrer, P., Sasaki, Y., & Saito, Y. (1999). Zazen and cardiac variability. Psychosom. Med. 61. 812–821.

246 Liang, W-M., Xiao, J. & Ren, F. F et al., (2023). Acute effect of breathing exercises on muscle tension and executive function under psychological stress. Frontiers in Psychology, 14. 1–15.

247 Liang, W. M., Ji, Y. X. & Xiao, J. et al., (2024). Respiratory patterns and physical fitness in healthy adults: a cross-sectional study. BMC Public Health, 24. 1–15.

248 McCorry, L. K. (2007). Physiology of the Autonomic Nervous System. American Journal of Pharmaceutical Education, 71(4). 1–11.

249 Banushi, B., Brendle, M. & Ragnhildstveit, A. (2023). Breathwork Interventions for Adults with Clinically Diagnosed Anxiety Disorders: A Scoping Review. Brain Sci., 13. 1–22.

250 Kim, S. H., Schneider, S. M. & Bevans, M. et al., (2013). PTSD symptom reduction with mindfulness-based stretching and deep breathing exercise: randomized controlled clinical trial of efficacy. The Journal of Clinical Endocrinology & Metabolism, 98(7). 84–92.

251 Innes, K. E. & Selfe, T. K. (2014). Meditation as a therapeutic intervention for adults at risk for Alzheimer's disease - potential benefits and underlying mechanisms. Front Psychiatry, 5(40). 1–9.

252 Martarelli, D., Cocchioni, M., Scuri, S. & Pompei, P. (2011). Diaphragmatic Breathing Reduces Exercise-Induced Oxidative Stress. Evidence-Based Complementary and Alternative Medicine. 1–10.

253 Slats, A. M., Janssen, K. & van Schadewijk, A. et al., (2007). Bronchial inflammation and airway responses to deep inspiration in asthma and chronic obstructive pulmonary disease. Am J Respir Crit Care Med., 176(2). 121–128.

254 Brown, P. R., Gerbarg, P. L. & Muench, F. (2013). Breathing Practices for Treatment of Psychiatric and Stress-Related Medical Conditions. Psychiatr Clin N Am, 36. 121–140.

255 Endevelt-Shapira, Y., Djalovski, A. & Dumas, G. (2021). Maternal chemosignals enhance infant-adult brain-to-brain synchrony. Science advances, 7(50).1–11.

256 Lambertz, M., Shelton, C. D. & Spindler, F. et al., (2016). A caseian point for the evolution of a diaphragm homologue among the earliest synapsids, 1385(1). 3–20.

257 Marks, T. N., Maddux, S. D. & Butaric, L. N. et al., (2019). Climatic adaptation in human inferior nasal turbinate morphology: Evidence from Arctic and equatorial populations, 169(3). 498–512.

258 Alves de Sousa, F., Dias, J. I. & Teixeira Carvalho, R. et al., (2024). Nosing beyond the stone age: deciphering nasal evolution from Neanderthals to modern Man. Portuguese Journal of Otorhinolaryngology - Head and Neck Surgery, 62(3). 229–238.

259 Dutton, E., van der Linden, D. & Lynn, R., et al., (2016). The negative Flynn Effect: A systematic literature review. Intelligence, 59. 163–169.

260 Bratsberg, B. & Rogeberg, O. (2018). Flynn effect and its reversal are both environmentally caused. Proc Natl Acad Sci U S A., 115(26). 6674–6678.

261 Tsubamoto-Sano, N., Ohtani, J. & Ueda, H. et al., (2019). Influences of mouth breathing on memory and learning ability in growing rats. Journal of Oral Science, 61(1). 119–124.

262 Payne-Sturges, D. C. & Perera, F. et al. (2019). Healthy Air, Healthy Brains: Advancing Air Pollution Policy to Protect Children's Health. American Journal of Public Health, 109(4). 1–5.

263 Woodward, N. C., Haghani, A. & Johnson, R. G. et al., (2018). Prenatal and early life exposure to air pollution induced hippocampal vascular leakage and impaired neurogenesis in association with behavioral deficits. Transl Psychiatry, 8(1). 1–10.

264 Cortese, R., Sanz-Rubio, D. & Kheirandish-Gozal, l. et al., (2022). Epigenetic age acceleration in obstructive sleep apnoea is reversible with adherent treatment. European Respiratory, 59(4). 1–4.

265 Nanduri, J., Wang, N. & Yuan, G. et al., (2009). Intermittent hypoxia degrades HIF-2alpha via calpains resulting in oxidative stress: implications for recurrent apnea-induced morbidities. Proc Natl Acad Sci., 106(4). 1199–1204.

266 Rangeeth, B. N. & Rangeet, P. (2019). Mouth breathing - a habit or anomaly – a review. JIDAM, 6(4). 137–143.

267 Jung, J. Y., Park, C. A., Lee, Y. B. & Kang, C. K. (2020). Investigation of Functional Connectivity Differences between Voluntary Respirations via Mouth and Nose Using Resting State fMRI. Brain Sci., 10. 1–12.

268 Abreu, R. R., Lunardi Rocha, R. & Lamournier, J. A. et al., (2008). Etiology, clinical manifestations and concurrent findings in mouth-breathing children Jornal de Pediatria, 84(6). 529–535.

269 Izuhara, Y., Matsumoto, H. & Nagasaki, T et al., (2016). Mouth breathing, another risk factor for asthma: the Nagahama Study. Allergy, 71(1). 31–36

270 Sano, M., Sano, S. & Okab, N. (2013). Increased oxygen load in the prefrontal cortex from mouth breathing: a vector-based near-infrared spectroscopy study. NeuroReport, 24(17). 1–6.

271 De Menezes, V. A., Leal, R. B. & Pessoa, R. S. et al., (2005). Prevalence and factors related to mouth breathing in school children at the Santo Amaro project-Recife, Braz. J. Otorhinolaryngol., 72. 394–398.

272 Lörinczi, F., Vanderka, M. & Lörincziová, D. et al., (2024). Nose vs. mouth breathing– acute effect of different breathing regimens on muscular endurance. BMC Sports Science, Medicine and Rehabilitation, 16(42). 1–8.

273 Bahnemann, F. (1979). Mundatmung als Krankheitsfaktor. Zweiter Beitrag über Ursachen, Symptome, Folgen und therapeutische Konsequenzen eines funktionellen Syndroms der Gesamtpersönlichkeit. Fortschritte der Kieferorthopädie, 40. 217–228.

274 Harvold, E. P., Tomer, B. S. & Vargervik, K. et al., (1981). Primate experiments on oral respiration. Am J Orthod., 79(4). 359–72.

275 Ito, L., Roy, S. & Liu, Y. et al., (2014). Whisker barrel cortex delta oscillations and gamma power in the awake mouse are linked to respiration. Nature Communications, 5. 1–10.

276 Perl, O., Ravia, A. & Rubinson, M. (2019). Human non-olfactory cognition phase-locked with inhalation. Nature Human Behaviour, 3. 501–512.

277 Goldsmith, J. L. & Stool, S. (1994). George Catlin`s concept on mouth-breathing, as presented by Dr. Edward H. Angle. The Angle Orthodontist, 64(1). 75–78.

278 Catlin, G. (1925). Shut your mouth and save your life. Trübner: London.

279 Lundberg, J. O. & Weitzberg, E. (2022). Nitric oxide signaling in health and disease. Cell, 185(16). 2853–2878.

280 Lundberg, J. O. N. & Weitzberg, E. (1999). Nasal nitric oxide in man. Thorax, 54. 947–952.

281 Lundberg, J. O., Weitzberg, E., Gladwin, M. T. (2008). The nitrate–nitrite–nitric oxide pathway in physiology and therapeutics. Nature Reviews Drug Discovery, 7(2). 156–167.

282 Leigh, M. W., Hazucha, M. J. & Chawla, K. K. (2013). Standardizing Nasal Nitric Oxide Measurement as a Test for Primary Ciliary Dyskinesia. AnnalsATS, 10(6). 574–581.

283 Gelardi, M. & Ciprandi, G. (2019). The clinical importance of the nasal valve. Acta Biomed, 90(2). 31–33.

284 Ozturk, A. B., Damadoglu, E., Karakaya, G., & Kalyoncu, A. F. (2011). Does Nasal Hair (Vibrissae) Density Affect the Risk of Developing Asthma in Patients with Seasonal Rhinitis? International Archives of Allergy and Immunology, 156(1). 75–80.

285 Rojas-Líbano, D., Frederick, D. E. & Egaña, E. I et al., (2014). The olfactory bulb theta rhythm follows all frequencies of diaphragmatic respiration in the freely behaving rat. Frontieres in behavioral schience, 8. 1–12.

286 Sobel, N., Prabhakaran, V. & Desmond, J. E. (1998). Sniffing and smelling: separate subsystems in the human olfactory cortex. Nature, 392. 282–286.

287 Bagur, S., Lefort, J. M. & Lacroix, M. M. et al., (2021). Breathing-driven prefrontal oscillations regulate maintenance of conditioned-fear evoked freezing independently of initiation. Nature Communications, 12. 1–15.

288 Zaidi A., Mattern, B. C. & Claes, P. et al. (2017). Investigating the case of human nose shape and climate adaptation. PLoS Genet., 16. 13(3).

289 Atanasov, A., T. Manolova, T. & Zagorche, P. et al., (2022). A clinical case demonstrating the possible application of the separate registration of nostril respiration in neurology. Trakia Journal of Sciences, 20(1). 74–79.

290 Kayser, R. (1895). Die exakte Messung der Luftdurchgängigkeit der Nase. Arch. Laryng. Rhinol. 8(101). 101–120.

291 Shannahoff-Khalsa, D. (1994). The Effect of unilateral forced nostril breathing on cognitve Performane. Intern. J. Neuroscience, 73. 61–68.

292 Shannahoff-Khalsa, D. (2001). Unilateral forced nostril breathing: Basic science, clinical trials and selected advanced techniques. Subtle Energies, Energy Medicine,12(2). 79–106.

293 Niazi, I. K., Navid, M. S. & Bartley, J. (2022). EEG signatures change during unilateral Yogi nasal breathing. Scientific Reports, 12. 1–13.

294 Telles, S., Joshi, M. & Somvanshi, P. (2012). Yoga breathing through a particular nostril is associated with contralateral event-related potential changes International Journal of Yoga, 5. 102–107.

295 Beblo, T. & Lautenbacher, S. (2009). Neuropsychologie affektiv-emotionaler Störungen: Depression und Angststörungen. In: Sturm, F., Herrmann, M. & Münte, T. F. (Hrsg.), Lehrbuch der Klinischen Neuropsychologie. Spektrum: Heidelberg.

296 Telles, S. & Naveen, K. V. (2008). Voluntary Breath Regulation in Yoga: Its Relevance and Physiological Effects. Biofeedback, 36(2). 70–73.

297 Raghuraj, P. & Telles, S. (2008). Immediate Effect of Specific Nostril Manipulating Yoga Breathing Practices on Autonomic and Respiratory Variables. Appl Psychophysiol Biofeedback, 33. 65–75.

298 Shannahoff-Khalsa, D. & Golshan, S. (2015). Nasal cycle dominance and hallucinations in an adult schizophrenic female. Psychiatry Research, 226. 289–294.

299 Pal, G. K., Agarwal, A. & Karthik, S. (2014). Slow Yogic Breathing Through Right and Left Nostril Infl uences Sympathovagal Balance, Heart Rate Variability, and Cardiovascular Risks in Young Adults. North American Journal of Medical Sciences, 6(3). 1–7.

300 Avaliani, T. V., Ogurtsov, R. P. & Puzyreva, V. P. et al., (1994). Lateralisation of the brain injury in female Wistar rats determines the immune and neurological status in offspring. Ross Fiziol Zh Im I M Sechenova, 86(12). 1565–72.

301 Kimford, J., Meador, M. D. & De Lecuona, J. M. et al., (1999). Differential immunologic effects of language-dominant and nondominant cerebral resections. Neurology, 52 (6). 1183.

302 Backon, J., Matamoros, N. & Ticho, U. (1989). Changes in intraocular pressure induced by differential forced unilateral nostril breathing, a technique that affects both brain hemisphericity and autonomic activity. A pilot study. Graefes Arch Clin Exp Ophthalmol. 227(6). 575–577.

303 Shannahoff-Khalsa, D. S. (1993). The ultradian rhythm of alternating cerebral hemispheric activity. International Journal of Neuroscience, 70(3-4). 169–182.

304 Ashwini, D. & Anandraj, V. (2020). Effect of Left and Right Nostril Breathing on Heart Rate Variability among Healthy Adult Males: A Cross-sectional Study. International Journal of Physiology, 8(2). 34–38.

305 Gark, R., Malhotra, V. & Tripathi, Y. et al., (2016). Effect of Left, Right and Alternate Nostril Breathing on Verbal and Spatial Memory. Journal of Clinical and Diagnostic Research, 10(2). 1–3.

306 Stancák, A., & Kuna, M. (1994). EEG changes during forced alternate nostril breathing. Int J Psychophysiol. 18(1). 75–9.

307 Malhotra, V., Dhungel, K. U. & Ganga, J. (2010). Does The Effect Of Pranayama Differ In Yoga Practitioner And Naive? Journal of Clinical and Diagnostic Research, 4. 3503–3506.

308 Telles, S., Verma, S. & Sharma, S. K. et al., (2017). Alternate-Nostril Yoga Breathing Reduced Blood Pressure While Increasing Performance in a Vigilance Test. Med Sci Monit Basic Res, 23. 392–398.

309 Steffen, P. R., Austin, T., De Barros, A., & Brown, T. (2017). The impact of resonance frequency breathing on measures of heart rate variability, blood pressure, and mood. Frontiers in Public Health, 5(222). 1–6.

310 Lehrer, P. M., Vaschillo, E. & Vaschillo, B. et al., (2004). Biofeedback treatment for asthma. Chest, 126(2). 352–361.

311 Piarulli, A. Zaccazo, A. & Laurino, M. et al., (2017). Ultra-slow mechanical stimulation of olfactory epithelium modulates consciousness by slowing cerebral rhythms in humans. Nature Science, 8(1). 1–17.

312 Malhotra, V., Javed, D. & Shrivastava, R. et al., (2022). Immediate autonomic changes during right nostril breathing and left nostril breathing in regular yoga practitioners. Journal of Education and Health Promotion, 11. 1–10.

313 Malhotra, V., Singh, R. & Bhagat, L. et al., (2022). Slow Frequency Anuloma Viloma Pranayama Modulates Cardiac and Neural Oscillations in Yoga Practitioners. Mymensingh Med., 31(3). 851–860.

314 Konttinen, N., & Lytinen, H. (1992). Physiology of preparation: Brain slow waves, heart rate, and respiration preceding triggering in rifle shooting. International Journal of Sport Psychology, 23(2). 110–127.

315 Nakamura, N. H., Fukunaga, M. & Oku, Y. (2018). Respiratory modulation of cognitive performance during the retrieval process. PLoS ONE., 13(9). 1–17.

316 Osterkamp J. (2019). Der Sauerstoffsensor des Lebens. Spektrum. Im Internet: https://www.spektrum.de/news/der-sauerstoffsensor-des-lebens/1678018

317 Marshall, R. P., Gartenbach, A. & Droste, J-N. (2022). Intermittierendes Höhentraining. Bedeutung und Anwendung von IHT und IHHT bei Athleten. Im Internet: https://sportaerztezeitung.com/rubriken/training/12246/intermittierendes-hoehentraining/

318 Aston-Jones, G., & Cohen, J. D. (2005). An integrative theory of locus coeruleus norepinephrine function: adaptive gain and optimal performance. Annu. Rev. Neurosci., 28. 403–450.

319 Spengler, C. M. (2011). Atemmuskeltraining und Leistungsfähigkeit. Schweizerische Zeitschrift für Sportmedizin und Sporttraumatologie, 59(1). 34–39.

320 Kluger, D. S. & Gross, J. (2020). Depth and phase of respiration modulate cortico-muscular communication. Neuroimage, 222. 1–9.

321 Arch, J. & Craske, M. G. (2005). Mechanisms of mindfulness: Emotion regulation following a focused breathing induction. Behaviour Research and Therapy, 44(12). 1849–1858.

322 Arshamian, A., Iravani, B., Majid, S. et al., (2018). Respiration modulates olfactory memory consolidation in humans. The Journal of Neuroscience, 38(48). 10286–10294.

323 Joulia, F., Steinberg, J. G. & Faucher, M. et al., (2003). Breath-hold training of humans reduces oxidative stress and blood acidosis after static and dynamic apnea. Respiratory Physiology & Neurobiology, 137. 19–27.

324 Goos, M. (2019). Mentale Gesundheit in den jungen Generationen. In Hildebrand, A. (Hrsg): CSR und Sportmanagement. Jenseits von Sieg und Niederlage: Sport als gesellschaftliche Aufgabe verstehen und umsetzen. Springer: Berlin.

325 Hottenrott, K. & Grunwald, T. H. (2014). Bedeutung der Herzfrequenzvariabilität für die Regenerationssteuerung. Leistungssport, 5. 9–13.

326 Finkenzeller, T. & Amesberger, G. (2009). Reliabilität und Validität von Herzratenvariabilitäts-Parametern eines sportspezifischen Stresstests. In: Hottenrott, K., Hoos, O. & Esperer, H. D. (Hrsg). Herzfrequenzvariabilität: Risikodiagnostik, Stressanalyse, Belastungssteuerung: internationales Symposium am 1. November 2008 in Halle (Saale). Czwalina Verlag: Hamburg.

327 Aubert, A. E., Seps, B. & Beckers, F. (2003). Heart Rate Variability in Athletes. Sports Med. 33(12). 889–919.

328 Herbert, C., Northoff, G. & Hautzinger, M. (2016). Depressive Symptome, kardiale Regulation und kortikale Verarbeitung bei Leistungssportlern. Dtsch Z Sportmed., 67. 293–300.

329 McManama O Brien, K. H., Rowan, M. & Willoughby, K. et al., (2021). Psychological Resilience in Young Female Athletes. Int J Environ Res Public Health, 18(16). 1–11.

330 Lambert, L., Passmore, H. -A., & Joshanloo, M. (2019). A positive psychology intervention program in a culturally-diverse university: Boosting happiness and reducing fear. Journal of Happiness Studies: An Interdisciplinary Forum on Subjective Well-Being, 20(4). 1141–1162.

331 Kluger, D. S., Balestrieri, E., Busch, N. A., & Gross, J. (2021b). Respiration aligns perception with neural excitability. ELife, 1. 1–28.

332 Hottenroth, L. (2023). Belastung und Erholung im Ausdauersport. Kumulative Dissertationsschrift: Universität Halle Wittenberg.

333 Hottenrott K. (2017). Potenziale der Individualisierung im Sport und Gesundheitscoaching stärker nutzen. Dtsch Z Sportmed., 68. 187–188.

334 Mosley, E. (2021). Psychoeducation and Breathing Training for Stress Reduction in Student Athletes. Solent University Southhampton. 1–19.

335 Bräutigam, U. (2005). Kurze Geschichte des Pranayama. Viveka, 35. 6–15.

336 Hill, L. & Flack, M. (1908). The effect of excess of carbon dioxide and of want of oxygen upon the respiration and the circulation. J Physiol, 37(2). 77–111.

337 Elia, A., Gennser, M. & Eiken, O. et al. (2024). Effects of hyperventilation on repeated breath-holding while in a fasting state: do risks outweigh the benefits? Am J Physiol Regul Integr Comp Physiol., 326. 319–329.

338 Parkes, M. J. (2006). Breath-holding and its breakpoint. Exp Physiol, 91(1). 1–15.

339 Liguori, I., Russo, G. & Curcio, F., et al., (2018). Oxidative stress, aging, and diseases. Clinical Interventions in Aging, 13. 757–772.

340 Li, T. T., Wang, H. Y., Feng, H. Y. et al., (2023). Effect of breathing exercises on oxidative stress biomarkers in humans: A systematic review and meta-analysis. Frontiers in Medicine, 10. 1–11.

341 Messina, E., De Angelis, L. & Fratiet, G. al., (2004). Isolation and expansion of adult cardiac stem cells from human and murine heart. Circ Res, 95(9). 911–21.

342 Eschborn, U. (2001). NO reguliert die Atmung. Pharmazeutische Zeitung, 37. 1.

343 Moncada, S., & Higgs, A. (1993). The L-arginine–nitric oxide pathway. The New England Journal of Medicine, 329(27). 2002–2012.

344 Thomas, D. D., Ridnour, L. A. & Isenberg, J. S., et al., (2008). The chemical biology of nitric oxide: implications in cellular signaling. Free Radical Biology and Medicine, 45(1). 18–31.

345 Katona, E., Settakis, G & Varga, Z. et al., (2006). Target-organ damage in adolescent hypertension. Analysis of potential influencing factors, especially nitric oxide and endothelin-1. Journal of the Neurological Sciences, 247(2). 138–143.

346 Cialoni. D., Brizzolari, A. & Samaja, M. et al., (2021). Endothelial Nitric Oxide Production and Antioxidant Response in Breath-Hold Diving: Genetic Predisposition or Environment Related? Front Physiol., 9(12). 1–10.

347 Golenhofen, K. (2004). Basislehrbuch Physiologie. Elsevier Urban & Fischer: München.

348 Nivethitha, L., Mooventhan, A., & Manjunath, N. K. et al., (2019). Cerebrovascular hemodynamics during pranayama techniques. J Neurosci Rural Pract, 8. 60–63.

349 Fuller, D. D. & Mitchell, G. S. (2017). Respiratory neuroplasticity - Overview, significance and future directions. Exp Neurol., 287(2). 144–52.

350 Dale, E. A., Mabrouk, F. & Mitchell, G. S. (2014). Unexpected benefits of intermittent hypoxia: enhanced respiratory and nonrespiratory motor function. Physiol., 29(1). 39–48.

351 Saoji, A. A., Raghavendra, B. R. & Rajesh, S. K. et al., (2016). Immediate Effects of Yoga Breathing with Intermittent Breath Holding on Response Inhibition among Healthy Volunteers. Int J Yoga, 11. 99–104.

352 Hughes, J. W., Dennis, M. F. & Beckham, J. C. (2007). Baroreceptor sensitivity at rest and during stress in women with posttraumatic stress disorder or major depressive disorder. Journal of traumatic stress, 20(5). 667–676.

353 Reyes del Paso, G. A., De Guevara, C. & Montoro, C. (2015). Breath-Holding During Exhalation as a Simple Manipulation to Reduce Pain Perception. Pain Medicine, 16(9). 1835–1841.

354 Allman, J. M., Hakeem, A. & Erwin, J. M. et al., (2001). The Anterior Cingulate Cortex. The Evolution of an Interface between Emotion and Cognition. New York Academy of Science.

355 Stocchetti, N. (2005). Hyperventilation in Head Injury: A Review. Chest, 127. 1812–1827.

356 Kyriakoulis, P. & Kyrios, M. (2023). Biological and cognitive theories explaining panic disorder: A narrative review. Frontiers in Psychiatry, 14. 1–11.

357 Deetjen, P., Speckmann, & E.-J., Benndorf, K. et al. (1999). Physiologie. Urban & Fischer: München.

358 Agadzhanyan, A. N., Panina, M. I. & Kosupitsa, G. S. (2003). Subjective and Neurological Manifestations of Hyperventilation States of Different Intensities. Human Physiology, 29(4). 448–452.

359 Ansari, R. M. (2016). Kapalabhati pranayama: An answer to modern day polycystic ovarian syndrome and coexisting metabolic syndrome? Int J Yoga, 9. 163–167.

360 Jayawardena, R., Ranasinghe, P. & Ranawaka, H. et al., (2020). Exploring the Therapeutic Benefits of Pranayama (Yogic Breathing): A Systematic Review. Int J Yoga; 13. 99–110.

361 Tweeddale, P. M., Rowbottom, I. & McHardy, G. J. R. (1994). Breathing retraining: Effect on anxiety and depression scores in behavioural breathlessness. J Psychosom Res., 38(1). 11–21.

362 Descilo, T., Vedamurtachar, A. & Gerbarg, P. L., et al., (2010). Effects of a yoga breath intervention alone and in combination with an exposure therapy for post-traumatic stress disorder and depression in survivors of the 2004 South-East Asia tsunami. Acta Psychiatrica Scandinavica, 121. 289–300.

363 Budhi, R. B., Singh, D. & Goswami, J. et al., (2024). Influence of High-frequency Yoga Breathing (Kapalabhati) on States Changes in Gamma Oscillation. J Yoga, 17. 106–115.

364 Sharma, V. K., Rajajeykumar, M. & Velkumary, S. et al., (2013). Effect of Fast and Slow Pranayama Practice on Cognitive Functions in Healthy Volunteers. Journal of Clinical and Diagnostic Research. 8(1). 10–13.

365 Sharma, S. K., Kala, N. & Telles, S. (2022). Volitional Yoga Breathing Influences Attention and Anxiety: An Exploratory Randomized Crossover Study. Complement Med Res. 29(2). 120–126.

366 Emerson, D. E., & Hopper, E. (2012). Trauma-Yoga – Heilung durch sorgsame Körperarbeit. Probst Verlag: Lichtenau.

367 Grof, S. (1987). Das Abenteuer der Selbstentdeckung – Heilung durch veränderte Bewusstseinszustände. Rowohlt: Reinbeck bei Hamburg.

368 Comer, T. J. (2008). Klinische Psychologie. Springer Spektrum: Heidelberg.

369 Sviderskaya, N. E. & Bykov, P. V. (2006). Spatial Organization of EEG Activity during Active Hyperventilation (Cyclic Breath) I. General Patterns of Changes in Brain Functional State and the Effect of Paroxysmal Activity. Human Physiology, 32(2), 140–149.

370 Lakshminrusimha, S. & Jobe, A. H. (2021). Baby's First Cries and Establishment of Gas Exchange in the Lung. American Journal of Respiratory and Critical Care Medicine, 204(1). 11–13.

371 Makone, H. B., Gawre, V., V. & Hiray, S. A. (2023). Effect of Bhramari Pranayam on cardiovascular, autonomic and central nervous system – A systematic review. Journal of Cardiovascular Disease Research, 14(3). 1–9.

372 Kuppusamy, M., Kamaldeen, D. & Pitani, R. et al., (2018) Effects of Bhramari Pranayama on health e A systematic review. Journal of Traditional and Complementary Medicine, 8. 11–16.

373 Sherrington, C. S. (1906). The integrative action of the nervous system. Yale University Press: Yale.

374 Gardner, W. N. (1996). The pathophysiology of hyperventilation disorders. Chest., 109(2). 516–34.

375 Haller, H., Mitzinger, D. & Cramer, H. (2023): The integration of yoga breathing techniques in cognitive behavioral therapy for post-traumatic stress disorder: A pragmatic randomized controlled trial. Frontiers in Psychiatry, 14. 1–12.

376 Seals, D. R., Suwarno, N. O., & Dempsey, J. A. (1990). Influence of lung volume on sympathetic nerve discharge in normal humans. Circulation Research, 67(1), 130–141.